美洲史研究丛书

王晓德　主编

王光伟 ◎ 著

黄热病、霍乱与美国公共卫生发展研究（1793—1905）

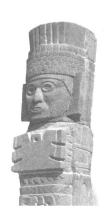

中国社会科学出版社

图书在版编目（CIP）数据

黄热病、霍乱与美国公共卫生发展研究：1793－1905／王光伟著. —北京：中国社会科学出版社，2024.6

（美洲史研究丛书）

ISBN 978－7－5227－3695－2

Ⅰ. ①黄…　Ⅱ. ①王…　Ⅲ. ①黄热病—防治—医学史—美国—1793－1905②霍乱—防治—医学史—美国—1793－1905③公共卫生—医学史—美国—1793－1905　Ⅳ. ①R512.8－097.12②R516.5－097.12③R126.4－097.12

中国国家版本馆 CIP 数据核字（2024）第 110753 号

出 版 人　赵剑英
责任编辑　安　芳
责任校对　张爱华
责任印制　李寡寡

出　　　版　中国社会科学出版社
社　　　址　北京鼓楼西大街甲 158 号
邮　　　编　100720
网　　　址　http://www.csspw.cn
发 行 部　010－84083685
门 市 部　010－84029450
经　　　销　新华书店及其他书店

印刷装订　北京君升印刷有限公司
版　　　次　2024 年 6 月第 1 版
印　　　次　2024 年 6 月第 1 次印刷

开　　　本　710×1000　1/16
印　　　张　18.75
字　　　数　305 千字
定　　　价　108.00 元

丛书总序

　　近二三十年期间，中国的世界史学科得到了迅猛的发展，主要得益于整体研究人员素质的迅速提高，研究条件不断改善，研究课题获得资助的渠道越来越多，研究资料彻底告别过去很长时间内短缺的局面，研究选题也开始瞄向带有突破性的问题，研究成果的出版更容易找到资助途径，等等。福建师范大学世界史学科正是借助这些有利条件在此期间得到了较快的发展，2011 年获批一级博士点学科；2012 年获批博士后流动站；2012 年确定为福建省重点学科；2017 年列为福建省"双一流"建设学科 A 类"高峰"学科。

　　我本人见证了福建师大世界史学科的快速发展。2006 年 5 月，我从南开大学历史学院引进到福建师大社会历史学院。福建师大之所以引进我，显然是希望我入职之后能把世界史学科发展起来。当时福建师大世界史学科与很多地方院校一样，缺乏专门的研究人员，研究成果更是寥寥无几，在国内学界没有多大影响，研究方向主要是中外关系史。给本科生与世界史研究生开课的老师，多位是搞中国史的研究，他们是迫于无奈才开世界史课程的。既然学院领导让我承担了世界史学科发展的责任，那首先必须从总体上对世界史学科有个规划，最重要的莫过于确定研究领域。地方院校的世界史学科不可能"大而全"，只能是打造研究特色，主要还是因人而定研究重点。经过与几位世界史老师的反复讨论，我们确定了几个研究领域，其中美洲史成为世界史学科重点发展的研究方向。

　　美洲史分为三大块，分别为美国史、拉美史和加拿大史，我本人担任过中国拉丁美洲史研究会的理事长以及中国拉美学会会长，自然把拉美史作为重点发展方向，目前研究拉美史的有四人，分别为李巨轸、李音、夏晓娟与我本人。加拿大史为美洲史研究的短板，最初无人做专门研究。为了促进加拿大史研究的开展，我们学院于2007年成立了加拿大研究中心，在加拿大驻华使馆的资助下，研究中心成功地举办了一次全国性的加拿大历史与现状学术讨论会，七十余位学者与会。这次会议之后，我们把培养加拿大史的研究人才提上日程。贺建涛在硕士期间对加拿大史比较感兴趣，获得硕士学位之后到南开大学历史学院攻读博士学位，期间到加拿大访学一年，获得博士学位之后引进到福建师大社会历史学院，现在专做加拿大史的研究。美国史在美洲史中占据着举足轻重的地位，从一开始就是"重中之重"，研究人员目前有孙建党、李昀、郭巧华、江振鹏、孙晨旭、赵万武、王林亚、吴万库、石可鑫以及王光伟等。正是基于发展美洲史的考虑，2011年，实体性的"美洲史研究院"在社会历史学院挂牌成立，学校下达了进人指标，每年拨付专项经费。

资料建设是个基础工程，美洲史研究院成立之后，我们随即建立了美洲史资料中心，由专门人员负责，学校每年下达的学科建设经费，我们把多数资金用于购买外文原版图书之上，特别注重对原始资料的购买。2014年10月，美国华人企业家张祥华先生在一位熟人的陪同下访问了福建师大美洲史研究院，我接待了他们，领着张先生参观了资料中心。张先生没有想到我们竟然有如此之多关于美国的图书，当即表示我们可列书单，由他出资在美国购买，打包邮寄给我们。我们主要列了国内图书馆罕见的美国早期国会文件集，他在亚马逊网站上购得，打包二十余箱给我们寄来。经过十七八年的积累，美洲史资料中心初具规模。目前资料室藏有从华盛顿到威尔逊的总统文件集、本杰明·富兰克林与约翰·马歇尔的文件集、50卷的富兰克林·罗斯福总统的文件集、《乔纳森·爱德华兹全集》、全套的《美国对外关系文件集》《大陆会议日志》《英国议会文件集：中国》《美国外交与国家文件集》以及《英国外交报告与文件集》，等等。这些纸质的文献材料对教师和学生开放，有效地补充了数据库与来自网络资料的不足，促进了对研究问题的深化。

自把美洲史作为世界史学科重点发展研究方向起，相关研究人员承担了近二十项国家社科基金项目，在《中国社会科学》《历史研究》《世界历史》《史学月刊》《美国研究》《拉丁美洲研究》《史学集刊》《世界经济与政治》等刊物上发表学术论文近百篇，其中《中国社会科学》两篇，《历史研究》六篇，《世界历史》二十篇。出版的学术专著有《美国文化与外交（修订版）》《文化的帝国：20 世纪全球"美国化"研究》《美国外交的奠基时代》《文化的他者：欧洲反美主义的历史考察》《美国与东南亚经济关系研究（1945–1973）》《美国 20 世纪非殖民化政策研究：以东南亚为个案》《经济合作署与战后初期西欧重建，1947–1951年》《美国联邦法院早期历史研究》《奠基金融帝国：美国塔夫脱政府"金元外交"研究》《拉丁美洲对外关系史论》《加拿大官方发展援助政策研究（1950—1993）》《多族群视域下加拿大国家认同建构研究》以及 *The Empire of Culture：The Study of Global Americanization in 20ᵗʰ Century*，等等。在这些研究成果中，两部专著入选国家哲学社会科学文库，一部专著入选外译项目，翻译为英文出版；两部专著获得教育部高等学校人文社会科学研究优秀成果奖二等奖，四项论著获得福建省社会科学优秀成果奖一等奖，六项论著获得二等奖，五项论著获得三等奖。正是上述研究成果的出版，福建师大美洲史研究在国内学界逐渐具有了一席之地。

美洲史是福建师大世界史学科的研究重点，为了进一步扩大美洲史研究在学界的影响，我们拟出版一套《美洲史研究丛书》，初步确定为十本专著，在三年期间陆续推出。作者主要为福建师大社会历史学院研究美洲史的教师以及世界史学科培养的博士生，他们绝大多数为青年才俊，在学术研究上属于"小荷才露尖尖角"。这些年轻教师是社会历史学院美洲史研究的主力，承担着推进美洲史研究不断深化的责任。我们这一代学人在学术研究上多已谢幕，只要能给年轻学者提供发展机会，我们当尽力去做，这也是筹划《美洲史研究丛书》的主要原因之一。中国社会科学出版社安芳编辑为丛书的出版付出了辛劳，在此深表感谢。丛书多为原创作品，肯定会存在着不足之处，出版之后还望能够得到方家的批评指正，作为丛书主编，我当不胜感激！

王晓德

2024 年 4 月 8 日

目　　录

Contents

绪　　论

选择这一课题，是一种机缘，也是深思熟虑的结果。硕士阶段，我主要从事美国外交史的学习，逐渐发现这一研究领域并不是我的兴趣所在，因此进入博士阶段后，我决心寻找一个全新的选题。业师主张培养学生自主选题的能力，从不会限定弟子的研究对象，同时授人以渔，现身说法地传授选题三原则：一是选择少有人研究的题目；二是通过新材料展开研究；三是探究有争议的问题，如此便能做出新意，在学界产生一定影响。在这种宽松自主的环境中，我耗时近半年，先后浏览众多涉及政治史、环境史及医疗史等方面的论著，最终决定做医疗史研究主要是出于以下考虑：一来，我出身于一个行医的家庭，时常翻阅如《默克诊疗手册》之类的医书，目睹过众多普通疾病，也偶尔撞见疑难杂症，对与医学相关的事物有着特殊的兴趣。我从事历史研究，又对医学感兴趣，那么以医疗史为研究领域在逻辑上也就顺理成章了。二来，就国内而言，美国医疗社会史的研究仍处于起步阶段，未曾开垦的"处女地"俯拾皆是，研究前景广阔。既然决定从事医疗史研究，接下来便是确定选题。通过阅读相关资料，我发现 19 世纪美国传染病频发，其中又以黄热病和霍乱的社会影响最为深刻，与当时美国公共卫生的进步联系紧密，于是结合掌握的原始资料，把博士论文题目定为《黄热病、霍乱与美国公共卫生发展研究（1793—1905）》，而本书正是在这篇博士论文的基础上修改而来。

第一节　研究意义

在漫长的历史进程中，疾病同战争、灾荒一样始终与人类形影不离，给后者带来了道不尽的苦难，对人类历史的发展也产生了重大影响。一部全球史，在很大程度上讲便是人类与疾病抗争的历史。美国著名历史学家威廉·麦克尼尔在《瘟疫与人》一书的结论中坦言："如果，我们能像了解过去那样，努力地预测未来；那么，对传染病的影响就不能置之不理。技能、知识和组织都会改变，但人类面对疾病的脆弱，则是不可改变的。先于初民就业已存在的传染病，将会与人类始终同在，并一如既往，将仍是影响人类历史的基本参数和决定因素之一。"① 同麦克尼尔一样，学者弗雷德里克·卡特赖特等人也强调了疾病在人类历史上扮演的角色。他们指出："认为疾病是引起某种历史剧变的首要原因这种说法是荒谬可笑的，但在特别强调历史的社会学方面的因素时，有必要审视那些疾病曾经产生重要影响的时段，尤其是在其重要性被大多数传统的历史学家忽视或误解的时候。"② 卡特赖特在点明疾病与历史之间关系的同时，显然也注意到在很长的一段时期内，疾病并不为历史学者所关注。随着新史学的兴起，近几十年来，这种状况因历史学研究领域的不断拓展、研究视角的不断更新而大大改观，疾病史逐渐成为历史学者日益关注的研究主题，他们从疾病视角重新考察历史上的重大事件，探讨它们与特定历史时期的政治、战争甚至外交之间的相互勾连。这种对疾病史的重视显然有助于准确地理解历史，进一步挖掘历史研究的深度。

疾病的种类繁多庞杂，不胜枚举，不过也可粗略分为传染性疾病与非传染性疾病。就人际传播的传染病而言，它的病原体可在人与人之间传播且传染性强，往往更容易在短时间内大规模暴发，具有较强的社会影响力。黄热病和霍乱就属此类传染病。黄热病是由黄热病病毒引起的，主要通过伊蚊叮咬传播的急性传染病。临床以高热、头痛、黄疸、蛋白尿、相对缓脉和出血等为主要症状，由于其死亡率高及传染性强，已纳入世界卫生组织规定之检疫传染病之一。霍乱是因摄入的食物或水受到霍乱弧菌污染而引起的一种急性腹泻性传染病，典型症状是腹泻呕吐，有时可在数小时内造成腹泻脱水，甚至死亡。黄热病最早出现在非洲，

---

① ［美］威廉·麦克尼尔：《瘟疫与人》，余新忠等译，中信出版集团 2018 年版，第 237 页。

② ［英］弗雷德里克·卡特赖特、迈克尔·比迪斯：《疾病改变历史》，陈仲丹等译，山东画报出版社 2004 年版，第 1 页。

后随着新航路的开辟传播到美洲，并在 19 世纪频繁暴发于美国南部。霍乱最早是印度的本土病，1826 年后开始越出国界，先后数次在全球流行，美国也未能幸免，几度成为这种疾病的受害者。可以说，在所有传染病中，黄热病和霍乱最为神秘，且传播速度快，病程发展迅速，致死率高，在 19 世纪期间是美国民众心中的噩梦。值得注意的是，这两种疾病在美国的流行绝不能单单从医学角度去理解，而要重点考察疾病流行背后潜藏的病原体、人与环境的相互作用。随着 19 世纪美国城市化进程的加快，美国人口不断向城市集中，城市住房拥挤、供水不足、排水不畅，以及卫生环境恶劣等问题纷纷涌现。同时，美国推崇"小政府、大社会"的制度理念，崇尚个人自由，卫生与健康问题在很大程度上是个人私事，因此在很长的一段时间内缺乏必要的卫生制度，城市卫生设施也严重滞后，再加上美国交通工具的日渐改善，黄热病和霍乱等传染病的频繁暴发也在情理之中。

本书以黄热病和霍乱为研究对象，并将研究时段限定在 1793 年至 1905 年，大体处于 19 世纪。原因在于，1793 年费城等地的黄热病流行是美国立国后的第一场大规模疫情，而 1905 年新奥尔良等地暴发黄热病疫情后，这种疾病再也难以形成流行之势，不再对美国构成威胁。其间，霍乱最早于 1832 年出现在美国，最后一次小规模流行是在 1892 年的纽约市。这种时段划分能较为完整地展现这两种疾病的发生与防治历程。质言之，本书主要通过社会史的视角，从人口移民、交通运输、城市卫生等因素考察这一时期黄热病和霍乱在美国流行的社会因素，重点分析随着医学知识的更新，两种疾病防治措施的嬗变，政府和社会在疾病防治历程中的角色演变，并探究两者对美国公共卫生的推动作用。

就学术意义而言，本书主要有两点特色：一是前人的相关研究多重点关注特定区域内的某场黄热病疫情或霍乱疫情，细致地讨论疫情期间的社会应对，而本书的时间线横跨一个多世纪，并以医学理论变迁为线索，较为全面地展现了随着传统医学走向现代医学，解释传染病的微生物理论取代"瘴气论"和"接触传染"，美国黄热病和霍乱防治逻辑和防治措施的深刻变动，进而揭示出医学的进步对于传染病疫情防治的积极意义。二是采取社会史的研究路径，考察两种疾病流行的社会环境因素、造成的社会影响、美国政府和美国社会的抗疫角色及其变化，以及疾病对公共卫生进步的推动作用。这种研究路径实际上超越了传统的医学叙事，可以较为深刻地揭示人、疾病与社会环境之间的互动关系，回答从医学层面难以解释的问题。缘何 19 世纪两者在美国频繁流行？在黄热病和霍乱的作用下，美国各级政府的卫生部门职能发生了何种变化？美国为什么难以形成全国统一的检疫制度？美国社会为什么在疫情救助过程中发挥着举足轻重的作用？另外，社会史的研究范式使得疾病成为观察美国社会的一面镜子，在很大程度上拓展了研究 19 世纪美国史的深度，甚至还会为美国史研究提出新问题，提供新思路。住房拥挤、排水不畅、供水不足，以及卫生恶劣是美国城市化带来的"副产品"，为疾病传播提供了有利的外在环境。在黄热病和霍乱的冲击下，美国开始了一系列的城市卫生改革，包括排供水改革和住房改革。同时，美国的公共卫生制度也随之革新。不论是城市卫生改革，抑或是公共卫生制度革新都可作为霍乱与黄热病防治的重要一环，涉及政治、经济、立法、观念等方方面面。换句话说，通过观察 19 世纪美国黄热病和霍乱的防治历程，可以加深对当时美国社会的认识与理解，推动这一时期美国史研究不断深入。

从现实意义上讲，自人类诞生开始，疾病始终不离寸步，美国黄热病和霍乱的防治经验为当今世界提供了前车之鉴。尽管现代医学相当发达，但引发疾病的病毒也在不断进化，各类传染病仍时常在世界各地肆虐。1918 年的西班牙大流感席卷世界各地，据现在的流行病学家估计，在全球范围内造成 5000 万人丧生，这个数字甚至可能高达 1 亿。[①] 2009 年 H1N1 流感病毒疫情盛行一时。根据美国疾控中心的估计，从 2009 年 4 月 12 日到 2010 年 4 月 10 日，美国共有 6080 万例感染者，而在病毒暴发的第一年，全世界的病死者人数为 151700—575400 人。[②] 除流感外，其他一系列传染病疫情也不时暴发。埃博拉出血热是一种由埃博拉病毒引起的人畜共患传染病，因最初发现于埃博拉河附近而得名。通常而言，

---

① ［美］约翰·巴里：《大流感：最致命瘟疫的史诗》，钟扬等译，上海科技教育出版社 2013 年版，序言第 13 页。

② https：//www.cdc.gov/flu/pandemic‑resources/2009‑h1n1‑pandemic.html，2021 年 2 月 19 日。

感染者会在 2 天至 3 周内陆续出现发烧、头痛、肌肉疼痛、呕吐、腹泻及出疹等症状，随后病情会进一步恶化为肝衰竭、肾衰竭，或会出现体内、体外出血的现象，并可能因血容量过低或多重器官衰竭而死亡。埃博拉出血热首次于 1976 年出现在刚果及南苏丹，并常于非洲撒哈拉以南的地区造成间歇性暴发，规模最大的一场流行是始于 2013 年 12 月的西非埃博拉病毒疫情。获得性免疫缺陷综合征（AIDS），又称艾滋病，是一种由人类免疫缺陷病毒（HIV）感染造成的疾病。这种病毒会攻击人体免疫系统，若无任何治疗手段介入，艾滋病感染者的免疫系统将逐渐被摧毁，直至丧失所有免疫能力，感染者最终也会因免疫系统难以杀灭入侵人体的病原体而死亡。截至 2019 年底，全世界有 7570 万人感染了艾滋病，3270 万人死于与艾滋病相关的疾病。① 艾滋病已成为当今人类面临的最严重的健康威胁之一。2019 新型冠状病毒疫情是一种由严重急性呼吸系统综合征冠状病毒（SARS-CoV-2）所引发的流行病，最终演变为一场全球性大瘟疫，尚未发现消失的迹象。据约翰·霍普金斯大学的实时统计数据，截至 2023 年 3 月 10 日 21 时 21 分，全球累计病例 676609955 例，全球死亡人数 6881955 人。当前，世界各国之间的联系越发紧密，这场疫情自然也对全球政治、经济、文化、教育等方面产生严重的负面影响，以至于被联合国秘书长安东尼奥·古特雷斯（António Guterres）称为自第二次世界大战以来全球面临的最严峻危机。②

综上所述，研究 19 世纪美国的黄热病和霍乱疫情，不仅有助于考察百年间医学理论变动对于人类遏制传染病疫情的影响，有利于揭示这一时期疾病、卫生与政治、经济、宗教、观念之间的密切联系，更加具有十分重要的现实指导意义。这种意义具体体现在两个方面：一是提醒人类注意自然社会环境的恶化对于打破生态系统平衡的负面作用，经济发展对于推动社会进步，谋求幸福生活固然是不可或缺的，但也要学会尊重自然，兼顾人的生存权利，保证民众享有舒适卫生的生存环境，否则

---

① 参见联合国艾滋病规划署网站 https：//www. unaids. org/en/resources/fact‑sheet，2021 年 1 月 1 日。

② "Coronavirus：Greatest Test since World War Two，Says UN Chief，" https：//www. bbc. com/news/world‑52114829，2021 年 1 月 1 日。

传染病频繁来袭便是预料中的事；二是面对传染病的长期威胁，各国政府，特别是发展中国家政府有必要采取措施不断改善城市卫生状况，同时进一步推进医疗卫生体制改革，完善卫生机构职能，以便更好地调动社会资源，与不期而至的传染病展开斗争。

第二节　研究现状述评

本书以 1793—1905 年间美国的霍乱与黄热病为研究对象，关注它们在美国流行的社会因素，考察随着医学知识的更新，应对两类疫情的措施演变，探讨美国政府和美国社会在抗疫过程中扮演的角色及其变化，分析它们与美国公共卫生发展的紧密联系。这种研究思路是在借鉴前人研究成果的基础上形成的。鉴于此，笔者下面将对前人的学术成果分门别类，展开梳理，以期全面展现相关研究的学术成果。

一　国外研究现状

尽管疾病种类众多，但真正受到历史学者关注的是传染病。南开大学余新忠教授在讨论明清疫病史时，指出了个中原因。他写道："应该是与历史学者关注的并非疾病本身，而是疾病造成的社会影响有关，目前史学界对疾病史的研究几乎全部集中在传染病上……又以天花、鼠疫、霍乱三种甲类急性传染病和含有道德意义的麻风病为主。"[1] 这种现象不仅出现在明清疫病史的研究中，与 19 世纪美国传染病史的研究现状也基本相符。就后者而言，学术界的相关研究多集中在霍乱、黄热病、疟疾、伤寒及性病等传染病。其中，霍乱和黄热病是热门话题。另外，关于美国公共卫生的研究也涉及传染病治理问题。以下就分别对各项研究一一进行梳理。

霍乱是 19 世纪美国流行的新发传染病之一。长期以来，学术界对这种传染病甚为关注，着墨不少，涌现出数本专著。1938 年，美国学者约翰·钱伯斯撰写了一部名为《征服霍乱：美国的大灾难》的专著。他运

---

[1] 余新忠：《清代江南地区的瘟疫与社会：一项医疗社会史的研究》，北京师范大学出版社 2014 年版，第 28 页。

用报纸、政府档案及医学期刊等资料，详细描绘了 1832—1873 年间美国的霍乱流行史，同时追溯了微生物理论在医疗实践中的兴起，并强调巴斯德、科赫等微生物学家的发现为人类征服霍乱做出的重要贡献。[①] 需要说明的是，钱伯斯是一名医生，自然偏重从医学角度观察霍乱流行史，很大程度上忽略了将它放在具体时代背景和社会环境中去考察。不过，作为第一部全面考察美国霍乱的专著，它无疑为后来的研究提供了重要参考。正是在钱伯斯研究的基础上，美国学者查尔斯·罗森博格的《霍乱年代：1832 年、1849 年和 1866 年的美国》（以下简称《霍乱年代》）得以问世。作者重点考察了霍乱在不同历史时期呈现的社会含义。具体而言，1832 年和 1849 年，美国宗教机构和公众将这种疾病视为"上帝的审判"，是对罪人的惩罚，只会在贫困、生活不节制和堕落之人中间流行，到了 1866 年，美国社会则普遍认为霍乱流行与恶劣的城市卫生状况密不可分。用作者自己的话来说："1832—1866 年，公众对霍乱的认识经历了从宗教价值判断到社会价值、科学价值判断的转变。这一时期宗教在人们情感和日常生活中的作用在逐渐减少，人们对美国大城市环境的依赖正在逐渐加深。"[②] 简言之，1832—1866 年间，霍乱从一种道德问题变成一种社会问题。与上述两位学者的研究时段不同，霍华德·马克尔考察了 1892 年纽约的霍乱流行状况，发现疫情期间美国的检疫政策，主要将东欧犹太移民作为重点检疫对象，同时反犹主义也推动了疫情过后美国限制外来移民政策的提出。[③] 除专著外，学者们还发表了不少关于霍乱的学术论文。罗森博格曾细致考察了 19 世纪美国医学界关于霍乱病因的认知演变。[④] 医学史专家约翰·杜菲简要介绍了美国的霍乱流行史。[⑤]

[①] John Sharpe Chambers, *The Conquest of Cholera: America's Greatest Scourge*, New York: Macmillan Company, 1938.

[②] Charles Rosenberg, *The Cholera Years: The United States in 1832, 1849, and 1866*, Chicago: University of Chicago Press, 1987, p. 228.

[③] Howard Markel, *Quarantine! East European Jewish Immigrants and the New York City Epidemics of 1892*, Baltimore: Johns Hopkins University Press, 1997.

[④] Charles Rosenberg, "The Cause of Cholera: Aspects of Etiological Thought in Nineteenth Century America," *Bulletin of the History of Medicine*, Vol. 34, No. 4, 1960.

[⑤] John Duffy, "The History of Asiatic Cholera in the United States," *Bulletin of the New York Academy of Medicine*, Vol. 47, No. 10, 1971.

有些学者则从地域出发，描述了不同地区在特定时期的霍乱流行及其防治情况。[①] 还有些学者独辟蹊径，将霍乱疫情与美国的国内政治联系起来，强调疫情对政治的影响。亚当·乔特纳认为，1832 年霍乱疫情是美国内战前基督教政治的起源之一，疫情期间的斋戒日争议（The Fast-day Controversy）促使福音派参与政治，与辉格党连成一线。[②] 斯蒂芬·梅兹利士强调，1850 年华盛顿特区面临的霍乱威胁，可能是推动 1850 年妥协案最终得以通过的隐性原因。[③] 可见，关于霍乱的研究成果不在少数，主要探讨的是霍乱的治理及其影响。相比之下，关于黄热病的研究成果更加丰富，研究角度更加多元。

与霍乱一样，黄热病也是 19 世纪美国频繁流行的一种很难预防的传染病。可能是由于这种疾病对美国社会影响颇深，学者们对它的关注远超其他疾病。他们采用不同视角和研究路径对这种疾病展开探讨，使得大批研究成果得以问世。它们大多以下列几场规模较大的黄热病疫情为

---

① Milo Custer and J. E. Marvel, "Asiatic Cholera in Central IllinCois, 1834 – 1873," *Journal of the Illinois State Historical Society (1908 – 1984)*, Vol. 23, No. 1, 1930; John M. Armstrong, "The Asiatic Cholera in St. Paul," *Minnesota History*, Vol. 14, No. 3, 1933; J. Villasana Haggard, "Epidemic Cholera in Texas, 1833 – 1834," *The Southwestern Historical Quarterly*, Vol. 40, No. 3, 1937; Joseph Ioor Waring, "Asiatic Cholera in South Carolina," *Bulletin of the History of Medicine*, Vol. 40, Vol. 5, 1966; David A. Langtry, "The 1832 Epidemic of Asiatic Cholera in New Haven, Connecticut," *Journal of the History of Medicine and Allied Sciences*, Vol. 25, No. 4, 1970; Stuart Galishoff, "Cholera in Newark, New Jersey," *Journal of the History of Medicine and Allied Sciences*, Vol. 25, No. 4, 1970; Paul W. Brewer, "Voluntarism On Trial: St. Louis' Response to the Cholera Epidemic of 1849," *Bulletin of the History of Medicine*, Vol. 49, No. 1, 1975; George F. Pearce, "Torment of Pestilence: Yellow Fever Epidemics in Pensacola," *The Florida Historical Quarterly*, Vol. 56, No. 4, 1978; Ruth C. Carter, "Cincinnatians and Cholera: Attitudes Toward the Epidemics of 1832 and 1849," *Queen City Heritage*, Vol. 50, No. 3, 1992; Joan E. Marshall, "Cholera in an Indiana Market Town: 'Boosters' and Public Health Policy in Lafayette, 1849," *Indiana Magazine of History*, Vol. 98, No. 3, 2002; James Z. Schwartz, "'A Melancholy and Trying Season': Cholera and the Conflict over Cultural Boundaries in Early Michigan," *Journal of the Early Republic*, Vol. 26, No. 1, 2006; William Watson, "The Sisters of Charity, the 1832 Cholera Epidemic in Philadelphia and Duffy's Cut," *US Catholic Historian*, Vol. 27, No. 4, 2009.

② Adam Jortner, "Cholera, Christ, and Jackson: The Epidemic of 1832 and the Origins of Christian Politics in Antebellum America," *Journal of the Early Republic*, Vol. 27, No. 2, 2007.

③ Stephen E. Maizlish, "The Cholera Panic in Washington and the Compromise of 1850," *Washington History*, Vol. 29, No. 1, 2017.

研究对象。① 1793 年费城黄热病疫情是美国在立国初期面临的重大威胁。美国学者鲍威尔等人基于时人的文集、书信、小册子和日记等原始文献，著写了《抬走死者：1793 年费城黄热病大瘟疫》（以下简称《抬走死者》）一书。作者细致描述了 1793 年费城黄热病流行期间，社会各界对这场大瘟疫的反应及其对费城社会的影响。② 这本书成书年代较早，偏重介绍这场大瘟疫的来龙去脉，叙述多于阐释，问题意识较为淡薄。不过，这种不足远不能抹杀它的重要性。作为第一部对 1793 年费城黄热病疫情进行全景式扫描的专著，它成为后来研究者的必读书目。1993 年，为纪念 1793 年费城黄热病疫情暴发两百年，美国学界曾召开学术会议。艾斯蒂斯和比利·史密斯精选部分参会论文，合编了一本论文集《一副灾难的忧郁之境：公众对 1793 年费城黄热病的反应》。③ 其中，迈克尔·麦克马洪考察了城市官员的反应，以及他们在城市公共卫生方面所做的工作。杰奎琳·米勒探讨了本杰明·纳什医生采用放血疗法的政治意义。他认为，纳什将这场流行病与国家健康等同起来，并在治疗黄热病病人的疗法中寻找一种治疗过度政治激情的方案。上述论著重在探讨费城社会各界应对瘟疫的措施及其意义。当然，还有学者致力于考察这场疫情的影响。马丁·波尼克发现，1793 年疫情期间，民主共和党人和联邦党人关于黄热病病因、疗法与是否逃离城市这三个问题的分歧与争执，使得医学论战蒙上了一层政治色彩。具体而言，关于病因，联邦党人认为这种疾病是从外部输入的，民主共和党人相信它源自本地；关于疗法，前者主张温和疗法，后者坚持激进的放血疗法；关于去留问题，前者倡导逃离城市，后者多主张留守城市。总体而言，这场疫情导致更多的民主共

---

① 还有一些从整体上介绍美国黄热病流行史的文章，它们主要包括：John Duffy, "Yellow Fever in the Continental United States during the Nineteenth Century," *Bulletin of the New York Academy of Medicine*, Vol. 44, No. 6, 1968; J. B. Blake, "Yellow Fever in Eighteenth Century America," *Bulletin of the New York Academy of Medicine*, Vol. 44, No. 6, 1968; K. David Patterson, "Yellow Fever Epidemics and Mortality in the United States, 1693 – 1905," *Social Science & Medicine*, Vol. 34, No. 8, 1992.

② J. H. Powell, Kenneth R. Foster, and Mary F. Jenkins, *Bring Out Your Dead：The Great Plague of Yellow Fever in Philadelphia in 1793*, Philadelphia：University of Pennsylvania Press, 1993.

③ J. W. Estes, Billy G. Smith, *A Melancholy Scene of Devastation：The Public Response to the 1793 Philadelphia Yellow Fever Epidemic*, Canton：Science History Publications, 1997.

和党人死亡，同时联邦党人通过否认黄热病的本地起源，赢得了许多民族主义者和各地拥护者的支持，结果联邦党的影响力得以强化，民主共和党的力量遭到削弱，同时两党之间的边界更加分明，对抗加剧，推动了第一政党体系的兴起和发展。[1] 伊芙·科恩菲尔德认为，这场疫情摧毁了费城的知识共同体、高度自信心，费城随即很快失去政治和商业中心地位。[2] 波尼克和科恩菲尔德主要论述的是 1793 年费城黄热病疫情的政治影响和文化影响。

1793 年黄热病疫情过后，这种疾病在美国北方日渐消退，却在南方愈演愈烈。其中，新奥尔良是频繁流行的重灾区。1853 年新奥尔良黄热病流行是 19 世纪美国强度最大的一场疫情，学者们自然不会错过如此重要的研究对象。杜菲在《瘟疫之剑：1853 年新奥尔良流行的黄热病》一书中重点关注 1853 年新奥尔良黄热病流行期间的社会状况。作者描绘了在传染病疫情背景下，政府官员、医生、牧师及商人等群体的反应，并考察了这场疫情对新奥尔良的影响。从长远来看，他认为这场流行病不仅有助于推动南部的卫生运动，而且暴露出传统医疗实践的不足，推进了南部医疗实践的发展。[3] 疫情期间，新奥尔良的外来移民仅占城市人口的一半，死亡人数却占了九成。乔纳森·普里切特等在《陌生人的病：1853 年新奥尔良疫情期间黄热病死亡率的决定因素》一文中解释了这种现象，指出原因归结于两点：一是外来移民相对贫困，居住拥挤，更容易被蚊虫叮咬；二是外来移民往往流动性大，从未感染过黄热病，不像本地人那样具有免疫力。[4] 普里切特揭示了爱尔兰和德国移民的感染率和死亡率如此之高的主要原因。不过，当时的新奥尔良社会并不作如是观，而是对外来移民横眉冷对。帕特里克·布伦南的《滚出新月城：爱尔兰移民与 1853 年黄热病疫情》一文便讲述了爱尔兰移民在疫情期间遭遇的

---

① Martin S. Pernick, "Politics, Parties, and Pestilence: Epidemic Yellow Fever in Philadelphia and the Rise of the First Party System," *William & Mary Quarterly*, Vol. 29, No. 4, 1972.

② Eve Kornfeld, "Crisis In The Capital: The Cultural Significance of Philadelphia's Great Yellow Fever Epidemic," *Pennsylvania History: A Journal of Mid-Atlantic Studies*, Vol. 51, No. 3, 1984.

③ John Duffy, *Sword of Pestilence: The New Orleans Yellow Fever Epidemic of 1853*, Baton Rouge: Louisiana State University Press, 1966.

④ Jonathan B. Pritchett and I. Tunali, "Strangers' Disease: Determinants of Yellow Fever Mortality during the New Orleans Epidemic of 1853," *Explorations in Economic History*, Vol. 32, No. 4, 1995.

不公平对待，沦为排外主义的受害者。① 亨利·麦克凯文的《一场自然灾害的政治建构：1853 年黄热病流行》一文详述了新奥尔良政府官员如何把 1853 年黄热病疫情裹挟到地方政治议题之中。在作者看来，改革派对政治腐败忧心忡忡，因而构建出一种全新的流行病叙事，即这场疫情反映出新奥尔良当政者实施的公共政策未充分考虑民众利益，旨在推动社会改革。同时，本土主义者指责爱尔兰和德国移民不讲卫生，制造了这场公共卫生危机。民主党人则声称改革者想利用这种流行病作为剥夺移民权利的借口。总之，19 世纪 50 年代，新奥尔良的政客们利用这场疫情来贯彻自身长期秉持的政治主张。② 显然，布伦南和麦克凯文是把 1853 年黄热病流行与政治议题和社会议题联系起来，展开了非常有益的探讨。

不同于此前或此后的黄热病流行，1878 年黄热病疫情不再局限于美国南部港口城市，而是向北延伸至密西西比河流域的九个州。众多学者对这场疫情予以关注，学者亨利·迪亚兹和格雷戈里·麦凯布专门考察了疫情暴发的气候因素，认为它的流行范围如此之广，很可能要归因于 1877—1878 年的厄尔尼诺现象。这种异常的气象状况往往带来高温多雨的天气，有助于黄热病传播媒介埃及伊蚊的繁殖和活动，进而加剧了 1878 年美国黄热病疫情的广度和强度。③ 迪亚兹等人的解释颇有新意，令人有耳目一新之感。卡勒德·布卢姆在《1878 年密西西比河谷地区的黄热病大流行》一书中简要回顾了美国 1878 年黄热病的流行史，同时介绍了众多关于该疾病的医学理论。更为重要的是，他充分利用当地报纸和医疗期刊等资料，从细节上还原了 1878 年密西西比河谷地区黄热病流行的情况。④ 这本专著与上述提到的《抬走死者》一样，重叙事，轻阐释，

① Patrick Brennan, "Getting Out of the Crescent City: Irish Immigration and the Yellow Fever Epidemic of 1853," *Louisiana History: The Journal of the Louisiana Historical Association*, Vol. 52, No. 2, 2011.

② Henry M. McKiven, "The Political Construction of a Natural Disaster: The Yellow Fever Epidemic of 1853," *The Journal of American History*, Vol. 94, No. 3, 2007.

③ Henry F. Diaz and Gregory J. McCabe, "A Possible Connection between the 1878 Yellow Fever Epidemic in the Southern United States and the 1877–78 El Niño Episode," *Bulletin of the American Meteorological Society*, Vol. 80, No. 1, 1999.

④ Khaled J. Bloom, *The Mississippi Valley's Great Yellow Fever Epidemic of 1878*, Baton Rouge: Louisiana State University Press, 1993.

缺乏分析视角和问题意识，没有提出新观点，它的优点在于生动描绘了
这场黄热病流行的全貌。还有学者着重阐释 1878 年疫情的影响与意义。
约翰·埃利斯的《黄热病与美国新南部的公共卫生》以新奥尔良、孟菲
斯和亚特兰大为例，探讨南部城市如何应对 1878 年黄热病疫情，而每个
城市的文化、经济和政治状况又是如何影响它们的应对方式。作者强调，
美国南部的公共卫生运动之所以成效有限，主要归因于盛行的投机主义、
债务泛滥、经济不稳定和过度的政治腐败，等等。另外，他还注意到美
国公共卫生协会和美国海洋医院服务局之间关于国家卫生局权限的争
论。① 迪安·斯蒂芬斯·努维尔的《木兰花州的瘟疫：1878 年密西西比
州黄热病流行》记录了 1878 年密西西比州黄热病疫情的起源和消亡。她
还解释了这场疫情是如何推动慈善组织、地方官员和普通民众在密西西
比州建立更为可行的公共卫生制度。② 玛格丽特·汉弗莱斯的《黄热病与
美国南部》也涉及 1878 年疫情。它的主要观点是，黄热病不仅是 19 世
纪 70 年代推动南部立法机构成立卫生局的重要动因，而且也是影响
1878—1910 年间联邦政府不断介入公共卫生问题的因素之一。此外，作
者特别关注关于黄热病的各类医学理论，以及联邦政府与州政府在分配
公共资金方面的紧张关系。③ 上述学者强调的是 1878 年疫情对南部公共
卫生的触动作用，其实它的意义远不止于此。爱德华·布卢姆曾刊文指
出，1878 年黄热病疫情期间，南方民众身处流行病的旋涡之中，苦难深
重，北方民众纷纷慷慨解囊，捐钱捐物，甚至作为志愿者，亲赴南方抗
疫，这种奉献精神在很大程度上弥合南北之间的内战伤痕，起到了实现
国家和解的积极作用。④ 杰西卡·威尔斯的博士论文《痛苦的南方：1878
年黄热病叙事与重建时期的南方身份》是关于黄热病文化史的研究成果。
作者指出，1878 年黄热病流行病期间，黄热病叙述构成了重建时期南方

---

① John H. Ellis, *Yellow Fever and Public Health in the New South*, Lexington: The University Press of Kentucky, 1992.

② Deanne Nuwer, *Plague among the Magnolias: The 1878 Yellow Fever Epidemic in Mississippi*, Alabama: The University Alabama Press, 2015.

③ Margaret Humphreys, *Yellow Fever and the South*, Baltimore: Johns Hopkins University Press, 1999.

④ E. J. Blum, "The Crucible of Disease: Trauma, Memory, and National Reconciliation during the Yellow Fever Epidemic of 1878," *The Journal of Southern History*, Vol. 69, No. 4, 2003.

人重新协商南方身份和社会等级的尝试，特别是南方白人将这场流行病作为契机，试图促进白人至上和父权制的回归，并以此作为南方身份和归属的基础。① 这种将疾病与身份建构结合的研究路径大大深化了医疗社会史研究的深度和广度。

当然，还有一些学者关注个别地区较长时段内的黄热病流行状况。乔·凯瑞根在《藏红花灾祸：路易斯安州的黄热病史，1796—1905》一书主要论述了三方面的内容：一是一百多年期间路易斯安那州黄热病的流行情况；二是关于黄热病病因的争论和治疗模式的变化；三是黄热病流行的社会影响、政治影响、经济影响，以及医学最终战胜该病的手段。这本专著在全面调查路易斯安那州黄热病流行史上做出了开创性研究，具有很高的学术价值。② 另外，本杰明·特拉斯克的《可怕的灾难：1796—1905 年新奥尔良的黄热病》考察了一百余年间新奥尔良的黄热病流行史。③ 与特拉斯克一样，乌尔米的《19 世纪新奥尔良的黄热病、种族和生态》一书展现出 1796—1905 年期间新奥尔良的黄热病流行概貌。不同的是，作者将新奥尔良黄热病的出现、传播和消退置于世界历史的大背景下，进而揭示全球事件如何影响新奥尔良市黄热病的流行与防治。具体而言，新奥尔良的黄热病流行要归因于海上交通革命和跨大西洋贸易等历史因素，它们导致这一地区奴隶制和制糖业的兴起，进而为黄热病病毒及其宿主蚊子创造出适宜的生存环境。内战前，由于制糖业的扩张、移民和城市发展，黄热病盛行一时。内战和重建时期，公共卫生法规的颁布与实施大大有助于黄热病的消退。不过，奴隶制和奴隶贸易的消亡、糖产量和移民的减少也加快黄热病的消退。④ 乌尔米运用全球史的视角来观察新奥尔良黄热病的兴起与消退无疑具有开创性意义。

19 世纪美国的公共卫生也与传染病防治问题息息相关。一些学者致力

---

① Jessica Wells, The Suffering South：1878 Yellow Fever Narratives and Post-Reconstruction Southern Identity, Ph. D. dissertation, University of South Florida, 2017.

② Jo Ann Carrigan, *The Saffron Scourge：A History of Yellow Fever in Louisiana，1796 – 1905*, Lafayette：University of Southwestern Louisiana, 1994.

③ Benjamin H. Trask, *Fearful Ravages：Yellow Fever in New Orleans，1796 – 1905*, Lafayette：University of Louisiana at Lafayette, 2005.

④ Urmi Engineer Willoughby, *Yellow Fever，Race，and Ecology in Nineteenth-Century New Orleans*, Baton Rouge：Louisiana State University Press, 2017.

于描绘美国公共卫生史的全貌。杜菲的《公共卫生专家：美国公共卫生史》追溯了 18—20 世纪美国公共卫生的发展和公共卫生领域的演变。作者关注流行病的传播与社会应对、早期管理食品和生活用水的公共卫生工作，以及处理卫生事务的公共卫生机构。[①] 这部专著是美国公共卫生史领域不可多得的佳作，以往的相关研究要么涉及特定城市或区域，要么集中于较短的时间范围，而它全面考察三个世纪里美国的公共卫生史，对以往研究做了重要补充。他的另一本专著《纽约市公共卫生史，1625—1866》勾勒了纽约市自荷兰殖民地时期到 1866 年建立大都市卫生局期间的公共卫生史。作者讨论的主题包括流行病、街道卫生、供水与排污、食品和市场管理、医院和医疗、社会福利、公共管理及移民等。此外，他利用大量手稿、原始档案和相关二手专著考察了不同时期纽约市应对公共卫生问题的方法。[②] 这部专著深化了美国公共卫生史的研究，具有极高的学术价值。

　　除了关于美国公共卫生史的研究外，一些学者力图检视 19 世纪美国的公共卫生运动、城市卫生改革，以及政府卫生职能改革。约翰·布莱克的《美国公共卫生的起源》[③]、罗森博格等的《虔信主义与美国公共卫生运动的根源》[④]、理查德·夏洛克的《美国早期的公共卫生运动》[⑤]、霍华德·克莱默的《美国公共卫生运动的开端》[⑥]，以及大卫·洛文的博士论文《美国公共卫生的发展，1850—1925》[⑦] 等研究成果主要描述了 19 世纪美国公共卫生运动的动因和发展概况。值得注意的是，查尔斯·麦

---

① John Duffy, *The Sanitarians: A History of American Public Health*, Urbana: University of Illinois Press, 1990.

② John Duffy, *A History of Public Health in New York City 1625 – 1866*, New York: Russell Sage Foundation, 1968.

③ John Blake, "The Origins of Public Health in the United States," *American Journal of Public Health and the Nation's Health*, Vol. 38, No. 11, 1948.

④ Charles Rosenberg and Charles Carroll, "Pietism and the Origins of the American Public Health Movement: A Note on John H. Griscom and Robert M. Hartley," *Journal of the History of Medicine and Allied Sciences*, Vol. 23, No. 1, 1968.

⑤ Richard Shryock, "The Early American Public Health Movement," *American Journal of Public Health & the Nations Health*, Vol. 27, No. 10, 1939.

⑥ Howard Kramer, "The Beginnings of the Public Health Movement in the United States," *Bulletin of the History of Medicine*, Vol. 21, No. 3, 1947.

⑦ David Loving, The Development of American Public Health, 1850 – 1925, Ph. D. dissertation, The University of Oklahoma, 2008.

考伊的博士论文《流行病、公共卫生与国家：英国与美国的比较研究》深入探析了 19 世纪前期美国公共卫生发展迟缓的原因。他认为主要源于四个原因：一是在美国分权政治体制下，当流行病袭击某地，地方政府必须独自面对疫情，得不到联邦政府的援助。分权政体导致政府不愿积极应对疫情，进而妨碍美国公共卫生的发展；二是美国疆域辽阔，一地的流行病暴发不会成为其他地区关注的政治议题，也不会引起联邦政府的关注；三是美国医学界关于黄热病、霍乱等疾病性质的看法存在分歧，这就使得提出一个获得共识的公共卫生政策成为难题；四是美国社会将疾病视为个人私事。① 沃尔特·威尔科克斯的《莱缪尔·沙塔克：作为美国统计协会统计学家创始人》②、沃伦·温克尔斯坦的《莱缪尔·沙塔克：美国公共卫生的建筑师》③ 肯定了公共卫生代表人物沙塔克的历史贡献。劳伦斯·维勒的《纽约廉租房改革，1834—1900》④、爱德华·卢比茨的博士论文《纽约市廉租房问题及其改革运动，1856—1867》⑤、理查德·普伦兹的《纽约城市住房史》⑥、沃利斯的《芝加哥的隧道与供水系统：处于河流湖泊之下》⑦、布朗的《污水道与排水沟》⑧、斯图尔特·加利霍夫的《纽瓦克：美国最不健康的城市，1832—1895》⑨、丽奈特·雷恩的

---

① Charles Allan McCoy, Epidemics, Public Health, and the State: A Comparative Study of Britain and the United States, Ph. D. dissertation, University of Virginia, 2013.

② Walter F. Willcox, "Lemuel Shattuck, Statist Founder of the American Statistical Association," *The American Statistician*, Vol. 1, No. 1, 1947.

③ Warren Winkelstein, "Lemuel Shattuck: Architect of American Public Health," *Epidemiology*, Vol. 19, No. 4, 2008.

④ Lawrence Veiller, *Tenement House Reform in New York*, *1834 - 1900*, New York: The Evening Post Job Printing House, 1900.

⑤ Edward Lubitz, The Tenement Problem in New York City and Movement for its Reform, 1856 - 1867, Ph. D. dissertation, New York University, 1970.

⑥ Richard Plunz, *A History of Housing in New York City*, New York: Columbia University Press, 2016.

⑦ Wallis, *The Tunnels and Water System of Chicago: Under the Lake and under the River*, Chicago: J. M. Wing and Company, 1874.

⑧ G. P. Brown, *Drainage Channel and Waterway*, Chicago: R. R. Donnelley and Sons Company, 1894.

⑨ Stuart Galishoff, *Newark: The Nation's Unhealthiest City*, *1832 - 1895*, New Brunswick and London: Rutgers University Press, 1988.

《孟菲斯下水道实验》①、约瑟夫·古德曼的《纽约城市供水》②、爱德华·格曼的《纽约城市供水,1658—1895》③,以及马丁·麦乐西的《卫生城市:殖民地时期以来的美国城市基础设施》④ 和尼尔森·布莱克的《城市水源:美国城市供水史》⑤ 等研究从美国城市的住房、供水,以及排水等具体层面着手,考察了19世纪美国城市的卫生改革。

　　19世纪美国的卫生制度也是学界关心的问题。拉尔夫·切斯特·威廉姆斯的《美国公共卫生服务,1798—1950》⑥、埃德温·马克西的《联邦检疫法》⑦、斯麦尔的《国家卫生局,1879—1883》⑧、戈登·吉尔森的《路易斯安那州卫生局:形成的年代》⑨、霍华德·克莱默的《早期的市卫生局和州卫生局》⑩、格特·布里格的《纽约市卫生改革:斯蒂芬·史密斯与都市卫生法案的通过》⑪ 等考察了19世纪美国从联邦到州、地方的卫生机构改革及卫生行政权力变迁。

　　综上所述,国外学界的相关研究具有一定基础,为进一步深化提供了启迪之效,但总体而言,这些研究成果尚有诸多薄弱之处。首先,它

---

① Lynette B. Wrenn, "The Memphis Sewer Experiment," *Tennessee Historical Quarterly*, Vol. 44, No. 3, 1985.

② Joseph Goodman, *The Water Supply of the City of New York*, New York: Herald-Nathan Press, 1937.

③ Edward Wegmann, *The Water-Supply of the City of New York, 1658 – 1895*, New York: J. Wiley & Sons, 1896.

④ Martin V. Melosi, *The Sanitary City: Urban Infrastructure in America from Colonial Times to the Present*, Pittsburgh: University of Pittsburgh Press, 2008.

⑤ Nelson Manfred Blake, *Water for the Cities: A History of the Urban Water Supply Problem in the United States*, Syracuse: Syracuse University Press, 1956.

⑥ Ralph Chester Williams, *The United States Public Health Service, 1798 – 1950*, Washington, D. C. : Commissioned Officers Association of the United States Public Health Service, 1951.

⑦ Edwin Maxey, "Federal Quarantine Laws," *Political Science Quarterly*, Vol. 23, No. 4, 1908.

⑧ W. G. Smillie, "The National Board of Health 1879 – 1883," *American Journal of Public Health & the Nations Health*, Vol. 33, No. 8, 1943.

⑨ Gordon Gillson, The Louisiana State Board of Health: The Formative Years, Ph. D. dissertation, Louisiana State University, 1960.

⑩ Howard Kramer, "Early Municipal and State Boards of Health," *Bulletin of the History of Medicine*, Vol. 24, No. 6, 1950.

⑪ Gert H. Brieger, "Sanitary Reform in New York City: Stephen Smith and the Passage of the Metropolitan Health Bill," *Bulletin of the History of Medicine*, Vol. 40, No. 5, 1966.

们重点描绘传染病流行期间的社会状况，而少有揭示传染病流行的根本原因，尤其是结合当时的社会背景，从整体上考察 19 世纪传染病频发的原因。再次，它们多讨论某次传染病流行期间特定地区的社会应对措施，而少有讨论长时段内随着医学知识的更新，传染病防治措施的演变及各级政府和美国社会在抗疫中间的角色变化。最后，它们往往聚焦于传染病疫情在一时一地的影响，而很少从总体上阐明它们对美国公共卫生的推动作用。

二　国内研究现状

长期以来，国内关于美国史研究的重点集中于政治史、外交史等方面的议题，这类研究成果琳琅满目，展现出中国学者在美国史研究方面的水平。近些年来，关于环境史、社会史、文化史等方面的成果也不断涌现。与上述相比，疾病史的研究仍然相对薄弱。值得欣喜的是，一些国内学者开始把重点转向美国疾病史的研究，比如南开大学的丁见民主要研究美国早期传染病与北美土著印第安人的互动关系，西南大学的李晶关注美国进步主义时期的公共卫生改革，当然还有个别硕博研究生对这方面的选题也充满兴趣，下面笔者将一一列举涉及美国黄热病、霍乱，以及公共卫生的研究。

国内关于美国霍乱疫情的研究相对不足，就管见所及，仅有数篇论文专门展开论述。山西医科大学的硕士胡玉婉阐述了 19 世纪美国霍乱流行与防治理念的转变。她指出，随着霍乱认知的改变，民众处理霍乱的措施发生明显变化。霍乱首次暴发时，宗教道德主义占主流，它教化民众注重个人卫生，倡导节制自律的生活，到了 1866 年，民众认识到霍乱通过水源传播，进而采取正确的应对之法。[①] 这篇论文篇幅较短，主要观点也多是沿袭罗森博格的《霍乱年代》。笔者撰写的《1892 年纽约霍乱疫情与美国对外来移民的排斥》一文强调，1892 年欧洲多地暴发霍乱疫情，跨大西洋的人员流动使得美国面临霍乱输入的危险，进而触发了美国社会强烈的排外情绪。排外主义者在真实与想象之间将外来移民塑造

---

① 胡玉婉、付德明：《19 世纪美国霍乱流行与防治理念的转变》，《医学与哲学》2019 年第 18 期。

成霍乱传播者。"霍乱传播者"的负面形象不但深刻影响了美国应对霍乱的检疫措施，而且成为美国排斥外来移民的重要借口。[①] 国内相关研究贫乏的现状可见一斑。

关于美国黄热病的研究，陕西师范大学的李强国在结合相关国外研究的基础上较为细致地描述1793年费城黄热病疫情的前前后后，阐明了由黑人牧师领导的黑人群体、由普通市民组成的市民委员会、个别政府官员、医学界、报界在疫情防治过程中的角色，并指出抗疫期间，政府角色相对缺位，民间在救治病患中发挥着更为关键的作用。[②] 首都师范大学的张国琨以1793年费城疫情为例，重点讨论了这次疫情在黑人循道派兴起过程中发挥的作用。他认为，面对黄热病威胁，费城黑人挺身而出，用行动赢得许多费城市民的尊重，并由此加强了循道派黑人群体自身的身份认同，进而以此为契机走向了建立独立教会的道路，推动了黑人循道派的发展。[③]

相较于黄热病和霍乱，国内关于19世纪美国公共卫生的研究相对多一些。李晶发文阐述了19世纪后半期美国城市公共卫生改革的原因。他指出，随着19世纪后半期美国城市化进程的不断加快，美国社会发生显著变化。同时，人口高度密集的城市环境导致卫生问题日趋恶化，出现了所谓的卫生危机，从而触发城市公共卫生改革。经过一系列改革，政府开始直接干预公共卫生，大众卫生意识得以强化，为美国城市卫生事业留下了宝贵遗产。[④] 就城市卫生改革的具体层面而言，李晶论述了19世纪后期纽约市街道卫生治理问题。他提出，70年代以"瘴气论"为理论基础，纽约市率先展开街道卫生改革，掀开美国城市公共卫生改革的序幕。到了90年代，乔治·韦林继续深化这场街道卫生改革，城市街道的面貌焕然一新，纽约市遂成为其他城市环境治理的榜样。[⑤] 董俊考察了

---

① 王光伟：《1892年纽约霍乱疫情与美国对外来移民的排斥》，《史学集刊》2020年第4期。

② 李强国：《1793年费城黄热病大瘟疫研究》，硕士学位论文，陕西师范大学，2017年。

③ 张国琨：《1793年费城黄热病与黑人循道派的兴起》，《全球史评论》2018年第1辑。

④ 李晶：《城市化下的"卫生"困境与突破——论19世纪后半期美国城市公共卫生改革》，《安徽史学》2015年第3期。

⑤ 李晶：《进步运动时代美国城市公共卫生改革研究——从纽约市街道卫生治理的视角观察》，《求是学刊》2016年第1期。

19世纪中期芝加哥排供水设施的改革历程，认为排供水设施的成功建设，改善了芝加哥的卫生状况，推动了它的人口增长，大幅提升其城市形象，从而为19世纪下半叶芝加哥城市的飞速发展奠定了坚实的基础。① 西安外国语大学的李婷视角独特，阐述了女性群体在进步主义时期城市卫生改革中的作用。她表示，女性参与不仅推动了公共卫生改革的开展和城市环境的改善，而且为自身争取到更广泛的公共话语权。②

除了关注城市卫生改革，部分国内医学史研究者还把目光主要集中在美国公共卫生的代表人物。胡玉婉的硕士论文《莱缪尔·沙特克与19世纪中期美国公共卫生改革研究》介绍了美国早期公共卫生的代表人物莱缪尔·沙特克在美国公共卫生运动中扮演的角色。她提到，沙特克长期致力于完善人口出生、婚姻和死亡登记制度，主张在波士顿地区推行人口普查，并参与美国第七次全国人口普查，推动了美国人口统计的发展。1850年，他向马萨诸塞州卫生局提交的《促进公共和个人卫生的总体规划报告》成为日后美国公共卫生系统发展的蓝图，为19世纪后期公共卫生运动的广泛开展奠定了基础。③ 廖涛等人概述了爱德华·贾维斯对美国公共卫生事业做出的贡献。具体而言，贾维斯运用社会统计学手段完善了美国人口普查制度，改变了美国精神疾病领域的现状，开创了家庭团体心理治疗的先河。同时，他重视疾病预防，主张从疾病预防的角度防治疾病，加强卫生建设，促进了美国公共卫生的发展。④

从现有的相关研究成果来看，国内学者多关注19世纪的美国城市公共卫生改革和公共卫生代表人物，对19世纪美国黄热病和霍乱的研究成果屈指可数。实际上，即使是关于前者的讨论也算不上充分。可以说，国内学界关于美国疾病史的研究仍处于起步阶段，且呈现出严重"碎片化"的特征，有待学术后进加强这方面的探索，不过这也为笔者的研究

① 董俊：《19世纪中期芝加哥供排水系统的建设与城市发展》，硕士学位论文，福建师范大学，2014年。

② 李婷：《美国进步主义时期城市公共卫生改革中的女性——以城市环境卫生为视角》，《四川师范大学学报》2020年第2期。

③ 胡玉婉：《莱缪尔·沙特克与19世纪中期美国公共卫生改革研究》，硕士学位论文，山西医科大学，2019年。

④ 廖涛、吴俊、叶冬青：《美国公共卫生的领路人：爱德华·贾维斯》，《中华疾病控制杂志》2019年第11期。

留下了空间。

因此，在国内外研究的基础上，本书通过考察1793—1905年间美国出现的数次霍乱与黄热病疫情，力图展现两者在美国流行的社会因素，探究不同时期医学界对它们的认知变化，以及由此带来的疫情防治措施的变迁，阐明美国政府和美国社会在抗疫过程中扮演的角色及其变化，同时关注它们对美国公共卫生发展的推动作用，从而力图弥补这一时期国内外的研究之不足。

第三节　研究思路与资料来源

一　研究思路

自人类出现在世界历史上以来，疾病便犹如寄生物牢牢地附着在人类社会的有机体上，成为一种逃不开，躲不掉的魔咒。当人类进入农业社会和工业社会，疾病带来的苦难变得愈发深重。究其原因，知识的进步和新技术的运用，使得人与环境、病原体之间的关系发生了深刻变动，三者之间的生态系统平衡被打破。首先，生活资料空前丰裕使得人口数量飞速增长，城市的兴起和扩张令居住在特定区域的人口趋于集中。人口增长和人口集中会为潜在的病原体提供充足的食物来源。其次，新型的交通工具和交通方式大大便利了区域之间的人员流动，而交通的改进则扩大了病原体捕食猎物的范围。在这方面，哥伦布远航美洲大陆的生物影响提供了经典的案例。新航路的开辟引发了新旧大陆之间的"哥伦布大交换"，疾病便是这种交换的重要内容。① 历史学者麦克尼尔也指出："人口密度、水源、食物和住所的特征与品质，以及人际交流的频率和范围，所有这些都会严重地影响疾病的模式。"② 19世纪，以黄热病和霍乱为代表的传染病在美国频繁流行，很大程度上也与人、环境和病原体之间的生态系统失衡有关，结果是大批美国民众失去了生命。面对这种生态系统失衡，美国社会当然不会无动于衷，而是竭力恢复原有的生态系

---

① 关于发现新世界的生物影响，可参见［美］艾尔弗雷德·W. 克罗斯比《哥伦布大交换：1492年以后的生物影响和文化冲击》，郑明萱译，中信出版集团2018年版。

② ［美］威廉·麦克尼尔：《瘟疫与人》，第27页。

统平衡，最大程度地降低传染病带来的负面影响。疫情期间，美国究竟如何运用当时自身掌握的知识资源来遏制病原体的无限扩张？疫情过后，美国又采取了何种行动，展开过哪些制度建设，来预防病原体的再度来袭？本书通过考察 1793 年至 1905 年间的美国黄热病和霍乱防治历程，试图对上述问题做出回答。

关于疫情期间的传染病治理问题，占据主流的医学知识可视为可资人类利用，用以恢复生态系统平衡的重要工具。当美国医学处于传统医学阶段，解释黄热病、霍乱等传染病的医学知识多是经验性的，不论是"瘴气论"，还是"接触传染论"，相同的医学话语往往用来解释症状不同、性质迥异的疾病，即使同一类疾病的治疗方案也言人人殊。这种现象自然削弱了医生的权威和医学的可信度。尽管如此，抗疫行动仍然是基于这些传统的医学理论，强调改善卫生和隔离检疫，不过终究是时人迫不得已的无奈选择，效果也难以彰显。在这种背景下，传染病的宗教解释通常也会收获大批信众，后者相信通过祈祷和禁食，就能逃脱上帝的惩罚。随着 19 世纪末现代医学的狂飙突进，医学知识开始准确地揭示黄热病和霍乱在内的不少传染病的传播规律和性质，为抗疫工作提供正确的指导。此时的医学才真正地成为遏制这些病原体肆意扩张的有效工具。需要注意的是，在特定情况下，移民、种族等方面的政治议题和社会议题会影响到医学在抗疫中的运用，妨碍其恢复生态系统平衡的效果。

如果说疫情期间的抗疫行动是运用医学知识扭转人、环境和病原体之间生态系统失衡的必要砝码，那么疫情过后的公共卫生改革则是人类试图维持生态系统平衡的另一条重要路径。当然，不同时代的公共卫生改革的目标和内容也与当时主流的医学观点有着紧密的联系。在 19 世纪的美国，即使黄热病或霍乱疫情消退之后，它的负面影响仍令美国民众心有余悸。鉴于此，美国展开以城市卫生改革和卫生制度为核心的公共卫生改革，试图通过社会控制的方式，降低病原体再度来袭的风险，削弱传染病流行的强度。值得注意的是，限于查找和阅读的资料数量，笔者在讨论黄热病、霍乱对美国公共卫生发展的推动作用时，关注点只是放在特定的城市或地区。这么做主要出于两点考虑：一者，黄热病和霍乱在不同地区的流行频次不同，流行强度也存在差异，疫情的重灾区所受的冲击最大，正是这些地区深感疫情之苦，通常才会率先展开公共卫生改革；二者，城市化水平高，人口数量多、经济较为发达的地区能够负担得起城市卫生设施建设，同时它们又难以承受黄热病和霍乱疫情带来的负面影响，故选择率先展开排供水工程。换言之，在黄热病和霍乱的疫情冲击下，出于上述原因，第一时间进行卫生改革的城市或州可能本就寥寥可数，它们对其他地区更多起到的是示范意义。

二　资料来源

本书的研究基于相关原始资料之上，这些原始资料主要分为四类，即医书和医学期刊文章、卫生局报告、私人出版物和卫生法令。

第一类是医书和医学期刊文章。美国立国之后，随着出版行业不断发展，大批医书和医学文章如雨后春笋般出现。一方面，越来越多的医生开始著书立说，试图向社会宣传自身所持的医学观点。这些医书包括：本杰明·拉什（Benjamin Rush）的《关于近期费城黄热病疫情起源的调查》（*An Enquiry into the Origin of the Late Epidemic Fever in Philadelphia*）和《关于胆汁热的报告》（*An Account of the Bilious Remitting Fever*）、米切尔（Mitchell）的《关于瘴气热与流行热的隐花植物起源》（*On the Cryptogamous Origin of Malarious and Epidemic Fevers*）等。另一方面，医学刊物的不断涌现，也为医生们就医学问题进行探讨提供了更加广阔的平台。1844 年创刊的《新奥尔良医学与外科期刊》（*New Orleans Medical and Surgical Journal*）便是其中的典型代表，其他重要的医学刊物还包括《纽约医学期刊》（*New York Journal of Medicine*），这些期刊发表了大量关于黄热病和霍乱的文章。医书和医学期刊文章是梳理 19 世纪美国医学界对黄热病、霍乱认知演变的重要依据和资料来源。

第二类是卫生局报告。美国立国之初，各级政府尚未设立专门的卫生部门。在黄热病和霍乱流行的冲击下，各地纷纷开始建立卫生局，随后各州也加入此列，联邦层面也不例外，1878 年成立国家卫生局，负责全国的检疫事务。不论市卫生局，还是州卫生局和海洋医院服务局，它们通常会发布年度报告，阐述当年所辖之地出现的卫生问题及该部门所做之工作。本书常征引的卫生局报告包括《新奥尔良卫生局报告》《路易斯安那州卫生局报告》《国家卫生局报告》及《海洋医院服务局报告》等。卫生局报告是探究政府部门应对疫情之法，把握卫生部门在抗疫中扮演角色的重要资料，具有极高的价值。

第三类是私人出版物。19 世纪，每逢疫情暴发，不少见证者便会把所见所闻记录下来，然后出版。这些私人出版物往往记录了官方应对疫情的行动，详细描述了社会对疫情的认知和反应，概述了疫情造成的社会影响。本书采用的这类出版物包括凯里（Carey）的《1793 年费城流行的恶性热病概述》（*A Brief Account of the Malignant Fever which Prevailed in Philadelphia in the Year 1793*）、鲁伯特·博伊斯（Rubert Boyce）的《新奥尔良的黄热病预防》（*Yellow Fever Prophylaxis in New Orleans*）、德罗姆古尔（Dromgoole）的《1878 年黄热病期间的英雄儿女和恐怖故事》（*Yellow Fever Heroes，Heroines and Horrors of 1878*）及塞缪尔·巴雷特（Samuel Barrett）的《1832 年 8 月 9 日周四，波士顿公理会第十二教堂的布道》（*A Sermon，Preached in the Twelfth Congregational Church*，Boston，Thursday，August 9，1832）等。这些私人出版物可以作为卫生局报告的补充，更加全面地再现出美国疫情治理的画面。

第四类是卫生法令。卫生机构的沿革，少不了通过法令的形式加以确定。在美国公共卫生史上，重要的卫生法令包括 1855 年路易斯安那州的《为保护本州而建立检疫措施的法案》（An Act to Establish Quarantine for the Protection of the State of Louisiana）、1866 年纽约市的《为保护生命健康、防止疾病传播，建立大都市卫生区和卫生局的法案》（An Act to Create a Metropolitan Sanitary District and Board of Health therein for the Preservation of Life and Health，to Prevent the Spread of Disease），以及 1879 年联邦政府的《预防传染病输入美国，建立国家卫生局的法令》（An Act to Prevent the Introduction of Contagious or Infectious Diseases into the United States，and to Establish a National Board of Health）等。这些法令为考察卫生机构的职能转变提供了关键资料。

除了上述四大类原始资料外，翻阅医疗史领域的重要期刊也对本书研究视角的形成具有启迪之效。它们分别是《医学史通讯》（*Bulletin of the History of Medicine*）、《医学史》（*Medical History*）、《医学与相关科学史杂志》（*Journal of the History of Medicine and Allied Sciences*）、《医学社会史》（*Social History of Medicine*）。另外，一些重要的网站也为笔者获取相关资料提供了便利，它们分别是数字库电子图书馆（https：//

www. hathitrust. org/）、国际互联网档案馆（https：//archive. org）、创世纪图书馆（http：//gen. lib. rus. ec/）、美国国家医学图书馆（https：//www. nlm. nih. gov/），等等。

三　创新点

第一，研究视角的创新。传染病从来都不是一个单纯的医学问题，而是一个社会问题，关涉到病原体、人与环境三者之间的内在平衡。通过社会史的视角考察 19 世纪黄热病和霍乱的防治历程有助于透视病原体、人与环境的相互影响，阐明人如何改变社会环境，继而创造出便利病原体大肆扩散，令生态系统失衡的社会因素，同时也有利于展示面对传染病疫情，人如何改造社会环境，追求医学进步，以控制病原体，遏制传染病疫情，最终重新恢复三者之间的生态系统平衡。

第二，跨学科的研究方法。除了运用基本的史学研究方法外，本书还有意识地向其他学科取法，采用它们的概念工具和理论方法，这样可以清楚地梳理 19 世纪美国黄热病和霍乱的防治史。比如，利用传播学的基本概念细致地阐明"蚊子说"究竟如何从医学界普及到普通民众，进而有助于 1905 年的新奥尔良抗疫工作。再如，运用建构理论，分析 1892 年纽约霍乱疫情期间，美国社会如何塑造外来移民的形象。

第三，观点创新。前人的研究大多聚焦于特定年份的黄热病疫情或霍乱疫情，或关注 19 世纪美国公共卫生的发展历程，未能细致地阐明两者之间的关系。在上述研究的基础上，本书以黄热病和霍乱为主线，考察它们与美国公共卫生发展之间的紧密联系。结论是黄热病和霍乱是推动 19 世纪美国公共卫生进步的重要因素，而公共卫生改革又是美国社会有意识地通过社会控制的方式，恢复人、环境与病原体之间生态系统平衡的努力，以遏制黄热病等传染病的流行。

第 一 章

黄热病、霍乱在美国流行的社会背景

19 世纪，黄热病和霍乱是美国的"常客"。与其他疾病不同，两类传染病可在数日，甚至数小时内致染病者于死命，另外，限于当时的医学水平，它们的传播速度快，致死率高，一旦流行，通常会导致大批民众死亡，引发社会恐慌，因而成为萦绕在不少民众脑海中的可怕梦魇。耐人寻味的是，霍乱诚然是新发传染病，但黄热病在美国立国前已现身北美大陆百余年，为何两者在 19 世纪流行的频率如此之高，流行强度如此之大？

按照现代医学，传染病流行需要满足三个基本条件：传染源、传播途径和易感人群。流行过程受自然因素和社会因素的影响，而后者起决定性作用。如果从这个角度观察，黄热病和霍乱的反复流行显然与当时美国社会环境的变化关系密切。19 世纪以降，美国的城市化进程不断加快，人口迅速向城市集聚，逐渐超过后者的承载力，城市卫生状况开始急剧恶化。同时，伴随着工业革命的展开，美国的交通运输也得到相当改观，这涉及收费公路的修筑、汽船的使用、铁路的建设，以及海运的革新，四通八达的交通使不同区域的人员来往更为频繁。这些社会因素的变化很大程度上为两类传染病的传播和流行提供了便利。

第一节　两类传染病在美国的流行概况

新航路开辟之前，北美大陆的土著人口已遭受各种外伤性寄生虫，包括绦虫、蛲虫、发虫、钩虫、线形虫、旋毛虫、扁形虫及其他寄生虫的侵扰。另外，当时的北美大陆还存在包括密螺旋体病和结核病等传染病。随着哥伦布率船队远航美洲，天花、麻疹、疟疾，以及黄热病等外来传染病被欧洲征服者和殖民者相继输入新大陆。16 世纪后期以降，天花逐渐成为北美大陆民众闻之色变的灾祸，直到 18 世纪末，种痘技术的运用大大缓解了这种疾病的负面影响，到了 19 世纪，天花已不再是美国民众的心腹大患，但另外两类传染病开始在美国频繁暴发和流行，导致民众大量死亡，造成严重的经济损失，令社会秩序紊乱，成为悬在民众头顶的达摩克利斯之剑，它们便是黄热病和霍乱。

黄热病是一种急性短期性的 B 族病毒性疾病，一般以埃及伊蚊为传播媒介。埃及伊蚊通常在诸如排水沟、花盆、蓄水池等容器或小水体中繁殖和生长，如遇温暖潮湿的环境，它的活动会更加频繁，当温度高于 15—17 摄氏度时开始觅食，饮食以植物汁液和其他含糖类液体为主，但产卵需要吸吮血液。一般而言，埃及伊蚊飞行能力弱，活动距离不过数百米。黄热病的传播过程是，埃及伊蚊在黄热病感染者感染后的 3—6 日内吸食其血液，成为黄热病病毒的传播媒介，再经 9—18 日，摄入的病毒到达其唾液腺，等它再次叮咬时，将病毒传播给他人。它的症状包括发热、全身酸痛、头痛、恶心和虚脱，有时这种疾病可导致黄疸和毛细血管损伤，引发胃出血，有时感染者也会出现意识混乱、抽搐和昏迷等症状。就黄热病的流行史而言，它最初起源于非洲，后来随着奴隶贸易到达美洲大陆。在北美大陆，这种疾病在 17 世纪已为人所知。那个时代医疗记录的散佚和原始的疾病诊断方法令历史学者难以断定黄热病首次发生在北美大陆的具体时间，但普遍看法是黄热病最早于 1648 年出现在尤卡坦半岛。此后，1693 年，它在英属北美殖民地的波士顿等城镇暴发，1699 年在加勒比北部流行，一度波及费城和查尔斯顿。至 18 世纪，黄热病成为频繁"光顾"北美地区的主要传染病之一。1706 年、1728 年和 1732 年，黄热病在查尔斯顿大肆流行。随后的乔治王战争触发了一系列黄热病疫情。在 1739 年、1745 年和 1748 年，查尔斯顿多次受到黄热病的滋扰。在 1741 年和 1747 年，费城也未能幸免于黄热病。在 1743 年、1745 年和 1748 年，纽约同样成为它的受害者。1762 年，黄热病侵袭了围困哈瓦那的英国军队，并随后者来到费城。①

---

① J. B. Blake, "Yellow Fever in Eighteenth Century America," pp. 673 – 675.

不过，1763 年到 1793 年期间，黄热病潜藏踪迹，直到 1793 年才卷土重来，席卷了当时新成立的美利坚合众国之首都费城和其他城镇。按照美国学者约翰·布莱克的观点，30 年间北美大陆之所以未出现黄热病的踪迹，主要源于小安的列斯群岛未流行黄热病。至于这些英属西印度群岛未遭受黄热病的影响，可能是运气、贸易制度和战争共同作用的结果。具体而言，首先，这些岛屿出现的黄热病多来自西班牙殖民地或非洲，但它们本身面积狭小，黄热病难以成为这里的地方病。其次，和平时期，欧洲殖民国家普遍禁止所属殖民地之间的商业往来。尤其是到了 18 世纪 60 年代，英国人开始执行航海法。最后，美国独立战争期间，加勒比海的大部分军事行动发生在小安的列斯群岛。[①] 上述观点在很大程度上可以自圆其说，提供了一种关于 18 世纪后期黄热病在美国匿迹的合理解释。

到了 19 世纪，黄热病流行的频率越来越高，流行强度也有所提高。19 世纪初，这种疾病在北方沿海地区仍相对比较活跃。从 1794 年到 1805 年，这种疾病在波士顿、纽约、费城、查尔斯顿、巴尔的摩及诺福克等城市频繁暴发，在朴次茅斯、纽伯里波特、普罗维登斯、新伦敦、纽黑文、威尔明顿等小城镇也数度现身。从 1806 年至 1819 年，黄热病在北方港口归于沉寂。对于黄热病突然销声匿迹的现象，布莱克认为这至少说明两点：一是黄热病在 18 世纪不是西印度群岛的地方病，当该地输入来自非洲或西班牙殖民地的黄热病，才会威胁美国东海岸；二是流行与战争有关。战争将大量不具有免疫力的士兵和水手从欧洲带到加勒比地区，为黄热病提供了易感人群，同时战争还打破了不同国家殖民地之间正常往来的障碍。[②] 1819 年，黄热病再度流行于波士顿、费城和巴尔的摩。1822 年，纽约市暴发黄热病，这是美国北方最后一次黄热病疫情，此后虽仍有零星病例传入，但再也没有达到流行的程度。

19 世纪 20 年代以后，黄热病逐渐在北方消失，但在南方流行的频次日益增多。新奥尔良是美国南部黄热病暴发频率最高的城市。早在 1796 年，这座城市第一次流行黄热病，导致 300 人死亡。1799 年，这种疾病

① J. B. Blake, "Yellow Fever in Eighteenth Century America," p. 675.

② J. B. Blake, "Yellow Fever in Eighteenth Century America," p. 677.

以同样的规模卷土重来。随后 10 年内，黄热病又先后 3 次降临新奥尔良。此后，新奥尔良暴发的黄热病疫情日益严重。1811 年致使 500 人死亡，1819 年导致 2200 人丧生。从 1820 年至美国内战爆发，这座城市几乎每年都会流行黄热病。1835 年至 1860 年期间，至少 12 个年份的黄热病病死者人数超过 1000 人。如同其他南部沿海城市一样，新奥尔良的黄热病流行高峰期在 19 世纪 50 年代。1853 年，死于黄热病的人数在 8000—9000 人之间，1853 年至 1855 年的连续 3 场黄热病疫情共造成 1.4 万人病故，1858 年流行带来的死亡数字是 5000 人左右。[①] 除新奥尔良外，其他南部城市也是黄热病的肆虐之地。在弗吉尼亚州，诺福克和朴次茅斯在 1855 年暴发严重的黄热病流行，当时的两地总人口为 2.5 万—3 万人，死亡总数却达到 3000 人。在北卡罗来纳州，1796 年至 1862 年间，威尔明顿多次出现黄热病流行，有时纽伯恩等城镇也受到影响。在佐治亚州，1800 年到 1858 年，黄热病疫情数次降临萨凡纳。[②] 可见，内战前，美国南部大西洋沿岸城市是黄热病流行的主要区域。美国内战期间，除了基韦斯特、纽伯恩等北卡罗来纳的少数邦联据点外，其他地区未发现黄热病的痕迹。70 年代，黄热病再度短暂暴发。1873 年，它传播到了密西西比河及其支流上游，孟菲斯和什里夫波特受到严重影响。1878 年，黄热病横扫新奥尔良、孟菲斯、圣路易斯等密西西比河流域的城市。其中，孟菲斯的感染者人数是 15000 人，死亡人数 3500 人；维克斯堡感染者达 3000 例，死亡 1000 人。此后，黄热病主要在墨西哥湾零星出现，仅于 1905 年最后一次在美国流行，酿成 3402 人感染，452 人死亡。[③]

综上所述，黄热病率先于 1648 年现身北美大陆，1745 年前后在北美达到第一个流行高峰期，18 世纪 60 年代到 80 年代趋于消失，90 年代开始又突然再次暴发。1793 年至 1805 年间反复流行于波士顿、纽约和费城等北方城市，此后逐渐平息。随着黄热病在美国北部偃旗息鼓，

---

① John Duffy, "Yellow Fever in the Continental United States during the Nineteenth Century," pp. 688 – 689.

② John Duffy, "Yellow Fever in the Continental United States during the Nineteenth Century," p. 693.

③ John Duffy, "Yellow Fever in the Continental United States during the Nineteenth Century," pp. 694 – 696.

这种疾病在南部沿海城镇流行的频率和强度越来越高，并在 19 世纪 50 年代达到第二个流行高峰期。随后，这种疾病逐渐消退，尽管在 19 世纪 70 年代有所反弹，但 1905 年在新奥尔良大规模暴发后，再也未能形成流行之势。

相比于黄热病，霍乱在美国出现的时间较晚，主要流行于 19 世纪。按照现代医学，霍乱是由霍乱弧菌引起的烈性传染病，发病急、传播快。典型患者由于剧烈的腹泻和呕吐，可引起脱水、肌肉痉挛，严重者会造成周围循环衰竭和急性肾衰竭。世界卫生组织（WHO）腹泻控制中心根据霍乱弧菌的生化性状，O 抗原的特异性和致病性等不同，将霍乱弧菌分为三群，即 O_1 群霍乱弧菌、非 O_1 群霍乱弧菌，以及不典型 O_1 群霍乱弧菌，其中，O_1 群霍乱弧菌是霍乱的主要致病菌，包括古典生物型（Classical Biotype）和埃尔托生物型（EI Tor Biotype）。[①] 19 世纪以降，这种疾病共出现 7 次全球大流行，流行年份分别是 1817—1824 年、1829—1851 年、1852—1859 年、1860—1875 年、1881—1895 年、1899—1923 年、1960—1970 年。[②] 1817 年以前，霍乱是印度恒河流域的本土病，传播范围从未越出国境以外，但随着海上交通的改善，东西方之间贸易往来的加强，此后逐渐向印度之外蔓延。到了 1830 年，霍乱传播到俄国，由此进入欧洲，1831 年出现在英国，1832 年夏又在加拿大的魁北克和蒙特利尔暴发，不久之后便从加拿大传播到纽约市，随即辗转来到费城以及新奥尔良等城镇，这便是霍乱在美国的初次"亮相"。在全球霍乱大流行的背景下，美国先后出现了五次霍乱，流行时间分别是 1832—1834 年、1848—1855 年、1866—1868 年、1873—1875 年、1892 年。其中，最严重的年份是 1832 年、1849 年和 1866 年，它们也因此被称为"霍乱年代"。

自 1832 年，霍乱从纽约州北部沿着水路和陆路，迅速蔓延到北美大陆的东部，甚至到达最偏远的地区，除波士顿和查尔斯顿外，其他大城市少有逃脱。当年，纽约的霍乱病死者大概是 3000 人，新奥尔良的疫情

---

① 杨绍基、任红主编：《传染病学》（第 7 版），人民卫生出版社 2008 年版，第 161—162 页。

② Christopher Hamlin, *Cholera：The Biography*, New York：Oxford University Press, 2009, p. 4.

似乎更为严重，死者甚至达到 4350 人至 5000 人。① 另外，7 月至 8 月，纽约州 70 余座城镇或多或少也出现了霍乱病亡者，疫情严重地区的病死者达到 400 多人。② 在路易斯安那州，某个种植园因霍乱失去 83 名奴隶，而它拥有的奴隶总数不过 104 人。1833 年春，拥有 3500 名居民的惠灵顿镇竟在 6 周内死去 153 人。同年夏，匹兹堡和查尔斯顿也受到霍乱的小规模袭扰。1834 年，霍乱仍在美国各地零星出现，但随后神秘地消失 15 年。直到 1848 年拉响了霍乱二度流行于美国的序曲。是年，纽约市官方预计霍乱导致的死者人数为 5071 人，而纽约市卫生局的医生则认为感染者介于 18000—20000 人之间，死者在 8000 人左右。此后 5 年，霍乱频频现身纽约，并在 1854 年达到流行的程度，造成 1178 人死亡。在新奥尔良，1848 年霍乱疫情至少令成百上千人染病身亡，次年 3176 人死于霍乱，直到 1855 年，年年出现霍乱感染者，年均死亡人数在 450—1448 人之间。等到 1849 年，霍乱基本传遍美国，圣路易斯、辛辛那提、桑达斯基、圣安东尼奥等西部城市因霍乱流行甚至失去超过 10% 的人口。③ 1866 年开启了美国霍乱流行的第三波高潮期。相较于前两波霍乱流行，这一波疫情相对温和，且持续时间短。新奥尔良的疫情相对严重些，1866 年霍乱致死者数量为 1294 人。1873 年至 1875 年，霍乱第四次现身美国，但感染者较少，零星散布于少数地区。④ 此后，仅在 1892 年，霍乱自欧洲输入纽约市，其他城市未发现这种疾病的踪迹。

19 世纪，黄热病和霍乱在美国的频繁流行绝非出于偶然，而是具有深刻的社会背景，主要包括美国人口的急速增加、城市卫生的恶化及水陆交通的改进等。

第二节　19 世纪美国的人口增长

从美国立国到 20 世纪初，美国人口数量出现急速增长。按照官方统

---

① John Duffy, "The History of Asiatic Cholera in the United States," pp. 1156 – 1157.

② John Sharpe Chambers, *The Conquest of Cholera: America's Greatest Scourge*, pp. 51 – 52.

③ John Duffy, "The History of Asiatic Cholera in the United States," pp. 1158 – 1161.

④ John Duffy, "The History of Asiatic Cholera in the United States," p. 1161.

计数据，1790 年美国的人口总数仅为 390 万人，1850 年增长到 2320 万，而到了 1900 年，总人口已经达到惊人的 7600 万人。（详见表 1 - 1）也就是说，从 1790 年到 1900 年，美国人口数量增加了将近 20 倍。内战前，美国人口快速增长的主要原因是高出生率。这一时期，美国的年人口出生率约是 5.5%，人口增长率也维持在每年 3.3% 左右。这种高出生率归结于多重原因：一是半数以上民众正值生育年龄。1800 年，美国人口年龄的中位数只有 16 岁，到了 1860 年，也仅上升到 19.4 岁。二是相比欧洲国家，美国人结婚时的平均年龄相对较小，不婚者人数也比较少。三是土地的可获得性是对未来预期的基础，为高出生率提供了物质支撑。美国早期地广人稀，且存在大量廉价土地，一个家庭即使儿女众多，也不必为他们将来的生计而忧心忡忡。四是子女可作为产生收入的投资品。尤其是在农村，子女很早就开始帮助家里干农活，种植各类农作物。[①] 内战后，美国的人口出生率有所下降，自然增长率开始回落，但由于人口基数大，新生儿数量仍然相当可观。

19 世纪，除本国的高出生率外，外来移民也是美国人口快速增长的重要原因之一。需要承认的是，30 年代以前，移民对美国人口增长的贡献相对较小。独立战争时期至 19 世纪 20 年代，入境移民人数较少的原因如下：第一，1789 年法国革命爆发后，随之而来的是拿破仑战争，战火波及欧洲和大西洋沿岸，令往返于大西洋两岸的航运基本停滞，欧洲民众也不敢远赴北美。第二，英国、法国和德国等不少欧洲国家将人口视为国家财富，移民外迁无异于财富外流，于是它们颁布了禁止人口外迁的法令。直到 19 世纪 30 年代，英国才率先废除这项禁令。第三，1812—1814 年英美之间爆发战争，令外来移民入境几乎中断。[②] 不过，30 年代以后，美国外来移民的入境人数节节攀升。根据表格 1 - 2，20 年代的入境移民不过 15.2 万人，30 年代为 59.9 万人，40 年代为 171.3 万人，50 年代是 259.8 万人，到了 80 年代，外来移民人数达到 524.7 万人，是 20

---

① Stanley Engerman and Robert Gallman, *The Cambridge Economic History of the United States*, Vol. 2, Cambridge: Cambridge University Press, 2008, p. 159；关于土地价格、农业收益与人口出生率的关系，可参见 Richard A. Easterlin, "Population Change and Farm Settlement in the Northern U-nited States," *The Journal of Economic History*, Vol. 36, No. 1, 1976, pp. 71 - 73。

② 梁茂信：《美国移民政策史》，东北师范大学出版社 1996 年版，第 69 页。

年代移民人数的 34 倍以上。关于这一时期大量外来移民入境的原因，国内外学界的解释主要归结为欧洲的"推力"和美国的"拉力"两个方面。① 欧洲的"推力"主要包括经济、政治和宗教方面的因素。经济因素是欧洲国家移民外流的主要原因：首先，欧洲自 17 世纪中叶开始，人口迅速增加，出现人口相对过剩的问题，各国纷纷鼓励移民；其次，从 18 世纪中叶起，欧洲开始了工业革命和农业革命，结果是手工工匠和小作坊工厂主受到严重冲击，大批农民失去土地，而工业又难以全部吸收破产农民和无产工匠，这就推动了他们前往海外谋生；最后，欧洲自然灾害带来的生存危机也引发了大规模移民。40 年代，一场马铃薯病虫害席卷爱尔兰，引起严重歉收和饥馑，造成 100 多万人饿死，大批难民移居海外，其中，1850—1860 年就有 150 万爱尔兰人移民美国。除了经济因素之外，宗教迫害也是推动欧洲人移民海外的原因。19 世纪初期，作为斯塔万格教友派信徒的部分挪威移民为逃避官方教士的压迫来到美国。另外，德国、英国、俄国和荷兰的犹太人因受不同程度的宗教压迫和排斥而迁往外国。当然，政治因素也在欧洲人移民过程中发挥了较大作用。19 世纪上半期，欧洲局势动荡，战争频仍，工人运动如火如荼，而一些工人运动遭到镇压后，许多人因担心受到迫害而被迫移居海外。他们中的绝大多数人把美国作为迁居海外的首选之地。30 年代，英国、德国、波兰和法国的政治难民逃往美国避难。1848 年欧洲革命失败后，德国、意大利和匈牙利的革命流亡者也多把美国作为安身立命之所。美国的"拉力"主要指的是政治和经济原因。在政治上，美国被当时的不少欧洲人视为自由灯塔及民主斗士的避难所；在经济上，19 世纪上半期，出于开展工业革命的需要，美国需要大量劳动力，且这里的工资水平高于欧洲。当然，除了上述原因外，跨大西洋航运的发展、欧洲陆路和内河交通的逐步改善，以及欧洲移民禁令的废除都为欧洲人移居海外提供了有利条件。

美国人口的迅速增加为黄热病、霍乱等疾病的传播提供了大量潜在的易感人群，但只要人口密度小，这些疾病也难以发展到流行的程度。然而，伴随着 19 世纪美国工业化的发展，城市化进程也在不断加快，人

---

① 关于欧洲的"推力"和美国的"拉力"的阐述，可详见张友伦主编《美国通史》（第 2 卷），人民出版社 2002 年版，第 301—315 页。

口逐渐从农村进入城市，外来移民也在城市安家定居，城市数量越来越多，城市人口也越来越庞大。1790年，人口数超过2500人的城市约有24个，1810年有46个，1830年达到90个，1860年甚至到了392个。① 据表1-1，1790年美国城市人口数量仅为20万人，占全国人口的5.1%，1850年达到350万人，人口城市化率上升到15%，而1900年变成3010万人，占全国人口的39.6%，这种人口城市化的速度在人类历史上也可称得上是"一骑绝尘"。

表1-1　　　　　　　　**1790—1900年美国人口数据②**　　　　　（单位：百万人）

年代	总人口	城市人口	农村人口	城市人口比例（%）
1790	3.9	0.2	3.7	5.1
1800	5.3	0.3	·5.0	5.6
1810	7.2	0.5	6.7	6.9
1820	9.6	0.6	8.9	6.2
1830	12.9	1.1	11.7	8.5
1840	17.1	1.8	15.2	11.8
1850	23.2	3.5	19.6	15.0
1860	31.5	6.2	25.2	19.6
1870	39.9	9.9	28.6	24.8
1880	50.2	14.1	36.0	28.0
1890	63.0	22.1	40.8	35.0
1900	76.0	30.1	45.8	39.6

表1-2　　　　　　　　**1820—1890年美国外来移民数据③**　　　　　（单位：人）

年份	1820—1830	1831—1840	1841—1850	1851—1860	1861—1870	1871—1880	1881—1890
移民人数	151824	599125	1713251	2598214	2314824	2812191	5246613

① U. S. Bureau of the Census, *Historical Statistics of the United States*, *Colonial Times to 1970*, Part Ⅰ, Washington, D. C.: U. S. Department of Commerce, Bureau of the Census, 1975, p. 11.

② 本表系自制，资料来源：U. S. Bureau of the Census, *Historical Statistics of the United States*, *Colonial Times to 1970*, Part Ⅰ, pp. 8, 11–12.

③ 本表系自制，资料来源：U. S. Bureau of the Census, *Historical Statistics of the United States*, *Colonial Times to 1970*, Part Ⅰ, p. 106.

如果考察各个区域城市人口数量的变化，城市人口扩张的趋势就更加明显。就新英格兰地区而言，在马萨诸塞州，1790年的城市人口为51202人，1820年达到119187，1860年上升至733209人。在罗得岛州，上述三个年份的城市人口数量分别为13096人、19086人和110535人。就中部大西洋沿岸而言，1800年纽约州拥有城镇居民74757人，1830年有286618人，1860年有1524344人。宾夕法尼亚州这三个年份的城镇居民数量依次是68354人、205964人和894706人。论及中部地区，在俄亥俄州，1810年至1850年间，城市人口从2540人增加到242418人。在伊利诺伊州，1840年至1860年，城市人口由9607人变为245545人。至于南部地区，1860年弗吉尼亚的城市人口是135956人，是1790年的11倍以上。同样的时间段内，马里兰州的城市人口数量翻了17倍，1860年达到233300人。[①] 城市人口膨胀意味着城市人口密度不断上升，这自然增加了易感人群接触疾病的概率，一旦出现传染病，自然会加剧疾病的传播。

第三节　19世纪美国的城市卫生困境

19世纪，伴随着美国城市人口的飞速增加，城市卫生一度呈现恶化的趋势。按照学者斯图尔特·盖里斯福的解释，殖民地时期，美国民众生活在同质化的小型社区，相互之间通常存在血缘、种族、语言或宗教等方面的纽带，联系十分紧密，因此公共舆论便足以令他们遵守社会规则。从维护公共卫生的角度而言，若是某位户主拒不打扫厕所或任由垃圾在门前堆积，他要么会被邻居排斥，要么被迫在城镇会议上或教堂里作出合理的解释，这种羞耻感会令其痛改前非，盖里斯福认为这就是殖民地时期北美的城市卫生状况相对较好的原因。不过，到了19世纪，随着人口大批涌入城市，城市人口规模不断扩大，居民之间已变得比较陌生，这种社会控制方法逐渐失效。[②] 盖里斯福的观点强调了群体压力对于促使民众遵守卫生规范的作用，显然只是适应美国前现代时期，进入城

---

① U. S. Bureau of the Census, *Urban Population in the United States from the First Census to the Fifteenth Census*, Washington, D. C. , 1939, pp. 7 – 9.

② Stuart Galishoff, *Newark: The Nation's Unhealthiest City, 1832 – 1895*, p. 1.

市化加快的现代社会之后，依靠群体压力来维护公共卫生状况便一去而不复返了。显而易见，19 世纪美国城市面对的卫生困境更要归咎于美国的城市化、工业化，以及外来移民的涌入。随着人口从农村迁移到城市，外来移民在城市定居及工业革命的展开，城市人口越来越多，工业发展也是一日千里，这自然带来了不少城市卫生问题。当然，有些城市很早就出台了卫生法令。1800 年，匹兹堡禁止居民在街道和公共场所乱扔垃圾和其他有毒物品，1807 年又强调对违规者处以 10—20 美元的罚款。1809 年，华盛顿特区发布两项法令：一是禁止居民临街杀鱼；二是牲畜主人务必在 24 小时内将牲畜尸体从街道和公共场所搬走。[①] 不过，19 世纪初，绝大多数城市尚未设立拥有执法权的常设卫生部门，专门负责执行和实施卫生法令，难以保证所有民众都会遵守。而且，由于资金限制，多数城市也无法大规模开展城市卫生设施建设。总之，当城市化进程不断加快，美国却没有找到应对随之而来的城市卫生困境之法，这就使得城市卫生问题愈演愈烈。具体而言，恶劣的城市卫生主要表现在城市垃圾遍布、被污染的水源，以及糟糕的住房条件等。

　　生活垃圾和工业垃圾是城市垃圾的主要来源。19 世纪初，收集和处理生活垃圾仍然被认为是个人事务，仅有少数城镇开始承担这项工作，多数城镇民众延续殖民地时期的做法，将垃圾倾倒街头。1864 年，纽约市曾展开城市卫生调查，卫生检查员发现不少地区垃圾遍布。据第 10 区检查员报告："街道通常十分肮脏污秽，大部分垃圾和汗水源自廉租公寓，它们腐败产生的气味刺鼻，对健康有害。"[②] 在第 18 区，垃圾往往堆积在街道两侧，由于垃圾未能及时清理，自然就会"腐败，空气会弥散恶心的气味，逐渐干燥后，再受夏季阳光和来往车辆的碾压，化为尘土"[③]。不仅纽约，其他城市街道也不乏生活垃圾。19 世纪初期，新奥尔良市不负责垃圾收集，当地民众便随意将粪便等污物直接排到街道或附

　　① John Duffy, *The Sanitarians: A History of American Public Health*, pp. 69 – 70.

　　② Citizens' Association of New York, *The Report of the Council of Hygiene and Public Health of the Citizens' Association of New York upon the Sanitary Condition of the City*, New York: D. Appleton and Company, 1865, p. 111.

　　③ Citizens' Association of New York, *The Report of the Council of Hygiene and Public Health of the Citizens' Association of New York upon the Sanitary Condition of the City*, p. 208.

近河流。① 60 年代末,华盛顿特区居民肆意倾倒的生活垃圾堆积在街头巷尾,完全是一幅肮脏不堪、臭气熏天的景象。② 除生活垃圾外,有些城市甚至还出现工业垃圾污染。美国早期缺乏环保意识,以钢铁、纺织及化学工厂为代表的工业生产通常会排放大量工业废物。19 世纪初,匹兹堡的工业用煤和家庭用煤量极大,导致空气污染,天空整日里都是灰蒙蒙的,这座城市因而被时人称为"烟城"。③ 另外,城市屠宰场通常会随意丢弃牲畜排泄物和内脏。1864 年,纽约第 7 区"经营着 6 家屠宰场,它们移走大批内脏前,往往会将后者堆放一处,腐败变质……不断流淌的血沫、粪便会进入排水沟,与街道垃圾混成一团"④。至于该城市的其他区域,这种现象同样是屡见不鲜。总之,生活垃圾和工业垃圾是 19 世纪美国城市环境恶化的重要原因之一。

不洁的水源质量也是城市卫生问题的重要表现。19 世纪,随着城市化和工业化的发展,工厂也如雨后春笋般拔地而起,城市用水量不断攀升,波士顿、芝加哥、圣路易斯、纽约等重要城市开始兴建自来水厂,向城市提供清洁干净的用水。1795 年,波士顿市政府为本市的引水渠公司(Boston Aqueduct Corporation)颁发特许状,将罗克斯伯里的牙买加池塘(Jamaica Pond)的水源引入波士顿,这项工程于 1798 年完成。1801年,由著名工程师本杰明・拉特洛伯(Benjamin Latrobe)设计供水系统在费城正式投入使用,该系统包括一条沟渠和不少木制管道,以蒸汽机为动力,是当时美国最先进的供水系统之一。⑤ 不过,受资金所限,相当多的城市负担不起大型供水工程的建设。资料显示,1830 年拥有自来水厂的城市仅为 45 个,1850 年为 84 个,占全国城市总数的 36%,而截至1880 年,拥有自来水厂的城市达到 599 个,全国城市覆盖率为 64%。⑥

---

① John Duffy, *The Sanitarians: A History of American Public Health*, p. 73.

② Marin V. Melosi, *Garbage in the Cities: Refuse, Reform, and the Environment*, Pittsburgh: University of Pittsburgh Press, 2005, p. 11.

③ John Duffy, *The Sanitarians: A History of American Public Health*, p. 69.

④ Citizens' Association of New York, *The Report of the Council of Hygiene and Public Health of the Citizens' Association of New York upon the Sanitary Condition of the City*, p. 86.

⑤ John Duffy, *The Sanitarians: A History of American Public Health*, p. 47.

⑥ Martin V. Melosi, *The Sanitary City: Urban Infrastructure in America from Colonial Times to the Present*, p. 51.

其实，即使在建有水厂的城市，自来水也未必面向大部分城市居民。原因有二：一是自来水的费用相对较高，大多数城市居民无力购买；二是自来水管道的线路固定，且里程较短，未必经过所有居民区。换言之，大部分城市居民的水源仍然是水井和河流。问题在于，居民习惯将各类垃圾丢到街道或排水沟，最终流入作为城市水源的河流，同时不少粪便池和厕所与水井相邻，排泄物渗漏到井水乃是司空见惯之事，这就令城市供水遭到污染。1848 年，匹兹堡的一份报纸刊登了一则新闻，讽刺了城市附近河水被污染的现象。大致内容是，一名年轻女子自寻短见，试图投河自尽，在不同地点跳水数次后，发现河水实在太脏，便决定暂不自杀，待找到干净水源处，再另做打算。① 这篇报道固然有夸张之嫌，不过也可反映出当时不少城市的水源质量实在堪忧。

恶劣的住房条件是城市卫生困境的另一个重要表现。当海外移民和农村人口蜂拥而至，城市面临的首要问题是住房短缺。面对城市住房供不应求，为了最大程度地攫取租金收益，有些房东将旧建筑改造为出租房，有些将房屋分割为逼仄的隔间出租。这类出租房的租金相对便宜，但往往通风不良，内部卫生也不容乐观。1860 年，新泽西州纽瓦克市的卫生调查显示，本地的仓库、啤酒厂和其他旧建筑都被改造成住房，租赁给来自爱尔兰和德国的移民。② 19 世纪，纽约是美国人口数量最多的城市，它的住房问题也远比其他城市严重。1845 年，纽约市督察（City Inspector）格里斯科姆发布了一份题为《纽约劳动人口卫生状况》的报告，阐述了纽约贫困人口的住房卫生。报告指出：

> 除擦洗地板外，谁也不会清洁家具和床上用品。有些住房铺有旧地毯，用来掩盖地上的污秽，从不清洗更换。房间、橱柜、门外和楼梯的边边角角都落了一层灰尘。墙壁和天花板多处泥灰掉落，露出板条和横梁，为害虫逃遁、秽气散逸留下缝隙。而且，墙壁和

① John Duffy, *The Sanitarians: A History of American Public Health*, p. 86.
② Stuart Galishoff, *Newark: The Nation's Unhealthiest City, 1832 - 1895*, pp. 18 - 19.

天花板都沾满了难以分辨的昆虫血液和各种颜色的污物。①

根据格里斯科姆的观察，贫困者所居的出租房卫生显然是令人失望。

如果说被改造的旧建筑或隔间尚可供人勉强栖身，地下室的卫生状况更加恶劣，成为赤贫者的无奈选择。1845 年，格里斯科姆曾形象描述了纽约地下室的状况。他写道："当你亲身进入地下室，不得不在开门时感受扑鼻而来的污浊空气，不得不在黑暗中摸索或者踌躇不前。直到你的眼睛适应了那样的阴暗之地，才能找到进出之路。行走在肮脏的地面，鞋底会沾满半寸厚的污垢。"②

即使 20 年之后，地下室充作出租房的现象在纽约仍未彻底消失。1864 年，第 6 区的卫生检查员报告："近年来，情况得到改善，租住地下室的人数明显减少。不过，仍有 496 人住在潮湿、不洁的地下室。在部分地下室，渗漏的水沿墙壁流下，水源有时可追溯到院子和巷道，有时来自厕所，里面的污秽臭气令人作呕。很多地下室居住着一家三口，还有一些地下室作为公寓，容纳了二三十名租住者。"③ 由此可见，地下室作为住房的主要卫生缺陷不仅是通风不良，还包括拥挤、阴暗、潮湿，以及渗水。

综上所述，垃圾堆放、不洁的城市供水，以及恶劣的住房条件使得 19 世纪美国城市卫生的状况不容乐观，而城市卫生环境的恶化又为黄热病、霍乱等传染病传播提供了天然媒介。需要强调的是，城市人口增长和城市卫生恶化固然有助于两者的传播，但若是交通落后，地区之间的往来不畅，它们的流行范围也必然受限。19 世纪美国的交通革命不期而至，给不同地区之间人员往来提供了便利，但加剧了传染病所波及的区域，致使传染病扩大为一个地区甚至整个国家所面对的问题。

---

① John H. Griscom, *The Sanitary Condition of the Laboring Population of New York*, New York: Harper and Brothers, 1845, p. 7.

② John H. Griscom, *The Sanitary Condition of the Laboring Population of New York*, p. 8.

③ Citizens' Association of New York, *The Report of the Council of Hygiene and Public Health of the Citizens' Association of New York upon the Sanitary Condition of the City*, p. 80.

第四节 19 世纪美国交通运输的发展

独立战争结束后，美国结束了英国的殖民统治，开始不受外来干预地发展本国经济，同时致力于改善民生。美国地大物博，中西部地区具有丰富的自然资源，这固然为经济发展提供了必要的物质基础，但恶劣的交通运输条件却很快成为西部开发和工业革命的严重阻碍。立国之初，江河航运是主要交通运输方式，尽管密切了地区之间的经贸人员往来，但它通常使用的是木筏或平底船，载货量有限，同时逆水航行的速度如蜗行牛步，费时费力。相比之下，陆路运输的状况更是一言难尽。连结各地的道路多为土路，往往崎岖不平，在旱季尘土飞扬，在雨季泥泞不堪，难以通行，因此陆路的运输成本要远高于水路运输。总之，这一时期，不论江河航运抑或陆路运输，它们成本高昂，不利于国内资源的合理配置，以及国内市场的发展壮大。鉴于此，美国开始变革国内的交通运输，措施包括修筑收费公路、使用汽船、开凿运河及建造铁路等，而这种变革也被学者们称为美国的"交通革命"。

美国的"交通革命"率先表现为收费公路的大规模修筑。一般而言，"收费公路"由州政府特许的私人公司修筑，建在重要的旅行线路上。美国第一条收费公路是从费城到兰开斯特的碎石路，它于 1792 年始建，1794 年竣工，全长 66 英里，其经营公司通过征收通行费，赚取了丰厚的利润。很大程度上，正是出于经济利益的考虑，各州在 1800 年至 1830 年间掀起了修筑收费公路的高潮，这一时期也被称为"收费公路时代"。1811 年，纽约州的 135 家被特许授权的公司共铺设收费公路 1500 英里。截至 1830 年，宾夕法尼亚州 86 家公司建设的公路里程长达 2000 英里。[①] 除私人公司外，联邦政府也出资修建了第一条连接东西部的坎伯兰大道。1806 年，美国国会通过修建坎伯兰大道的议案。这条公路东起马里兰州的坎伯兰，经宾夕法尼亚州、弗吉尼亚州、俄亥俄州、印第安纳州，西至伊利诺伊的范代利亚，于 1811 年动工，1852 年建成通车，全长 600 余

---

① Gary M. Walton, Huge Rockoff, *History of the American Economy*（*Twelfth Edition*），South-Western：Cengage Learning, 2013, pp. 161 – 162.

英里，耗资 700 万美元。坎伯兰大道投入使用后，从巴尔的摩前往惠林的时长从原先的 8 日缩短到 3 日，运费也大大降低。不过，收费公路毕竟建设成本相对较高，盈利甚至难以抵消筑路支出和养路费用，再加上随后其他交通方式的竞争，收费公路的修筑热潮在 30 年代以后便迅速烟消云散。①

当普通收费公路的建设日薄西山，栈道（Plank Road）修筑兴起于一时。栈道是一种特殊的收费公路，多由私人或地方募资架设，具体修筑方法是按照行驶方向放置纵枕木，然后再将厚木板覆盖其上。这种道路的优点是不仅造价相对便宜，而且路面平整，可以令车辆的运输速度加快，装货量也可大大增加。更重要的是，即使在雨雪等恶劣天气下，车辆也可在上面畅行无阻。② 从 1847 年至 1853 年，纽约州共铺设了长达3500 英里的栈道，宾夕法尼亚、俄亥俄及威斯康星等州盛产木材的地区也因铺设栈道花费巨资。③ 不过，这种道路容易磨损，后期维护成本高昂，各地在 1854 年后便不再热衷于此。④ 总体而言，收费公路的确存在不少问题，但毕竟在某种程度上改善了当时的陆路交通，有助于国内的人员及物资流动，但也在 19 世纪上半期成为霍乱等传染病迅速传播的重要通道。

美国利用收费公路改善陆上交通状况的同时，还积极采用新式水上交通工具——汽船。美国具有庞大的内河系统，俄亥俄河、密苏里河和密西西比河流经大半个美国。然而，木筏或平底船等交通工具显然不适合逆流航行。针对这一难题，早在 18 世纪末，威廉·亨利（William Henry）、詹姆斯·拉姆奇（James Rumsey）和约翰·菲奇（John Fitch）等人就试图将蒸汽动力运用于水路运输，但当时蒸汽机的动力不足，又缺乏商业投资，这种构想最终不了了之。1807 年，在罗伯特·利文斯顿

---

① George Taylor, *The Transportation Revolution*, London and New York: Routledge Taylor and Francis Group, 2015, p. 28.

② John Majewski, "Responding to Relative Decline: The Plank Road Boom of Antebellum New York," *The Journal of Economic History*, Vol. 53, No. 1, 1993, pp. 109 – 110.

③ George Taylor, *The Transportation Revolution*, p. 31.

④ John Majewski, "Responding to Relative Decline: The Plank Road Boom of Antebellum New York," p. 119.

（Robert R. Livingston）的协助下，罗伯特·富尔顿（Robert Fulton）发明了动力强劲、具有实用价值的汽船"克莱蒙特号"，它长150英尺、载重160吨。它在哈得逊河上试航时，仅耗时32小时就走完了从纽约到阿尔巴尼150英里的路程。1811年，经富尔顿和利文斯顿授权，尼古拉斯·罗斯福（Nicholas Roosevelt）在匹兹堡建造第一艘专门用于内河航行的汽船"新奥尔良号"。自此，汽船开始广泛运用于内河运输。就西部河流上的汽船而言，1820年，数量仅有69艘，吨位14200吨，等到1866年，数量达到1028艘，吨位增至238400吨。① 不光汽船的使用日益普及，随着蒸汽机技术的进步，它的速度也有了明显提高。最初，汽船从新奥尔良到路易斯维尔需30—35日，到1833年只需7日零6小时即可抵达，50年代已缩短至不足6日。相比之下，面对相同距离，运货船和驳船逆流航行需要3—4个月。② 可以说，汽船在很大程度上发挥了现有河流、湖泊及海湾等天然水路的价值。

　　汽船的采用固然可以有效解决逆水航行的困难，并缩短航行时间，但许多物产丰富的地区并不濒临天然水道，同时河流的部分河段地势相差悬殊。在这种情况下，美国便着手开凿运河，连接江河湖泊，进一步打造水上交通网络。早在18世纪下半期，美国哲学学会就已提出在宾夕法尼亚、特拉华、马里兰一带沿瀑布线修筑运河的方案。不过，这一时期既无充裕资金，又缺乏必要的施工技术，运河建设进展缓慢。截至1816年，美国开凿的运河总长度不到100英里，其中仅有3条运河的长度大于2英里，最长者也不过27.25英里。③ 19世纪，美国的"运河热"（Canal Fever）发端于伊利运河的开凿。1817年，纽约州出资挖掘一条从奥尔巴尼到伊利湖畔布法罗的伊利运河，它全长363英里，并设置了83道水闸。这条运河最终在1825年竣工，至此贯通了哈得逊河与五大湖，成为沟通东西部的第一条水路通道。伊利运河的修筑耗资达1000万美元之巨，但仅通航10年便收回成本，此后的通行费便成为纽约州的重要财

---

① Gary M. Walton, Huge Rockoff, *History of the American Economy* (*Twelfth Edition*), pp. 150 – 151.

② Stanley Engerman and Robert Gallman, *The Cambridge Economic History of the United States*, Vol. 2, p. 566.

③ George Taylor, *The Transportation Revolution*, p. 32.

政收入，这无疑激发了美国"运河热"的兴起。

"运河热"时期，兴建的运河主要有三类：一是联结地势高的地区与大西洋沿岸地势低洼的地区；二是类似于伊利运河，串联大西洋沿岸各州与俄亥俄河谷地；三是沟通俄亥俄河水系、密西西比河水系与五大湖区。[①] 到1840年，美国的运河网基本形成，运河总长度达3326英里。40年代以后，运河建设逐渐走向衰落。究其原因，主要有三点：一是大部分运河的建造和维护成本较高，运营起来入不敷出；二是洪水或干旱等气候条件往往令船只难以通行；三是来自铁路的竞争。尽管运河具有不少自身缺陷，但它无疑有效贯通了各大江河湖泊，进一步完善了美国的水上交通网络。不过，汽船和运河也令大江大湖成为黄热病、霍乱等传染病快速扩散的另一个重要途径。

收费公路的修筑、汽船的使用和运河的开凿对改善美国的交通运输状况颇有助益，但未能彻底解决地理环境对交通运输的束缚，难以成为理想的交通运输手段。换言之，美国国土广袤，山峦、原始森林，以及大平原的阻隔仍旧令不少地区十分闭塞，需要一种新的交通方式来妥善解决这一问题，铁路交通便应运而生。1814年，英国人史蒂芬森研制出人类历史上第一辆蒸汽机车。1825年，英国的首条铁路正式通车。为满足本国陆上交通之需要，美国迅速开始效仿英国，建设铁路。1830年，美国第一条铁路——巴尔的摩至俄亥俄的铁路正式投入运营，随后铁路建设便如火如荼地在各州陆续展开。40年代以前，美国的铁路建设主要是为了联结水路运输，多集中在阿巴拉契亚山脉以东的区域，此后逐步转向中西部。表1-3显示，1830年，美国的铁路里程不过23英里，1860年已达到30626英里。美国铁路发展的速度可见一斑。不过，内战前，美国的铁路建设通常缺乏整体规划，多是短程铁路，且各地铁路轨距不同，同时建成后由各州独立运营，这无疑是那个时期铁路发展的严重缺陷。

内战后，美国致力于解决这一缺陷，采取了以下措施：一是组建横贯大陆的铁路。1869年，联邦太平洋铁路和中央太平洋铁路在犹他州接轨，成为第一条横贯大陆的铁路。随后，美国又陆续建成了北太平洋铁

---

① George Taylor, *The Transportation Revolution*, p. 37.

路、大北方铁路，以及南太平洋铁路等几条横贯大陆的铁路干线，这些铁路也成为沟通大西洋沿岸和太平洋沿岸的动脉。二是统一轨距。为了避免因轨距不一，导致货物运输辗转换车、反复装货卸货，进而增加运费成本，80 年代末，美国铁路基本采取了标准轨距。横贯大陆铁路的建设与轨距的统一有助于打造统一的全国铁路网。值得注意的是，19 世纪后半期，美国铁路建设的速度依然惊人。根据表 1 – 3 可见，1870 年，美国的铁路英里数为 52922 英里，1880 年为 93262 英里，1890 年上升到166703 英里。总之，美国 19 世纪铁路建设的惊人速度除归因于土地价格便宜、铁路造价相对较低外，还得益于政府的大力扶持。早在 1824 年，联邦政府已根据国会通过的法案，选派工程师、培训技术人员，展开铁路勘探工作。1850 年，国会又通过资助铁路法案，把密西西比州、伊利诺伊州和阿拉巴马州境内的国有土地拨付给各州，以此资助从伊利诺伊州拉萨尔西至阿拉巴马州莫比尔的铁路建设，并将铁路线两侧 6 英里的区域划归铁路公司所有。后来，这项规定推广到其他铁路线建设。[1]　随着全国铁路网的形成，铁路开始取代汽船、收费公路和栈道，成为最重要的交通方式。至此，美国形成了以收费公路和铁路为代表的陆路运输网络，以汽船为运输工具的水路网络，国内交通运输的大发展在很大程度上加速了传染病的传播，扩大了它的传播区域。

表 1 – 3　　　　　　　　1830—1890 年美国的铁路英里数[2]　　　　（单位：英里）

年份	1830	1840	1850	1860	1870	1880	1890
里程	23	2818	9021	30626	52922	93262	166703

当美国国内交通运输发生重大改进的同时，国际海运也取得了不小的进步。这率先表现在定期航线的形成。19 世纪初，美国从事对外贸易的商船主要分为两种：灵活商船（Transient Trader）和固定商船（Regular Trader）。前者是美国海运的主流，它们不走固定路线，不遵守时间表，

---

　① George Taylor, *The Transportation Revolution*, pp. 94, 96.
　② 本表系自制，资料来源：U. S. Bureau of the Census, *Historical Statistics of the United States, Colonial Times to 1970*, Part Ⅱ, p. 731.

也不限制贸易商品的种类，一旦从美国港口出发，可能要访问十几个港口，至少需要两年才会返航；后者通常来往于特定港口之间，路线固定，目的地明确，不过它们的开航时间取决于业务状况，只有当船舱装满货物，且有利可图时，才会起航。① 不论是灵活商船，抑或固定商船，它们的共同问题是缺乏固定的启航时刻表，增加了海外贸易的风险和不确定性。鉴于此，1818 年，纽约的黑球航线公司（Black Ball Line）创立了从纽约到英国利物浦的跨大西洋定期航线。最初，这趟远洋航班每月往返一次，到 20 年代，往返航班增加到每月两次。黑球航运公司的做法很快被其他航运公司所效仿，定期航线不仅被运用到跨洋交通，还被广泛实践于美国的沿海运输，定期航线的形成无疑加速了商品的全球流动和跨区域搬运。

除定期航线外，海运的另一项进展是造船技术的进步，这主要反映在三个方面。一是帆船吨位的增加。19 世纪，帆船是海运的主要交通工具。20 年代，美国帆船吨位在 300 吨左右，而 50 年代则增长到 1000 吨以上，有时甚至达到 1500 吨。二是飞剪船的发明与使用。1832 年下水的"安·玛金号（Ann Mckim）"是美国的第一艘飞剪船，随后诸如"飞云号（Flying Cloud）""闪电号（Lightning）"等飞剪船也纷纷加入海运的行列。飞剪船船型瘦长，前端尖锐突出，吨位不大，却航速惊人。1854 年，"飞云号"从纽约出发，经南美洲大陆最南端的合恩角（Cape Horn）前往旧金山，全程 1.6 万英里，仅花费 89 天零 8 小时，而普通帆船通常需要 150 到 200 天。"闪电号"在首次横跨大西洋时，曾一天之内行驶 436 英里。② 三是汽船的运用和改进。当汽船广泛运用于美国的内河航运，蒸汽机车显示出其陆上运输的优势时，汽船仍未成为海运工具，晚至 1838 年，才开始被运用到跨大西洋交通。汽船在跨洋运输中的应用之所以发展缓慢，是因为它必须克服比内河航运更多的技术困难和经济障碍。首先，蒸汽机仍相对原始，且非常笨重，同时汽船的木质船壳必须坚固非常，可承受海上风暴造成的剧烈颠簸。其次，早期桨轮发动机笨拙且效

---

① George Taylor, *The Transportation Revolution*, pp. 104 – 105.

② Gary M. Walton, Huge Rockoff, *History of the American Economy（Twelfth Edition）*, pp. 164 – 165.

率低，作为燃料的煤炭须占据大量的船体空间，进而限制载货能力。最后，就蒸汽机中使用的水源来说，内河行驶的汽船使用的是淡水，而海上汽船不得不采用海水，后一种做法往往会造成锅炉结垢，对动力产生严重影响。[①] 针对上述问题，英国抢先革新汽船。方法之一是放弃木质船体，打造铁质船体；二是利用螺旋原理（Screw Principle）取代桨作为推动力。汽船技术更新后，英国的海上汽船数量飞速增长，逐渐成为该国海外贸易的主要运输工具。不过，需要承认的是，19世纪多数时间里，汽船运输终究不是美国最主要的海上交通工具。国际海运的发展缩短了世界各地之间来往所花费的时间，为传染病的跨洋传播提供了可能和重要助力。

综上所述，19世纪美国的"交通革命"加速了西部开发，促进了全国统一市场的形成与发展，推动了本国工农业的发展，而海洋运输的进步则更加密切了美国与世界的联系，有助于国内产品出口，海外贸易的繁荣。不过，它们在带来众多好处的同时，却也潜藏着疾病传播的风险。随着收费公路的修筑、汽船的使用、铁路的建设，以及海运的革新，跨国间及区域间的联系日益密切，人员经贸往来更加频繁，这就意味着传染病扩散的速度会加快，传播范围也会大大拓展。

小　结

19世纪，黄热病和霍乱是袭扰美国的重大灾祸。这一时期，黄热病和霍乱的频繁流行绝非偶然，而是某些社会因素在发挥作用，它们包括美国人口的急速增加、城市卫生的恶化，以及水陆交通的改进等。人口的快速增长，城市人口密度的不断上升，为传染病的传播准备了大量的易感人群，同时也大大提高了易感人群接触疾病的概率。未经处理的垃圾、低劣的城市供水及不良的住房状况等令19世纪美国的城市卫生状况日趋恶化，进而为霍乱等传染病传播提供了有利的社会环境，同时有助于黄热病传播媒介埃及伊蚊的产生与繁殖，便于它的传播和流行。另外，19世纪美国的交通革命和国际海运方式的革新使得世界各地之间以及国

---

① George Taylor, *The Transportation Revolution*, pp. 112 – 113.

内各区域之间的人员和物资流动更加迅速，更加频繁，这就加快了传染病的流动速度，大大延伸了它的传播区域。

面对两类疫情，美国政府和美国社会自然不会无动于衷。每逢两者流行，各级政府通常会结合当时主流的医学知识，采取预防和治理措施，美国社会各界也会配合政府的抗疫行动，自愿捐钱献物，护理感染者，救助穷困民众。而疫情过后，不少美国民众，特别是公共卫生专家便不断反思疫病流行的教训，呼吁通过改善城市卫生、改革卫生制度等方式，有效解决传染病流行问题，进而推动了美国公共卫生的发展。

第二章

美国黄热病疫情的防治

19 世纪以降，美国经历了从传统医学走向现代医学的过程。19 世纪中期以前，"瘴气论"和"接触传染"是解释传染病的重要医学话语，也是指导这一时期流行病防治的重要理论来源。19 世纪后半期，现代医学的发展一路高歌猛进，众多传染病的奥秘被逐一揭开，伴随着医学知识的更新，传染病疫情治理的目标、措施和程序也随之发生显著变化。就黄热病而言，20 世纪以前的黄热病疫情防治主要基于"瘴气论"，主张改善城市和个人卫生，并根据"接触传染"，把重点检疫对象放在黄热病感染者和"污染物"。当然，这一时期，美国民众对黄热病的认知和应对还夹杂着宗教色彩。到 20 世纪初，"蚊子说"取代上述医学理论，成为解释黄热病传播规律的科学认知。持"蚊子说"的专家强调，黄热病疫情的治理重在防蚊灭蚊，控制感染者和埃及伊蚊的跨区域流动。不容忽视的是，在这一过程中，美国政府和美国社会扮演的抗疫角色也逐渐发生了变化。

第一节　在传统医学与宗教之间：1793 年费城黄热病疫情的防治

1793 年费城暴发的黄热病疫情是立国之初美国面临的最严峻的公共卫生挑战。这主要源于两个因素：一方面，医学界关于黄热病的认识充满分歧，就"本土说"（瘴气论）和"外来说"（接触传染）孰对孰错争执不休，相互攻讦。这种争执不仅削弱了医生的权威，为牧师们阐释这场瘟疫的起源和应对之法提供了空间，而且不利于采取统一的黄热病防治措施。另一方面，美国成为独立主权国家不久，百废待兴，各项制度也有待完善。就公共卫生事务而言，根据美国当时的惯例，疫情防治是民众的个人私事，他们自行求医问诊即可，政府不必插手干预过问。这两个因素很大程度上妨碍了此次黄热病疫情防治，致使疫情迅速蔓延，导致大批民众死于非命，社会负面影响也大大加深。

一 疫情期间美国社会对黄热病的认知

在费城历史上，黄热病从不是个"稀客"，曾先后在 1699 年、1747 年、1762 年、1793 年、1794 年、1797 年、1798 年、1802 年、1803 年、1805 年、1819 年、1820 年和 1853 年"光顾"过这个城市。[①] 在历次流行中，1793 年费城疫情的流行强度最大，导致的病死者数量最多，带来的社会负面影响最深。从现代流行病学的角度审视，这场黄热病疫情的暴发主要有四个原因：一是作为港口城市，费城与西印度群岛之间的人员贸易往来密切，而黄热病是后者的本土病，这就为这种疾病的输入提供了便利条件。该年 7 月，来自法属圣多明各的大批难民涌入费城，到 7 月底，前来的难民总数约 1000 人，截至 8 月底，总数达到 2000 人左右，当时法属圣多明各正深陷黄热病流行的旋涡。[②] 二是作为当时美国的首都，费城人口密度大，易感人群多。1793 年，费城大概有 5.5 万人口，当时这里已有 30 年未出现黄热病的踪迹，绝大多数本地民众缺乏相应的免疫力。三是 1793 年夏的费城天气异常炎热，适合埃及伊蚊的繁殖和活动。四是费城的卫生状况十分恶劣。城市缺乏有效的排水和供水系统（后简称：排供水系统），街边的排水沟满是死水、腐烂的动物尸体及其他垃圾，空气中弥漫着刺鼻的味道。

立国之初，费城不仅是美国的政治中心，而且是当之无愧的医学中心。那个时代，美国医学仍处于传统医学阶段，奉体液论为圭臬，认为产生疾病的根源在于人的体液失去平衡，若要治愈病人，必须采用放血、

---

① J. H. Powell, Kenneth R. Foster, and Mary F. Jenkins, *Bring Out Your Dead: The Great Plague of Yellow Fever in Philadelphia in 1793*, p. xiii.

② J. H. Powell, Kenneth R. Foster, and Mary F. Jenkins, *Bring Out Your Dead: The Great Plague of Yellow Fever in Philadelphia in 1793*, pp. 4 – 5.

通便、催吐和发汗的疗法，恢复体液平衡或清除身体内的腐败体液。至于疾病的具体病因，医学界主要存在两种截然对立的观点，它们分别是"瘴气论"和"接触传染论"。"瘴气论"是主流，它的倡导者笃信，疾病源于人体吸入有毒瘴气；"接触传染论"的信奉者则认为，疾病通过人际接触传播。就黄热病的病因而言，当时的美国医生自然也分成两派，部分坚持"本土说"，认为黄热病的出现要归咎于费城恶劣的卫生状况；部分肯定"外来说"，强调黄热病来自国外。

　　"本土说"的代表人物是拉什和让·德维兹（Jean Deveze）。拉什是《独立宣言》的签署者、慈善家和废奴主义者，同时也是美国早期在费城医学界声名赫赫的医生。疫情期间，他撰写的《关于近期费城黄热病疫情起源的调查》和《关于胆汁热的报告》具体阐述了对黄热病的看法。他指出，黄热病乃是一种源于本地的疾病，导致1793年费城黄热病疫情的罪魁祸首，是堆积在费城码头腐臭变质的咖啡。当然，某些诱因也促使民众容易感染这种疾病，它们包括身心疲惫、酗酒、暴饮暴食、过度服用泻药，以及恐惧和悲痛等负面情绪等。[①] 另外，在拉什看来，黄热病的最佳疗法是先使用含汞泻药，然后采取放血疗法，从病人体内抽取10—12盎司血液。[②]

　　德维兹是一位来自法属圣多明各的难民医生。18世纪70年代，他在波尔多和巴黎接受系统的医学教育，疫情期间成为费城布什山医院的主治医师。关于黄热病，德维兹的看法是，它不是由人或船只裹挟而来的，而是源自本国。体质、年龄、性别、生活方式，以及情绪等因素都可能是产生黄热病的病因。[③] 就1793年费城的黄热病流行而言，这次疫情是多种因素合力的结果：第一，费城气温过高；第二，城内拥有大量墓地、

---

　　① Benjamin Rush, *An Enquiry into the Origin of the Late Epidemic Fever in Philadelphia*, Philadelphia: The Press of Mathew Carey, 1793, p. 6; Benjamin Rush, *An Account of the Bilious Remitting Fever, as It Appeared in the City of Philadelphia in the Year 1793*, Philadelphia: Thomas Dobson, 1794, pp. 29 – 35.

　　② Benjamin Rush, *An Account of the Bilious Remitting Fever, as It Appeared in the City of Philadelphia in the Year 1793*, p. 227.

　　③ Jean Devwze, *An Enquiry into and Observations upon the Causes and Effects of the Epidemic Disease Which Raged in Philadelphia*, Philadelphia: Parent, 1794, p. 38.

制革厂和淀粉厂，这些地方充斥着恶臭的腐败气味。① 与拉什不同的是，德维兹不推荐放血疗法，服用甘汞，尤其反对鸦片入药，主张病人在发病之初进食鸡汤、奶油米饭、面糊、波尔多酒以及脱脂牛奶等。②

"外来说"的代表人物包括亚当·库恩（Adam Kuhn）、大卫·纳西（David Nassy）、威廉·柯里（William Currie）和爱德华·史蒂文斯（Edward Stevens）等。库恩是当时北美地区著名的医学教授之一。1761年至1764年期间，他在乌普萨拉大学研习医学和自然史，师从瑞典著名生物学家卡尔·林奈（Carl Linnaeus）。1768年学成归国后，库恩很快成为费城大学医学院的药物和植物学教授，同时还协助创建了费城医学院。库恩认为，费城的黄热病很可能是由生病的水手和移民从西印度群岛输入的，预防之法是避免与感染者接触，最佳疗法是饮用甘菊茶、盐、树皮，以及鸦片酊等药物，并在胃部贴敷膏药。③

纳西是美国哲学学会成员，也是一位医道精湛的费城医生。他也相信，黄热病极有可能是从国外输入的，对于身体器官已适应本地空气之人而言，黄热病具有接触传染性，而对于外国人来说，他们的身体器官不适应本地空气，这种疾病在他们中间便不具有接触传染性。当然，他也承认，在特殊情况下，腐败空气也会令一些人染上黄热病。用他的原话来说："针对这一点，我们只能基于一个无可辩驳的事实来推测，即习惯了一种空气的人更容易受到这种空气变化的影响。"④ 他主张的疗法是依靠身体自愈，密切关注饮食，做好床边护理，使用温和草药，轻度催吐和轻度放血。⑤

---

① Jean Devwze, *An Enquiry into and Observations upon the Causes and Effects of the Epidemic Disease Which Raged in Philadelphia*, pp. 38 – 40.

② Jean Devwze, *An Enquiry into and Observations upon the Causes and Effects of the Epidemic Disease Which Raged in Philadelphia*, p. 60.

③ Arthur Thomas Robinson, The Third Horseman of the Apocalypse: A Multi-disciplinary Social History of the 1793 Yellow Fever Epidemic in Philadelphia, Ph. D. dissertation, Washington State University, 1993, p. 312.

④ David Nassy, *Observations on the Cause, Nature, and Treatment of the Epidemic Disorder, Prevalent in Philadelphia*, Philadelphia: Parker & Co. for M. Carey, 1793, pp. 13, 39, 41.

⑤ Arthur Thomas Robinson, The Third Horseman of the Apocalypse: A Multi-disciplinary Social History of the 1793 Yellow Fever Epidemic in Philadelphia, p. 315.

柯里也是一个名声卓著的费城医生。美国革命前，他曾在伦敦学医，1787 年迁居费城，18 世纪 90 年代末成为费城卫生局官员。他曾先后撰写多部关于疾病的医学小册子，包括 1789 年出版的《关于秋季热病的论文》、1792 年付梓的《关于美国气候与疾病的历史描述》，在费城医学界产生了很大的影响。1793 年，柯里发表《关于当前流行于费城的恶性传染性热病的描述》，阐明了对黄热病的认识。他认为，这种疾病是接触传染病，由感染者传染给健康者。不过，它只能通过接触感染者或其衣物传播，而不是通过空气传播。[①] 至于治疗方法，他建议病人每小时口服一次催吐剂和大麦水或甘菊茶的溶剂，次日再服用小剂量泻药，若病情仍未好转，可再饮下一茶匙香樟醋（Camphorated Vinegar）等药物。[②]

史蒂文斯是美国哲学学会会员，为哥伦比亚大学医学教授。1774 年，他从国王学院毕业，1775 年至 1777 年间，在爱丁堡学医，随后为英国皇家医学会（Royal Medical Society）工作。1793 年初夏，史蒂文斯迁居费城，正值疫情暴发。他是"外来说"的坚定信奉者，也因"治愈"了联邦财政部部长亚历山大·汉密尔顿（Alexander Hamilton）的黄热病而名噪一时。他主张温和疗法，反对所谓的"英雄疗法"（Hero Therapy），主张病人改善饮食，服用马德拉酒、镇静剂和肉桂粉等，并在清晨洗冷水澡。[③]

围绕着医学界关于黄热病认知的分歧，美国建国先辈们各自选择立场。[④] 以汉密尔顿为代表的多数联邦党人支持"外来说"，认为费城的瘟疫是由法国难民从法属圣多明各输入，主张采取温和疗法。汉密尔顿曾疑似感染黄热病，痊愈后大力宣扬主治医师史蒂文斯的妙手仁心。9 月 11 日，他致信费城医学院，表示："本人曾感染恶性热病，目前已脱离危险。这要归功于好友史蒂文斯医生的医术和照顾。……不论是在欧洲，

[①] J. H. Powell, Kenneth R. Foster, and Mary F. Jenkins, *Bring Out Your Dead: The Great Plague of Yellow Fever in Philadelphia in 1793*, p. 83.

[②] William Currie, *A Description of the Malignant*, *Infectious Fever Prevailing at Present in Philadelphia*, Philadelphia: T. Dobson, 1793, pp. 17 – 19.

[③] Arthur Thomas Robinson, The Third Horseman of the Apocalypse: A Multi-disciplinary Social History of the 1793 Yellow Fever Epidemic in Philadelphia, pp. 336 – 337.

[④] 有学者讨论过联邦党和民主共和党围绕 1793 年黄热病疫情的分歧，详见 Martin S. Pernick, "Politics, Parties, and Pestilence: Epidemic Yellow Fever in Philadelphia and the Rise of the First Party System"。

或是黄热病频繁现身的西印度群岛具有丰富的从医经历。他采用的疗法与常规疗法有云泥之别。"[1] 此外,费城联邦党人约翰·芬诺(John Fenno)、奥利弗·沃尔科特(Oliver Wolcott)等也宣称黄热病是一种外来疾病。[2] 不同于多数联邦党人,以托马斯·杰斐逊(Thomas Jefferson)为代表的大部分民主共和党人认同"本土说",认为黄热病产生于城市的污秽,强烈推荐采取拉什的"英雄疗法"。

从美国建国一代所持建国理念看待联邦党人和民主共和党的人的医学分歧,"本土说"和"外来说"的争执、温和疗法与"英雄疗法"的冲突显然不是纯粹的医学争论,而是由政见分歧导致的。一方面,汉密尔顿等联邦党人推崇英国的政治制度,对法国大革命后的无政府状态深恶痛绝,而杰斐逊等民主共和党人对英国的君主制感到恐惧,主张亲近法国。联邦党人推崇"外来说"的动机在于排斥法国难民,与法国保持距离,避免卷入英法战争;民主共和党人支持"本土说"的直接目的是反驳联邦党的"外来说",主张增进美法关系,并援助法国。另一方面,以汉密尔顿为代表的联邦党人支持美国发展制造业和商业,鼓励大城市的发展,而以杰斐逊为代表的民主共和党人的理想是把美国建设成一个"重农轻商抑工"的民主共和国,反对大城市发展,主张民众过上田园牧歌式的生活,这样才能保持美利坚民族的道德。医学分歧的背后固然裹挟着某些政治动机,但并不妨碍它们成为1793年疫情期间美国展开抗疫行动的重要依据。

除了医学界以外,基督教从神学角度解释这场疫情的起源及其治理。牧师们通常将黄热病暴发与上帝联系起来。牧师萨缪尔·斯特恩斯充满诗意地说道:"全能的上帝啊,请您宽宥这些人吧,把他们从传染病中解救出来!您播撒这场致命的灾祸,借此令罪恶之人忏悔!"[3] 弗吉尼亚州

---

① "From Alexander Hamilton to the College of Physicians, 11 September 1793," in Harold C. Syrett, eds., *The Papers of Alexander Hamilton*, Vol. 15, New York: Columbia University Press, 1969, pp. 331 – 332.

② Martin S. Pernick, "Politics, Parties, and Pestilence: Epidemic Yellow Fever in Philadelphia and the Rise of the First Party System," p. 566.

③ Samuel Stearns, *An Account of the Terrible Effects of the Pestilential Infection in the City of Philadelphia*, Providence: William Child, 1793, p. 4.

布里斯托的天主教公理教会牧师亨利·怀特也指出："本国正遭受这种灾祸的威胁。愿所有人同心同德，祈求上帝继续赐福，解除瘟疫，让本国洋溢健康富足之声。"① 当时，有些民众认为，黄热病的暴发与上帝无关，而是其他自然原因。对此，不少牧师在布道时予以严厉地驳斥。一位匿名牧师向费城民众表示："上帝之怒洒向这座城市，愤怒暗含死亡，恐惧四处散播！……普通人很难理解他的深奥晦涩的行动，愚昧之人更会感到一头雾水，无法捉摸。"② 牧师约翰·梅森也强调："哲学家们可能会天马行空、胡思乱想，将此事归咎自然原因。但须牢记，上帝操纵自然。若无上帝，自然便要么失去意义，要么亵渎神明。……他通过自然手段惩罚罪人。"③ 上述牧师的言论显然是指，黄热病是上帝对有罪民众的惩罚。

除强调黄热病源自上帝外，有些牧师们还阐明上帝利用瘟疫，以达到惩罚世人的奢华无度之目的，向世人展示上帝的无所不能和无所不在。路德教会的牧师亨利·赫尔姆特斯的一篇布道谴责了费城民众纸醉金迷、奢侈挥霍的生活方式。④ 在赫尔姆特斯看来，费城居民的奢侈和对弱势群体的忽视引起了上帝的愤怒。赫尔姆特斯的看法大体上得到另一个匿名牧师的认同。后者曾大声疾呼，费城民众不要再聚众闹事，寻欢作乐。⑤ 两者显然都点明，当时不少费城民众纵情"声色犬马"是招致上帝惩罚的根源。这种观点也反映出当时费城社会的现实。1752 年，费城拥有 120 家正规酒馆。1774 年，正规酒馆数目增至 165 家，还有数目不详的非法酒馆和客栈。到了 1790 年，酒馆数量增加到数百家。在烟雾缭绕的酒馆里，各色人群聚集一堂，喝酒打牌，观赏竞技游戏，甚至寻花问柳，与

---

① Henry Wight, *A Sermon*, *Delivered*, *October 9*, *1793*, *at Bristol*, Warren: Nathaniel Phillips, 1794, p. 23.

② *An Earnest Call*: *Occasioned by the Alarming Pestilential Contagion. Addressed to the Inhabitants of Philadelphia*, Philadelphia: Jones, Hoff & Derrick, 1793, pp. 7 – 8.

③ John Mason, *Sermon*, *Preached September 20th*, *1793*, New York: Samuel Loudon and Son, 1793, p. 16.

④ Henry C. Helmuth, *A Short Account of the Yellow Fever in Philadelphia*, *for the Reflecting Christian*, Philadelphia: Jones, Hoff & Derrick, 1794, p. 12.

⑤ *An Earnest Call*: *Occasioned by the Alarming Pestilential Contagion. Addressed to the Inhabitants of Philadelphia*, p. 35.

妓女厮混，服用壮阳药和鸦片。① 其实，有些民众也相信娱乐嬉戏是上帝散布黄热病之因。疫情期间，宾夕法尼亚州议员威廉·韦斯特（William West）向州议会提出，关闭费城和周边地区的剧院赌场，并禁止其他令人闲散、放荡的娱乐活动。② 另外，牧师梅森将黄热病降临的原因归结为美国背信弃义，缺乏虔诚。他认为，美国获得独立战争的胜利、边境和平，避免卷入欧洲事务的危险，都是上帝的恩赐，但联邦宪法却没有展现出对他的感激和尊重，因此上帝在首都降下灾难。③

除了以上观点外，有些牧师还将黄热病感染者与特定群体联系起来。赫尔姆特斯认为，暴饮暴食之人和醉汉是黄热病的主要受害者。他指出："等到寻欢作乐的罪恶之夏过去，面对上帝的公正审判，哀伤之秋如期而至。……那些沉溺于口腹之欲的人、酗酒者或其他放纵者多是受难者。"④ 当然，民众中间还盛行着另一种说法：黄热病的感染者和病死者通常是道德低下的邪恶之人。不过，定居费城的英格兰牧师托马斯·邓恩进行了反驳。他强调，是否感染黄热病与道德品质的高低没有必然联系。⑤

总而言之，牧师们确认黄热病源自上帝之手，认为若想阻止黄热病的传播和流行，务必真心皈依上帝，向上帝祈祷，并忏悔自身罪恶。

综上所述，1793 年费城黄热病疫情期间，美国社会关于黄热病病因的认知存在两种截然不同的声音。一方面，按照传统医学的理论，美国医生们将病因归结为自然原因。他们分成两派，部分认为费城恶劣的卫生状况是黄热病暴发的罪魁祸首；部分强调黄热病是从法属圣多明各输入。另一方面，牧师们从宗教的角度出发，宣扬黄热病是上帝对俗世罪恶的惩罚。

---

① Arthur Thomas Robinson, The Third Horseman of the Apocalypse: A Multi-disciplinary Social History of the 1793 Yellow Fever Epidemic in Philadelphia, p. 23.

② P. Sean Taylor, "We Live in the Midst of Death": Yellow Fever, Moral Economy, and Public Health in Philadelphia, 1793 – 1805, Ph. D. dissertation, Northern Illinois University, 2001, p. 122.

③ John Mason, Sermon, Preached September 20th, 1793, pp. 20 – 23.

④ Henry C. Helmuth, A Short Account of the Yellow Fever in Philadelphia, for the Reflecting Christian, p. 21.

⑤ Thomas Dunn, Equality of Rich and Poor: A Sermon, Preached in the Prison of Philadelphia, on the Thursday, December 12th, 1793, Philadelphia: Thomas Dobson, 1793, pp. 13 – 14.

二 关注卫生：各级政府的防治措施

1793 年 8 月初，一种传播速度快，且致死率极高的发热疾病突然出现在费城的水街（Water Street），随后迅速蔓延至全城，造成不少居民死亡。直到 8 月 19 日，费城的医学权威拉什才确诊这种疾病为黄热病。此时，黄热病在费城的流行已呈现出愈演愈烈之势，由此造成的负面影响也日益凸显，主要体现在大量人口死亡、人际关系日趋冷漠、贸易停滞等方面。

首先，黄热病无声无息地带走了不少民众的生命。疫情期间，有人发现，一对家境殷实的夫妇死在床榻之上，无人知晓他们死亡的具体时间，而襁褓中的婴儿正吮吸着母亲的乳房。另有一名孕妇的丈夫和两个孩子死于黄热病，尸体陈列家中，在市民委员会的帮助下，她顺利诞下一子。不过，母子二人也很快病故。① 据统计，这次费城疫情共导致约 5000 人丧生，近 200 名儿童因此成为孤儿。②

其次，疫情导致人际关系趋于冷漠。一名孕妇分娩时遭遇难产，孤立无援，原因是丈夫新丧，死于黄热病，左邻右舍不敢入门。在她的凄惨呼救声中，两位女性最终进门援助，不过为时已晚，一尸两命。另外，一个女仆在返乡途中染病，便返回城里，因无人收容，济贫官把她带到救济院，结果被拒，无处容身，死在马车之中。③ 在水街，一名男子发现妻子感染黄热病，濒于死亡，为避感染，离家出走。次日，他携一口棺材归家，发现妻子痊愈。数日后，自己却命丧黄热病之手，棺材也终于有了用武之地。④ 这些案例生动反映出疫情对人际关系的冲击。

最后，疫情影响到美国不少地区的商业贸易。对此，时人凯里的描述相当准确。他写道：

---

① M. Carey, *A Brief Account of the Malignant Fever Which Prevailed in Philadelphia in the Year 1793*, Philadelphia: Clark and Raser, 1830, pp. 25 – 26.

② J. H. Powell, Kenneth R. Foster, and Mary F. Jenkins, *Bring Out Your Dead: The Great Plague of Yellow Fever in Philadelphia in 1793*, p. ix.

③ M. Carey, *A Brief Account of the Malignant Fever Which Prevailed in Philadelphia in the Year 1793*, p. 25.

④ J. H. Powell, Kenneth R. Foster, and Mary F. Jenkins, *Bring Out Your Dead: The Great Plague of Yellow Fever in Philadelphia in 1793*, p. 92.

　　这次疫情的不利影响远远超出费城。新泽西、特拉华、马里兰、弗吉尼亚、北卡罗来纳、南卡罗来纳和佐治亚等州的许多地方，包括宾夕法尼亚和西部各州的边远地区，它们的物资供应多来自费城，后者是它们农产品的集散地。与费城的联系中断后，当地商人不得不寻找其他市场，不过其他市场难以满足如此大的需求。同时，由于供不应求，价格自然大大上涨。此外，他们还前往信用不发达的地方，那里在多数情况下需要现金交易。许多州的经销商失去把产品投放市场的机会，产品一度滞销，因此许多地方的商业陷入萧条。若仅从商业角度来考虑，黄热病带来的震动可能波及本国南部和西部的偏远地区。①

　　首都发生如此严重的疫情，美国各级政府反应不一。美国立国之初，各级政府在公共卫生方面的职权尚不明晰。面对疫情，总统乔治·华盛顿（George Washington）、财政部部长汉密尔顿等政府决策者选择离开费城，联邦政府也处于关门状态。显然，这一时期，联邦政府认为公共卫生事务不属于自身职权。相比于联邦政府的不作为，宾夕法尼亚州和费城市政当局率先做出反应。在州的层面，费城疫情暴发后，州长托马斯·米菲（Thomas Mifflin）指示港口卫生官员纳撒尼尔·法尔科纳（Nathaniel Falconer）、港口医生詹姆斯·哈钦森（James Hutchinson），以及费城市长马修·克拉克森（Matthew Clarkson）合作查明黄热病流行的相关情况。随后，他还向克拉克森表示，如果市议会拒绝提供抗疫资金，州议会将承担这笔费用。② 不过，随着疫情逐渐恶化，9 月 5 日，州议会休会。也就是说，宾夕法尼亚州政府在费城抗疫中发挥的作用微不足道。疫情暴发初期，费城市政当局承担了黄热病防治的主要工作。8 月 22 日，费城市长发布第一份正式通告，要求拾荒者立即清理城市的大街小巷和排水沟，第一时间将垃圾运走。25 日，克拉克森要求费城医学院召开会

---

① M. Carey, *A Brief Account of the Malignant Fever Which Prevailed in Philadelphia in the Year 1793*, p. 15.

② J. H. Powell, Kenneth R. Foster, and Mary F. Jenkins, *Bring Out Your Dead: The Great Plague of Yellow Fever in Philadelphia in 1793*, pp. 21, 53.

议，商讨黄热病的性质、预防和治疗之法。26 日，循市长之要求，费城医学院向民众提供了一份由拉什起草的黄热病预防建议。① 27 日，费城市长又发出了三项命令，要求加大力度改善城市卫生：一是指示官员亚历山大·卡莱尔（Alexander Carlyle）视察码头，上报发现的任何有害物品；二是命令约瑟夫·奥格登（Joseph Ogden）和彼得·史密斯（Peter Smith），组织民众打扫集市上的房屋，并用消防车冲洗街道，确保屠夫清理摊位和街区；三是要求打扫街道，拾荒者也不再按原法令规定每周收集垃圾，而是持续工作，由政府保证发放工资。② 显然，不论是费城医学院的建议，还是费城市长的命令主要依据的是"瘴气论"，旨在消除空气中的"瘴气"。

除改善城市卫生之外，市政府还关注无暇自顾的黄热病病人，搜寻和照顾穷困病人的任务由济贫院负责。殖民地时期，济贫院已出现，为照顾贫困者，它有权征收特别税。到 1793 年，它成为处理穷人相关事务的唯一官方机构。疫情初期，济贫官雇用运货马车运送病人，为他们寻找医疗和护理，并援助安排埋葬病死者尸体。③ 当时，费城的救济所拒绝接收黄热病病人，宾夕法尼亚州立医院也将黄热病病人拒之门外，济贫院不得不解决病人安置问题。8 月 26 日，它租下了一家位于第 12 街和高街的马戏团，将其作为安置黄热病病人的临时之所。不过，附近住户非常恐惧，以纵火威胁，济贫院不得不另寻场地。8 月 31 日，济贫官与城市官员合作，将一栋属于威廉·汉密尔顿的建筑改造为临时医院，收治贫困的黄热病病人，这家临时医院便是布什山医院。④

总体而言，各级政府在疫情期间发挥的作用有限，且仅限于疫情初期。政府抗疫角色的缺位也使得费城社会不得不承担起疫情防治和救助

① College of Physicians of Philadelphia, *Proceedings of the College of Physicians of Philadelphia, Relative to the Prevention of the Introduction and Spreading of Contagious Diseases*, Philadelphia: Thomas Dobson, 1798, p. 2.

② J. H. Powell, Kenneth R. Foster and Mary F. Jenkins, *Bring Out Your Dead: The Great Plague of Yellow Fever in Philadelphia in 1793*, p. 54.

③ J. H. Powell, Kenneth R. Foster and Mary F. Jenkins, *Bring Out Your Dead: The Great Plague of Yellow Fever in Philadelphia in 1793*, pp. 55 – 56.

④ M. Carey, *A Brief Account of the Malignant Fever Which Prevailed in Philadelphia in the Year 1793*, p. 21.

工作，市民委员会遂成为疫情期间抗疫工作的主力。

三 疫情期间费城社会的救助活动

在美国，19世纪以前的疾病预防和救助通常是个人私事，不属于政府的责任，民众一般不会把疾病流行归咎于政府失职无能，而是采取自愿的社会行动。当然，各级政府面对流行病时也会采取某些卫生措施，以遏制疾病的传播。1793年费城疫情暴发后，当付诸实施的卫生措施显得无济于事之际，市政府对疫情也爱莫能助，费城民众不得不依靠自身，共克时艰。费城宣布暴发黄热病后，市议员、行政官员，以及法官纷纷逃离城市，市政府被迫临时关门。雪上加霜的是，出于恐惧，众多济贫官、拾荒者、车夫、医生及护士也不断外逃，人手短缺使得济贫院逐渐无力救助穷困病人，这大大增加了抗疫难度。疫情如火，费城市长克拉克森决定留守城市，与民众一道救助受难者。面对抗疫人员短缺的问题，9月1日，他向费城市民发表演讲，要求后者支持济贫院的工作。9月10日，他又向费城市民呼吁："面对流行病，济贫院负有救助受难者之责，然工作繁琐，不堪重负，亟须帮助，望仁人志士伸出援手，以解困境，有意者可向市长申请。"[①] 鉴于此，9月12日，市民代表在市政厅举行会议。9月14日，市民委员会成立。在市民委员会的领导下，费城的抗疫工作走向正轨，社会秩序逐渐恢复。

市民委员会是一个由各行各业志愿者组成的非官方组织，疫情期间成为费城社会运转的实际管理机构，被授权处理关于受难者的所有事务，委员会随即招募医生、护士和服务人员，购买必需品。领导成员包括主席克拉克森、副主席塞缪尔·韦瑟里尔（Samuel Wetherill）、司库托马斯·维斯塔（Thomas Vistar）、秘书卡莱布·朗斯（Caleb Lownes），其他重要成员还有斯蒂芬·吉拉德（Stephen Girard）、彼得·赫尔姆斯（Peter Helms）、亨利·德福雷斯特（Henry DeForest）、塞缪尔·本奇（Samuel Benge）等。市民委员会下设数个小组委员会，包括物资分配委员会、布什山委员会、孤儿委员会、埋葬搬运委员会、助理委员会等。

① *Minutes of the Proceedings of the Committee*, *Appointed on the 14th September*, *1793*, Philadelphia: Printed by Order of the Select and Common Councils of the City of Philadelphia, 1848, p. 7.

物资分配委员会的职责是接收捐赠，安排救济。疫情期间，全国各地向费城捐钱捐物，为数不少的捐赠物资由物资分配委员会接收，然后向贫困者派发。截至10月中下旬，该委员会已向全市557个家庭提供价值532美元的生活物资。当然，救济过程中也出现了一些富裕家庭瞒天过海，巧取豪夺本应属于贫困者的物品。① 埋葬搬运委员会主要负责将病人送往布什山医院，并将死者尸体拉到墓地掩埋。本奇是这个小组的成员，在救助过程中发挥了重要的作用。助理委员会的工作是寻找和核实贫困者，然后向物资分配委员会提供名单。除上述委员会外，另外两个委员会也在救助工作中也出力不少，它们分别是布什山委员会和孤儿委员会。

布什山委员会的工作是负责改进布什山医院的管理，竭尽全力照顾贫困病人。该委员会的负责人是吉拉德和赫尔姆斯。前者主持布什山医院的内部事务，包括病房管理、照顾病人等；后者负责接收病人，埋葬病人尸体。从济贫院创立布什山医院到市民委员会接管初期，这家医院一直处于混乱无序的状态。凯里曾这样描述："医院秩序混乱，管理失当，更谈不上卫生整洁，急需精明能干者迅速调整医院管理，尽管医院里有五六名女性护工，但均不胜任安慰病人的工作。"② 9月16日，布什山医院的管理人员亲自视察后，也得出与凯里相似的看法。视察报告指出："它展示了一幅人类苦难的悲惨画面。一群声名狼藉的护士和护理人员挥霍为病人准备的食物，却不提供心理安慰和帮助。病人、垂死之人和死者被随意地安置一处。……其实，它是一个庞大的人类屠宰场，无数牺牲者被供奉在这个充满暴乱和纵欲的祭坛之前。"③ 布什山医院的"悲惨画面"令费城民众心存恐惧，将其视为死亡的代名词，病人们害怕前去就诊，要么隐瞒病情，要么闭门不出。针对这种乱象，吉拉德和赫尔姆斯展开医院改革：首先，增加病房数量，把病人与康复者分开安置，同时为护士和工作人员提供合适的住所；其次，改善病房的卫生状况，

---

① P. Sean Taylor, "We Live in the Midst of Death": Yellow Fever, Moral Economy, and Public Health in Philadelphia, 1793 – 1805, p. 112.

② M. Carey, *A Brief Account of the Malignant Fever Which Prevailed in Philadelphia in the Year 1793*, p. 34.

③ M. Carey, *A Brief Account of the Malignant Fever Which Prevailed in Philadelphia in the Year 1793*, p. 40.

为病人提供干净衣物和床上用品；再次，建造新房间，用于存放棺材和病人尸体；最后，提高病人的饮食质量。据时人记载，一名住院医生专门负责分配病人的食物。午餐在上午 11 点，饮食包括米饭、面包、牛羊肉和鸡肉。晚餐在下午 6 点，食物是肉汤、米饭、煮梅干和奶油米饭。进餐时，病人可以喝波特酒、葡萄酒或水，两餐之间可以喝菊花茶和柠檬水。[①] 另外，布什山医院对入院流程有着详细规定。具体而言，每日早上 9 点到 12 点，下午 3 点到 5 点，3 名布什山医院委员会成员在市政厅值班，等待病人的救助申请，经医生确诊为黄热病后，由专人把病人送往布什山医院。[②] 经过改革，费城民众逐渐消除了对布什山医院的偏见，病人们开始陆陆续续入院，从 9 月 16 日到 11 月 30 日，前往布什山医院就诊的人数约为 1000 人。布什山医院接收黄热病患者，这就意味着一定程度上隔离了传染源，客观上起到阻止黄热病传播的作用。

孤儿委员会主要负责寻找和照顾失去亲人的孤儿。疫情初期，孤儿问题不算突出，但随着民众大量死亡，越来越多的孤儿出现在费城街头，孤儿委员便应运而生。孤儿委员会把位于第六街和西阿纳特街的罗根尼亚图书馆改造为孤儿院，并聘请玛丽·帕文（Mary Parvin）为孤儿院院长，每日工资 3 美元。疫情期间，孤儿院共收留 200 名儿童，其中 60 名婴儿，不幸的是，19 名儿童在孤儿院死亡。疫情结束后，孤儿院照常运作，工作人员继续寻找孩子们的家属。[③] 孤儿委员会的工作令为数不少的孤儿免遭饥饿之虞，有了临时安身之所。

值得注意的是，黑人群体在费城抗疫过程中同样发挥了重要作用。9 月初，拉什曾请求黑人牧师领袖理查德·艾伦（Richard Allen）和阿布萨罗姆·琼斯（Absalom Jones）率领黑人同胞照顾病人，埋葬死者尸体。同时，面对市长呼吁民众给予济贫院帮助，费城黑人迅速行动。9 月 6

---

① M. Carey, *A Brief Account of the Malignant Fever Which Prevailed in Philadelphia in the Year 1793*, pp. 41－42.

② *Minutes of the Proceedings of the Committee, Appointed on the 14th September, 1793*, p. 17; M. Carey, *A Brief Account of the Malignant Fever Which Prevailed in Philadelphia in the Year 1793*, p. 42.

③ P. Sean Taylor, "We Live in the Midst of Death": Yellow Fever, Moral Economy, and Public Health in Philadelphia, 1793－1805, pp. 111－112; Daniel Defoe, *An Account of the Rise, Progress, and Termination, of the Malignant Fever*, Philadelphia: Benjamin Johnson, 1793, p. 25.

日，自由非洲人协会（Free African Society）领导人艾伦和琼斯亲赴市长办公室，主动要求承担救助工作。自由非洲人协会是琼斯和艾伦等人在1787 年成立的全美第一个黑人组织，旨在遭遇疾病时成员之间相互帮助、照顾孤寡。9 月 7 日，市长在报纸上向民众宣布，需要帮助者均可向琼斯和艾伦求助。据统计，布什山医院三分之二的护工为黑人。而且，黑人在疫情期间至少掩埋过数百具病人尸体。[1]

尽管费城黑人在抗疫中表现英勇，功不可没，但也有不少白人指责黑人在疫情期间的不良行为。[2] 黑人志愿者中间确实不乏邪恶之徒，但多数黑人志愿者还是尽职尽责地护理病人。这集中体现在琼斯和艾伦于疫情过后合作撰写的一本名为《记述近期 1793 年费城恐怖灾难中的黑人行动，以及驳斥最近一些出版物对黑人的指责》的小册子。一方面，作者指出，不论黑人志愿者，抑或白人志愿者，他们都会趁着疫情，收取高额护理费。而且，偷窃不是黑人志愿者的"专利"。关于这一点，作者写道："我们承认少数黑人确实抢劫了受难者，这一点被人特别强调，这显然有害无益，我们知晓很多白人也会这么做，却被忽略。黑人受到严厉申斥，难道黑人偷窃比白人抢劫更严重？"[3] 另一方面，作者记录了众多黑人志愿者置危险于不顾地参与救助。一个名叫桑普森（Sampson）的男性黑人经常不计报酬，挨家挨户地探望受难者，后死于黄热病，而受他照顾者却没有对其家属施以援手。一对性命垂危的白人夫妇出重金，请一个年轻的黑人妇女提供护理，后者表示自己不是为牟利而来，若是如此，上帝就会发怒，可能让自己染病而死，但如果不收取钱财，上帝便会宽恕自己。一夜之后，那对夫妇去世，她也染病，生命垂危，但最终痊愈。[4] 总之，在作者看来，面对疫情危机，黑人志愿者表现出无所畏惧的献身精神，在救助病人中作出了很大的贡献。对于疫情过后费城社会

---

[1]　Absalom Jones and Richard Allen, *A Narrative of the Proceedings of the Black People during the Late Awful Calamity in Philadelphia*, Philadelphia: William W. Woodard, 1794, pp. 5, 7.

[2]　Mathew Carey, *A Short Account of the Malignant Fever, Lately Prevalent in Philadelphia*, p. 63.

[3]　Absalom Jones and Richard Allen, *A Narrative of the Proceedings of the Black People during the Late Awful Calamity in Philadelphia*, p. 8.

[4]　Absalom Jones and Richard Allen, *A Narrative of the Proceedings of the Black People during the Late Awful Calamity in Philadelphia*, p. 11.

对黑人贡献的"失忆"和"失语",他引用一句谚语,予以讽刺:"战争期间,而非战前,上帝是一名战士,所有人对他顶礼膜拜;等到战争结束,天下太平,上帝便被遗忘,战士变得无足轻重。"① 琼斯和艾伦的上述描述固然是为了反驳白人社会对黑人志愿者的质疑,但无疑也反映出黑人志愿者在疫情期间所发挥的重要作用。

最后,费城民众自身也会按照医学院的建议,采取预防措施。马修曾生动描述过民众的做法。他写道:

> 有人认为烟草的烟雾可作为一种预防之法,包括妇女和儿童在内的许多人嘴里一直叼着雪茄。另一些人则非常信任大蒜,几乎整日都在咀嚼;有些人则把大蒜放在口袋和鞋子里。许多人不敢靠近理发师,因为有些理发师曾给死人剃胡子,有些则从事过放血工作。有些人非常谨慎,为自己购买柳叶刀,不敢使用放血者的柳叶刀。许多房子整天弥漫着火药、烟草、硝石和醋的气味。……许多人花了不少时间来净化、擦洗和刷白自己的房间。那些冒险外出的人,用手帕或海绵蘸上醋或樟脑,或用装满芳香醋的嗅瓶,贴在鼻子上。②

不论是抽雪茄还是用手帕或海绵蘸上醋或樟脑,抑或利用火药、硝石的气味弥漫房间,这些做法主要基于"瘴气论",目的是改变周围空气的恶性成分。不过,它们与黄热病的正确预防之法南辕北辙,结果自然是徒劳无功。

四　关注人和"污染物":"外来说"在全国检疫中的实践

疫情期间,多数医生是"本土说"的拥趸,但仍有些医生坚持"外来说",即接触传染,指通过人际接触或呼吸病人周围被感染的空气,抑

---

① Absalom Jones and Richard Allen, *A Narrative of the Proceedings of the Black People during the Late Awful Calamity in Philadelphia*, pp. 10, 20.

② M. Carey, *A Brief Account of the Malignant Fever Which Prevailed in Philadelphia in the Year 1793*, pp. 23 – 24.

或接触被病人感染的物品等途径传播疾病。需要解释的是，被病人弄脏的床上用品、衣物，以及棉制品等常被认为容易传播疾病，因而被称为"污染物"。同时，出于恐惧，多数民众也认为黄热病是从国外输入，具有接触传染性。为防万一，美国各州和市政当局不敢掉以轻心，而是基于"外来说"，对疫情最严重的费城采取严格的检疫措施，主要包括对来自费城的人和行李物品实行隔离检疫或直接切断与费城的一切往来。

在州的层面上，各州政府实施了形形色色的检疫措施。一些州的检疫规定相对模糊，且宽松。9 月 12 日，纽约州州长发布一份名为《防止传染性疾病输入和传播》的法令，宣布在纽约港实施检疫，来自费城的商船务必在距离纽约两英里外的贝德罗岛靠岸卸货，接受检查和隔离。9 月 21 日，罗得岛州要求各城镇提高警惕，严格执行预防传染病传播的法律，特别留意来自西印度群岛、费城和纽约的商船。9 月 21 日，马萨诸塞州授权各城镇，对来自费城或其他黄热病流行区域的人员和行李物品进行拦截和检查，并将它们安置到安全之地，进行消毒。9 月 28 日，北卡罗来纳州要求本州各港口的官员在指定地点对来自费城或其他黄热病暴发地区的商船实行隔离检疫。10 月 4 日，佐治亚州宣布，抵达萨凡纳河的来自费城的商船必须接受卫生检查，证明船上不存在病例，违反者严惩不贷。上述各州主要是强调要对来自费城等黄热病流行地区的人员和物品实施卫生检查。相比之下，另一些州的检疫措施相对明晰和严格，规定了具体的隔离检疫期。9 月 12 日，马里兰州州长宣布，对来自费城的商船进行隔离检疫，检疫期限在 40 日内，同时不得少于卫生官员要求的安全期限。而且，来自费城或黄热病流行地区的民众不得前往本州。9 月 17 日，弗吉尼亚州州长下令，在奥弗兰尼岛对来自费城等地的商船实施为期 20 日的隔离检疫。① 各州对来自疫区之人实施检疫自然是为了防止感染者输入本地，而黄热病具有潜伏期，设置隔离检疫期的价值在于避免黄热病感染者成为卫生检查的漏网之鱼。

按照州的总体检疫部署，各地市政当局也根据自身状况，相继制定检疫安排。一般而言，各城镇是在州检疫规定的基础上，提出更加具体

---

① M. Carey, *A Brief Account of the Malignant Fever Which Prevailed in Philadelphia in the Year 1793*, pp. 55, 57, 59 – 62.

的方案。9 月 24 日，波士顿规定，把来自费城的商船扣留在雷恩斯福德岛（Rainsford island）岛附近，进行不超过 30 日的隔离检疫。检疫期间，使用醋、火药对甲板和船舱展开清洁，如果船上出现病人，立即将其转移到医院，对逃避检疫者，第一时间通报缉拿。对于那些从费城经陆路而来的人，在 21 日的隔离检疫结束前，他们不得进入波士顿。同时，他们的行李物品必须打开，用醋清洗，火药烟熏。9 月 30 日，纽伯恩宣布，来自费城或其他黄热病疫区的商船须停靠在距城市至少 1 英里的区域，除非船长向卫生检查员出示健康证书，证明商船进出城镇、装卸货物，以及乘客登岸于本市居民的安全无损，否则罚款 500 英镑。10 月 18 日，该市又补充规定，未得允许，任何来自费城的自由人下船登岸或将货物商品卸下均属犯罪，每次罚款 5 英镑。如果奴隶犯有上述罪行，会被至多抽打 50 鞭，其主人另付 5 英镑的罚款。[①] 打开行李物品，用醋清洗或火药烟熏的目的是防止"污染物"输入，进而传播黄热病。

　　部分城镇的检疫措施尤为严厉，甚至断绝与黄热病疫区之间的人员来往。9 月 11 日，纽约市市长理查德·瓦里克要求全市医生提供最近来自费城的染病者名单，强制命令他们离开。9 月 17 日，纽约市议会决定，彻底中断与费城的所有往来，为实现这一目的，纽约选派不少巡逻人员把守重要路段，凡来自费城之人一律不得入城，遣返 17 日以后抵达纽约的费城人，同时，房东还必须提供租房者的身份信息，否则将被法办。随后，纽约又补充了一些检疫规定。9 月 23 日，纽约各选区分别成立由 10 名市民志愿者组成的守夜人队伍，防范有人趁夜间潜入城市，而且各区还敦促本区居民不得带陌生人回家，如果接收了陌生人，须第一时间向市长报告。9 月 30 日，各区还要求来自费城的货物在进入本城市前 48 小时务必打开通风，床上用品也须洗净，并用硫黄烟熏等。[②] 巴尔的摩的检疫措施与纽约基本一致。9 月 13 日，巴尔的摩决定，如果不出示来自卫生官员或巡逻官员的证明，本城居民不得在家

---

　　① M. Carey, *A Brief Account of the Malignant Fever Which Prevailed in Philadelphia in the Year 1793*, pp. 60 – 61.

　　② M. Carey, *A Brief Account of the Malignant Fever Which Prevailed in Philadelphia in the Year 1793*, pp. 54 – 56.

中接待任何来自费城或其他疫区的人。14 日，一队民兵被派往离巴尔的摩大约 2 英里的公路口，阻止任何来自费城的无证乘客进入，而驻扎在路口的卫生官员有权拒绝黄热病病人或 7 天内到过费城或其他疫区的人进入本城。9 月 30 日，巴尔的摩卫生委员会通过决议，对于前往费城走亲访友的本地居民，检疫期间不得返回，除非证明费城亲友未感染黄热病。另外，凡来自费城或其他疫区的货物一律不允许进入本市，旅客行李也不例外，除非达到规定通风时长。9 月 24 日，宾夕法尼亚州的雷丁（Reading）当局做出决议，来自费城或其他疫区的纺织物须隔离检疫 30 日，否则不得进入本市。同时，未经医生检查，取得健康证书前，来自费城或其他疫区之人也不得进入本市，而且马车也不准承载来自费城或其他疫区的旅客进入市区。另外，一个月内中断与费城的所有联系。① 停止与费城等地之间的往来虽可有效降低黄热病输入的概率，但未免过于严苛。

综上所述，疫情期间各地的检疫措施主要是依据"外来说"，即"接触传染"的医学理论。它们的重点检疫对象主要是黄热病感染者和污染物。需要注意的是，面对这场疫情，联邦政府没有制定任何检疫法令，来阻止黄热病的跨区域传播。究其原因，这一时期，检疫权力被认为是宪法授予各州的权力，联邦政府不得染指。就检疫措施而言，各州，甚至各城镇之间的具体检疫规定差别不小，具体实施时甚至到了各行其是的地步。这似乎也预示着缺乏全国统一的检疫措施将在很长的一段时间内会是美国应对流行病的短板之一。

总体而言，1793 年美国黄热病疫情的防治主要是基于"瘴气论"和"接触传染"的医学观点，同时还夹杂着宗教因素。不过，等到 19 世纪后半期，这种防治特点出现了明显变化：一是宗教色彩逐渐淡化，传统医学成为疫情治理的主要依据；二是各级政府介入疫情防治的程度不断加深，而美国社会力量仍是救助活动的重要参与者。1878 年密西西比河流域的黄热病疫情防治恰好为此提供了范例。

---

① M. Carey, *A Brief Account of the Malignant Fever Which Prevailed in Philadelphia in the Year 1793*, pp. 58, 60 – 62.

第二节　传统医学与 1878 年密西西比河
流域黄热病疫情的防治

19 世纪，黄热病是频繁袭扰美国的烈性传染病之一，因常出现在南部地区，故而被时人称为"南部灾祸"（South Scourge）。[①] 一般而言，黄热病疫情多以点状散布于新奥尔良、孟菲斯等城镇。然而，1878 年黄热病疫情的分布却不同于以往，而是呈片状集中出现在阿拉巴马、肯塔基、路易斯安那、密西西比和田纳西等州的 200 多个城镇，引起全国恐慌。这次疫情的社会影响太过深刻，以至于有人感叹："我们目睹过战场的恐怖，品味过牢狱生活的匮乏和痛苦，也曾将战友埋葬在遥远而偏僻的战场，但在变幻无常的人生中，从未见过如此触动人类情感的事物。"[②] 鉴于此，联邦、州和地方政府纷纷对这场疫情做出反应，各种社会力量也积极展开救助活动。

一　1878 年密西西比河流域黄热病流行的原因

按照现代医学的界定，黄热病是一种急性短期性的 B 族病毒性疾病，一般以埃及伊蚊为传播媒介，典型症状包括发热、头疼、黄疸和蛋白尿，以及胃肠道出血。它的传播过程是，埃及伊蚊在黄热病感染者感染后的 3—6 天内吸食其血液，成为黄热病病毒的传播媒介，再经过 9—18 天，摄入的病毒到达唾液腺，然后伊蚊再次吸血时，将病毒传播给他人。[③] 可见，黄热病流行的三个基本环节是黄热病病毒携带者、埃及伊蚊和易感人群。黄热病作为一种传染病，其流行过程还要受自然因素和社会因素

---

① 19 世纪初期，黄热病也曾经常出现在美国北部城市，但此后这种疾病在南部流行的频率越来越高，逐渐在北方城市销声匿迹。美国北部地区的寒冬、检疫与卫生措施以及贸易模式的改变可能是造成黄热病地理分布变迁的重要原因。参见 Andrew M. Bell, *Mosquito Soldiers：Malaria，Yellow Fever，and the Course of the American Civil War*, Baton Rouge：Louisiana State University Press, 2010, p. 15。

② J. L. Power, *The Epidemic of 1878，in Mississippi：Report of the Yellow Fever Relief Work*, Jackson：Clarion Steam Publishing House, 1879, p. 197。

③ ［美］肯尼斯·基普尔主编：《剑桥世界人类疾病史》，张大庆等译，上海科技教育出版社 2007 年版，第 986 页。

的影响，1878 年密西西比河流域的黄热病疫情当然也不会例外。具体而言，这些自然因素和社会因素主要包括以下方面。

19 世纪 30 年代，移民开始成为美国人口稳定增长的重要因素。1821年至 1825 年期间，美国年均移民人数为 8000 名；1831 年到 1835 年，这个数字增长到 50598 名；1841 年至 1845 年，年均移民人数已达到 86067人，而 1845 年至 1850 年则出现了第一次真正的移民浪潮，这一时期 140万移民来到美国。[①] 随着移民大规模涌入，密西西比河流域的人口迅速增加。以路易斯安那州、密西西比州和田纳西州为例，1820 年三州人口总数分别约为 15.3 万人、7.5 万人和 42.2 万人，1850 年分别增长到 51.7万人、60.6 万人和 100.2 万人，而 1870 年则进一步上升到 72.6 万人、82.7 万人和 125.8 万人。[②] 这一地区大城市人口的增长速度更加引人注目。1850 年至 1870 年，孟菲斯市的总人口从 8841 人上涨到 40226 人。[③]大量人口涌入城市，为黄热病提供了更多的易感人群。同时，较高的人口密度也意味着埃及伊蚊能为黄热病病毒更快地找到宿主。

密西西比河流域具有较为发达的水陆交通网络。19 世纪是美国铁路建设的大发展时期。1830 年，第一条铁路巴尔的摩—俄亥俄铁路开始运营。截至美国内战前，美国铁路里程已经超过英国、法国和德国的总和。[④] 在铁路建设大潮的推动下，密西西比河流域的表现毫不逊色于其他地区。在 1846 年和 1852 年，田纳西州和密西西比州先后特许建设密西西比—田纳西铁路，把孟菲斯、杰克逊和新奥尔良等重要城市联结起来。[⑤]19 世纪 70 年代，密西西比州鼓励铁路投机，通过《补贴法》（The Subsidy Act）向铁路公司提供每英里 4000 美元的补贴，并制定《削减法》（The Abatement Act）为土地所有者减税，1876 年开始实施的罪犯租赁制

---

① ［美］乔纳森·休斯、路易斯·凯恩：《美国经济史》，邸晓燕等译，北京大学出版社2011 年版，第 116—117 页。

② J. D. B. Debow, *The Seventh Census of the United States：1850*, Washington：Robert Armstrong, 1853, p. ix; U. S. Census Office, *The Ninth Census of the United States*, Washington, D. C. ：U. S. Government Printing Office, 1872, p. 3.

③ U. S. Census Office, *The Ninth Census of the United States*, p. 268.

④ ［美］乔纳森·休斯、路易斯·凯恩：《美国经济史》，第 167 页。

⑤ J. M. Keating, *History of the City of Memphis and Shelby County*, Vol. 1, Syracuse：D. Mason and Company, 1888, p. 326.

度又为铁路建设提供了充足的劳动力。到 1880 年，密西西比州的铁路里程达 1127 英里。[1] 除铁路以外，密西西比河水系发达，支流众多，流域面积达 322 万平方公里，为地区之间的联系提供了天然航道。便利的水陆交通有利于人口物资流动，但也为黄热病的传播打开了机会之门。

19 世纪中期，密西西比河下游城市新奥尔良已成为国内贸易集散地，同时也是最繁忙的国际通商口岸之一。1859 年至 1860 年，新奥尔良进出口的产品总量为 2187560 吨，内河运输贸易额达 28956.5 万美元，海洋运输贸易额是 18372.5 万美元，总贸易额为 47329 万美元。[2] 作为美国重要的贸易对象，拉美国家多通过新奥尔良港，向美国出口商品，并充当后者与不少欧洲国家贸易往来的中转站。拉美地区的气候适宜埃及伊蚊常年繁殖和觅食，黄热病由此成为不少拉美国家的地方病。新奥尔良与这些国家往来频繁，很大程度上为埃及伊蚊和黄热病病毒输入密西西比河流域提供了可能。1878 年，密西西比河检疫站的报告也提供了佐证。5月 21 日，一艘来自哈瓦那的商船在驶往新奥尔良的途中出现 5 个黄热病患者。[3]

密西西比河流域城市的卫生状况令人担忧。1877 年路易斯安那州卫生局的报告显示，新奥尔良第三区的排水系统年久失修，以致污水难以及时排走，不时淹没部分街道，第四区"厕所里的木质结构早已腐烂，只有普通水槽或水坑。在阴天，它们很快沁满水；在雨天，积水四溢，粪便灌满院子和排水沟。面对光照和长达半载的酷热，它们会散发难闻的恶臭"。难怪卫生官员感叹："传染病像火灾一样不时蔓延就显得不足为奇了。"[4] 相比新奥尔良，孟菲斯的卫生环境也不容乐观。据时人基廷描述："一条河流从城中穿过，成为厕所排泄物的容器。在缺水以及数周未曾降雨的影响下，它的水流缓慢，乃至断流，多处呈现腐败的动物尸

---

[1] Deanne Nuwer, *Plague among the Magnolias: The 1878 Yellow Fever Epidemic in Mississippi*, p. 21.

[2] Henry Rightor, *Standard History of New Orleans, Louisiana*, Chicago: The Lewis Publishing Company, 1900, p. 566.

[3] Khaled J. Bloom, *The Mississippi Valley's Great Yellow Fever Epidemic of 1878*, p. 87.

[4] Louisiana State Board of Health, *Annual Report of the Board of Health of the State of Louisiana to the General Assembly for the Year 1877*, New Orleans: The Office of the Democrat, 1878, pp. 56, 71.

体，不少桥头处的水坑成为死水，布满腐植烂叶，释放出致命臭气。"①
埃及伊蚊是一种通常生活在小型水体附近的家蚊。排水不畅、垃圾遍布，
以及河流污染等公共卫生问题为其提供了得天独厚的生存环境，进而更
加便利了黄热病流行。

若仅受上述因素的影响，1878 年黄热病疫情也会零星暴发于南部沿
海城镇。然而，当年的厄尔尼诺现象使得这场疫情的分布大为扩展。
1878 年的厄尔尼诺现象造成世界范围内的气候异常。环境科学学者乔
治·基拉迪斯发现，琼斯等人编制的可追溯到 1851 年的北半球地表气温
记录显示，1878 年是 1851 年至 1926 年期间最温暖的年份。② 密西西比河
流域受厄尔尼诺现象的影响，各地气温明显高于正常年份。根据气象观
测，从 1877 年 12 月到 1878 年 4 月，密苏里河谷低地月平均气温高于正
常值 8—15 华氏度，俄亥俄河谷地和田纳西州高于正常值 3—11 华氏度。
在孟菲斯，1878 年 2 月底霜冻已经消失，3 月份出现高达 80 华氏度的气
温，城市及周边地区的桃树、李树等植物提前盛开。③ 密西西比河中游城
市圣路易斯的持续高温甚至直接威胁到当地民众的生命。1875 年该城 4
人死于中暑，1876 年有 2 人，1877 年有 1 人，而 1878 年竟有 148 人中暑
身亡。④ 对此，《阿普尔顿年度百科全书和重要事件登记册》记录："气
候分界线从正常位置往北移动 1000 英里，俄亥俄州的民众体验着海湾各
州的正常气温，而后者则成为热带地区。"⑤ 在一定的温度区间内，温度
越高，埃及伊蚊存活的时间越久，觅食活动越频繁。因此，厄尔尼诺现
象带来的美国各地气温持续偏高扩大了埃及伊蚊活跃的地理范围，延长
了它的存活时间，并促使它的叮咬频次增加，进而使得这次黄热病疫情
深入到更加靠北的内陆地区。

---

① J. M. Keating, *A History of the Yellow Fever: The Yellow Fever Epidemic of 1878 in Memphis, Tenn.*, Memphis: Printed for the Howard Association, 1879, p. 103.

② George N. Kiladis and Henry F. Diaz, "An Analysis of the 1877 – 78 ENSO Episode and Comparison with 1982 – 83," *Monthly Weather Review*, Vol. 114, No. 6, 1986, p. 1045.

③ Khaled J. Bloom, *The Mississippi Valley's Great Yellow Fever Epidemic of 1878*, p. 26.

④ W. Hutson Ford, *Reports to the St. Louis Medical Society on Yellow Fever*, St. Louis: Rumbold, 1879, p. 116.

⑤ Appleton, *Appleton's Annual Cyclopaedia and Register of Important Events of the Year 1878*, Vol. 3, New York: D. Appleton and Company, 1882, p. 315.

综上所述，气候异常使得埃及伊蚊的活动区域向北移动，而密西西比河流域的水陆交通网络则为黄热病感染者和埃及伊蚊的跨区域流动提供了便利，继而增加了流域内传染源数量，提高了健康者被叮咬的概率。此外，人口的增加和恶劣的城市卫生等因素又在该区域创造出有助于黄热病流行的条件，这就难怪 1878 年美国的黄热病疫情呈片状分布，几乎蔓延至整个密西西比河流域。

二 1878 年黄热病疫情的社会危害

作为烈性传染病，黄热病一旦流行，后果不堪设想。1878 年密西西比河流域的黄热病疫情便是典型案例。据《纽约公报》（*New York Bulletin*）观察，这场疫情"不仅是地方之不幸，更是国家的灾难……整个密西西比河河谷陷入恐惧。城际的铁路交通和轮船交通中断，邮件退回，商贸活动瘫痪。这种影响还波及大西洋沿岸城市"[1]。这篇报道直观地描述了这场疫情带来的负面影响，不过远未展现出其社会危害的全貌。

大量民众死亡是黄热病疫情的直接后果。作为疫情重灾区，孟菲斯的病亡者自然不在少数。9 月 1 日，《孟菲斯日报》（*Memphis Daily Avalanche*）刊文称："当前，街道冷冷清清，商店住宅十室九空。全市 5 万余众，留守者仅 5000 人，其中 500 人已病逝，上千人很可能正遭受黄热病的折磨。"[2] 密西西比州的格林维尔也受到疫情的极大影响。仅 9 月 18 日，当地就出现 24 个死亡病例。感染者得不到有效治疗，病死者众多，以至于棺材严重短缺。[3] 实际上，除孟菲斯和格林维尔以外，还有 200 多个城镇的民众也面临着这场疫情带来的生死考验。据事后估算，1878 年全国的黄热病病例至少 12 万人，死亡人数介于 1.3 万人到 2 万人，其中新奥尔良的死亡人数是 4046 人，孟菲斯在 5000 人至 6000 人之间。[4] 鉴于

---

[1] Khaled J. Bloom, *The Mississippi Valley's Great Yellow Fever Epidemic of 1878*, p. 2.

[2] Denis Alphonsus Quinn, *Heroes and Heroines of Memphis*, Providence: E. L. Freemen & Son, 1887, pp. 195 – 196.

[3] Deanne Nuwer, *Plague among the Magnolias: The 1878 Yellow Fever Epidemic in Mississippi*, p. 79.

[4] Jo Ann Carrigan, The Saffron Scourge: A History of Yellow Fever in Louisiana, 1796 – 1905, Ph. D. dissertation, Louisiana State University, 1961, p. 184; Khaled J. Bloom, *The Mississippi Valley's Great Yellow Fever Epidemic of 1878*, p. 280.

当时美国南部城市的人口规模，上述死亡数字不可谓不高。英国的一份医学期刊指出，从比例上讲，新奥尔良死亡 3000 人相当于伦敦死亡 6 万人。① 按照时人德罗古尔的说法，孟菲斯人口不超过 1.5 万人，然而黄热病流行的 65 天内，有 2800 人死亡。若以相同的死亡率，巴尔的摩每日的死亡人数是 2500 人，纽约近 6000 人，伦敦 2.1 万人。② 黄热病流行造成人口死亡之多在此可见一斑。

黄热病疫情还不可避免地引发普遍的社会恐慌。由于黄热病病程短，症状恐怖，致死率高，同时又缺乏有效的疗法，疫区社会弥漫着忧虑和恐惧的气氛。一名《帕斯卡古拉民主之星报》（*Pascagoula Democrat-Star*）记者断言：“不论何时，只要你看到二三个镇民聚在街上聊天，他们讨论的要么是检疫，要么是黄热病。”③ 除了反复谈论黄热病，社会恐慌还集中体现在民众对待黄热病病人尸体的态度。一方面，他们尽量避免接触病亡者尸体。一名孟菲斯黑人女性刚死于黄热病，惊恐失措的丈夫和亲属马上将尸体丢进狗洞。④ 一名汉斯博罗镇的老渔夫因感染黄热病死在出租屋。尸体开始腐烂后，才被当地民众发现。然而，无人愿意接近尸体，更不愿参与埋葬，最终他们买下出租屋，将老渔夫的尸体和房屋一起烧毁。⑤ 另一方面，不少病人身体尚有余温，即被作为尸体埋葬或焚烧。在密西西比州的比洛克西，未经医生确认死亡的情况下，一个出身富裕家庭的年轻女士被家人用床单一卷，直接扔进马车，争分夺秒地送往墓地，前前后后费时不过三个钟头。必须指出的是，这种恐慌不仅弥漫在黄热病疫区，其他地区也难以幸免。8 月 17 日，《华盛顿邮报》（*Washington Post*）刊文：“一些大西洋沿岸的北方城市相当恐慌，担心目前肆虐于南

---

① Khaled J. Bloom, *The Mississippi Valley's Great Yellow Fever Epidemic of 1878*, p. 141.

② J. P. Dromgoole, *Yellow Fever Heroes, Honors, and Horrors of 1878*, Louisville: John P. Morton and Company, 1879, p. 86.

③ *Pascagoula Democrat-Star*, September 27, 1878. 转引自 Deanne Nuwer, *Plague among the Magnolias: The 1878 Yellow Fever Epidemic in Mississippi*, p. 87。

④ J. M. Keating, *A History of the Yellow Fever: The Yellow Fever Epidemic of 1878 in Memphis, Tenn.*, p. 193.

⑤ J. P. Dromgoole, *Yellow Fever Heroes, Honors, and Horrors of 1878*, p. 90.

部的瘟疫会传染给它们。"① 担心黄热病袭扰北方城市不免有杞人忧天之嫌，不过也彰显出社会恐慌波及的范围之广。

面对死亡和恐惧，民众心理受到极大的冲击。一些人不堪压力，要么自寻短见，要么趋于疯癫。在孟菲斯，一个年轻女孩曾赤身在河边游荡，准备跳河自尽。② 一个名为唐纳荷（Donahoo）的病人失去理智，将护士赶出家门，并企图杀害亲妹妹。③ 另一些人为了逃避现实，通过纵欲的方式麻痹自己。一个酩酊大醉的女性冒着狂风暴雨，晚上赤身裸体地在乡下游荡，嘴里不停呼唤着数日前已去世的丈夫的名字。④ 当然，还有一些人见惯了死亡场景，逐渐麻木。9 月 14 日，《芝加哥论坛报》（Chicago Tribute）刊文讲述了一个新奥尔良人的亲眼所见："不论走到何处，映入眼帘的都是棺材和前往波特墓地的货车。我见过一辆装有 8 具尸体的货车。一个爱尔兰人驾着车，坐在上面，抽着烟斗，看起来若无其事，就好像农民驾着车，坐在草堆上，赶往市场。"⑤ 民众心理的扭曲更加印证了黄热病疫情带来的深刻负面影响。

黄热病疫情对社会秩序造成不小的扰动。屡禁不止的偷窃现象是社会失序的重要表现之一。曾有200 余名流浪汉和盗贼进入孟菲斯，他们偷走霍华德协会（The Howard Association）护士的徽章，然后以护士身份为掩护，偷鸡摸狗。⑥ 另外，有人趁机哄抬物价，牟取暴利。不少房东以数倍于市价的价格把房屋出租给逃亡者。⑦ 在孟菲斯，一个年轻人从火车饮

---

① "Death's Awful March," *Washington Post*, August 17, 1878. 转引自 E J. Blum, "The Crucible of Disease: Trauma, Memory, and National Reconciliation during the Yellow Fever Epidemic of 1878," p. 800。

② Thomas H. Baker, "Yellow Jack: The Yellow Fever Epidemic of 1878 in Memphis, Tennessee," *Bulletin of the History of Medicine*, Vol. 42, No. 3, 1968, p. 249.

③ J. M. Keating, *A History of the Yellow Fever: The Yellow Fever Epidemic of 1878 in Memphis, Tenn.*, p. 172.

④ J. M. Keating, *A History of the Yellow Fever: The Yellow Fever Epidemic of 1878 in Memphis, Tenn.*, p. 113.

⑤ "The Scourge," *Chicago Tribute*, September 14, 1878.

⑥ J. M. Keating, *A History of the Yellow Fever: The Yellow Fever Epidemic of 1878 in Memphis, Tenn.*, p. 130.

⑦ 详见 Thomas H. Baker, "Yellow Jack: The Yellow Fever Epidemic of 1878 in Memphis, Tennessee," pp. 258 – 259。

水短缺中看到商机，将随身携带的饮水以每杯 1 美元的天价售卖。① 值得注意的是，疫情导致学校教学活动也不得不中断。密西西比州军事学院将秋季开学日期放在 11 月的第一个星期一，比正常开学时间晚了近两个月。密西西比学院则把报到时间从 9 月 25 日改到 10 月 23 日，随后又延迟到 11 月 6 日。② 显然，在上述问题的共同影响下，正常的社会生活难以为继，疫区陷入失序状态。

此外，黄热病疫情使得社会关系趋于冷漠。一方面，陌生人之间的关系变得冷酷。不少城镇设置检疫线，派人把守主要道路，封锁河道，坚决不接纳外地人，特别是来自新奥尔良、孟菲斯等疫情严重地区的逃亡者，目的是防止黄热病蔓延到本地。曾有一名女士从洪堡（Humboldt）前往 19 英里外的杰克逊。靠近目的地时，她遇到巡逻人员。后者要求她即刻返回，否则性命难保。这名女士不得不原路折返，数日后死在铁轨附近。③ 亲情也遭受严峻考验。多诺万是孟菲斯城的头面人物。疫情期间，他为求自保，独自待在布朗斯维尔，当获悉妻子病危，孩子罹患黄热病的消息，他拒绝回家照顾家人，理由是回去意味着死亡，他的孩子会变成孤儿。等到疫情结束，他返回家中时，妻儿早已过世。④ 在乔·威廉姆斯营地，当一名女性病人被送往医院时，医生请求她的丈夫与护士一同照顾。其丈夫勃然大怒，指着狗吼道："不行，如果我走了，谁来照顾我的狗呢？"⑤ 当时，"夫妻本是同林鸟，大难临头各自飞"的情况并不鲜见，这也难怪时人感慨："我们的文明是否真的一败涂地了？"⑥ 显然，黄热病疫情使得社会道德和家庭伦理面临崩溃的危险。

黄热病疫情对经济发展造成了相当大的破坏力。一方面，工农业生产和商业贸易受阻。匹兹堡救济委员会（Pittsburgh Relief Committee）的

---

① Denis Alphonsus Quinn, *Heroes and Heroines of Memphis*, p. 131.

② Deanne Nuwer, *Plague among the Magnolias: The 1878 Yellow Fever Epidemic in Mississippi*, pp. 31 – 32.

③ Denis Alphonsus Quinn, *Heroes and Heroines of Memphis*, p. 132.

④ J. P. Dromgoole, *Yellow Fever Heroes, Honors, and Horrors of 1878*, p. 66.

⑤ J. M. Keating, *A History of the Yellow Fever: The Yellow Fever Epidemic of 1878 in Memphis, Tenn.*, p. 158.

⑥ J. M. Keating, *A History of the Yellow Fever: The Yellow Fever Epidemic of 1878 in Memphis, Tenn.*, p. 193.

报告指出："内河航运停止，其他各州与新奥尔良的贸易完全瘫痪，铁路停运，邮件中断，许多重要地区之间也仅能通过电报联系。在城镇，商铺歇业，工厂关门；在乡村，农民和农场主无可奈何地看着庄稼成熟，却无法收割。"[①] 这份报告强调了黄热病疫情对国内贸易的巨大冲击。实际上，除了国内贸易，国际贸易同样受到不小的扰动。据一份英国报纸报道，由于美国的黄热病疫情，英国市场的棉花供不应求，英国希望美国的棉花商人尽快开辟新的出口通道。[②] 另一方面，因病误工导致的经济损失也不在少数。据1879年初专家委员会向国会提交的报告显示，这项损失至少高达1410万美元。[③]

总之，这场黄热病疫情引发了诸如人口大量死亡、社会失序、工商业发展受阻，以及社会伦理道德崩溃等一系列问题。这也表明，应对黄热病疫情不仅是一个医学问题，更是一个重大的社会问题。

三 黄热病疫情下的政府防治

关注防治是美国各级政府面对着黄热病疫情所做出的反应。历史学者余新忠教授曾表示，社会对瘟疫的反应与瘟疫对社会的影响不过是一体两面，相伴而生。[④] 鉴于1878年黄热病疫情的社会危害，为了稳定社会秩序，美国各级政府自然不会袖手旁观，而是通过不同方式参与黄热病的防治工作。

根据美国的联邦二元体制，处理多数卫生事务的权力不属于联邦政府，而要归于州政府和地方政府。尽管如此，黄热病疫情暴发后，联邦政府还是在宪法允许的范围内采取了两项应对措施：一是向疫区提供救助物资。9月4日，联邦政府从军队储备中调出猪肉、面粉、米、糖和咖啡等20万份口粮，拨付路易斯安那州。[⑤] 黄热病流行期间，它还先后两

---

① Pittsburgh Relief Committee, *Report of the Pittsburgh Relief Committee*, Pittsburgh: Myers, Schoyer and Company, 1879, p. 8.

② Khaled J. Bloom, *The Mississippi Valley's Great Yellow Fever Epidemic of 1878*, p. 127.

③ Pittsburgh Relief Committee, *Report of the Pittsburgh Relief Committee*, pp. 8 - 9.

④ 余新忠:《清代江南地区的瘟疫与社会：一项医疗社会史的研究》，第278页。与本书的"社会"不同，余新忠教授所说的"社会"是广义概念，将政府包含在内。

⑤ Khaled J. Bloom, *The Mississippi Valley's Great Yellow Fever Epidemic of 1878*, p. 127.

次向新奥尔良中央救济委员会（New Orleans Central Relief Committee）划拨口粮 4 万份，价值近 9600 美元。[1] 12 月 2 日，海斯（Hayes）总统在年度咨文中也提到，联邦政府共计向疫情严重的城镇提供了 1800 顶帐篷和价值 25000 美元的物资。[2] 当然，联邦政府还通过间接方式参与疫区的救助活动。由于不少地区的严格检疫政策，铁路运输瘫痪，黄热病国家救济委员会无力将所筹物资及时运送至疫区。有鉴于此，联邦政府拨款 1000 美元，协助该委员会租赁物资运输船。[3] 二是授权成立专家委员会，专门负责调查黄热病的病因、传播方式，以及预防措施等问题，以便更有效地应对黄热病疫情。调查内容具体分为五个方面：一是黄热病的起源、病因及症状。具体而言，它究竟是美国的本土病还是从外国传入？二是黄热病传播的高发季节及满足其传播的空气状况。三是阻止黄热病从外国传入的办法。四是一旦传入美国，防止其进一步扩散的方法；五是本年度黄热病病亡者总数及由此产生的经济损失。[4] 尽管这项调查展开的时间稍晚，对于黄热病流行的防治意义也不明显，但反映出联邦政府对疫情颇为关切。

作为辖区内处理公共卫生事务的最高权威，不少州政府把卫生职责下放地方政府，允许后者根据实际情况合理安排。在这场疫情期间，疫区内的州政府对黄热病的治理主要体现在州卫生局为市镇当局提供黄热病防治建议。以疫情最为严重的密西西比州为例，州卫生局发布了传染病预防办法，强调某些疾病由具有传染性的毒素引起，而这种毒素往往与动植物的分解有关，因而有必要对污水坑、厕所和垃圾进行消毒。不过，消毒不能代替个人卫生和公共卫生的作用。具体而言，传染病预防必须遵守以下规则：第一，垃圾和排泄物不得堆放在住宅周围；第二，

---

① New Orleans Central Relief Committee, *Report of the Orleans Central Relief Committee to All Those Who Have So Generously Contributed to the Yellow Fever Sufferers of New Orleans*, New Orleans: Clark & Hofeline, 1879, p. 60.

② James Daniel Richardson, *A Compilation of the Messages and Papers of the Presidents*, Vol. 10, New York: Bureau of National Literature, 1897, p. 4444.

③ Yellow Fever National Relief Commission, *Report of the Executive Committee of the Yellow Fever National Relief Commission*, Washington, D. C.: Printed by Order of the Committee, 1879, p. 14.

④ The Board of Experts, *Proceedings of the Board of Experts Authorized by Congress to Investigate the Yellow Fever Epidemic of 1878*, New Orleans: L. Graham, 1878, p. 5.

住宅应具有源源不断的新鲜空气；第三，生活用水和饮用水必须来自无污染的水源。另外，所有住宅和公共场所周围的污秽潮湿之地应当及时清理或保持干燥。① 限于资料，其他州卫生局关于黄热病防治的具体建议尚未查找到。单从密西西比州卫生局发布的预防建议来看，消毒和改善卫生仍是基于"瘴气论"。

黄热病疫情治理工作的具体实施者是以卫生局为代表的地方政府。它们应对黄热病疫情的重要措施之一便是检疫。19 世纪，美国医学界关于黄热病的病因莫衷一是，大致分为两派：接触传染论者相信这种疾病是从外地输入；瘴气论者坚持黄热病产生于恶劣的城市卫生状况。在前者看来，检疫不失为阻止黄热病传播的有效之法。这种医学观点也在众多地区得到运用。8 月 17 日，辛辛那提市卫生局实施的检疫措施代表了多数地区的做法。它主要分为四点内容：第一，来自南部港口的商船在登陆辛辛那提港之前需停泊在俄亥俄河凯克码头下游 500 英尺处，接受卫生检查。如果船上载有黄热病病人或疑似病人，则商船不得在辛辛那提港靠岸；如果船上卫生良好，则授予健康证书，允许其靠岸或继续航行。第二，商船或铁路公司不得从肯塔基州的路易斯维尔向辛辛那提运送兽皮、破布和羊毛等物品。第三，商船不得协助疑似黄热病病人登岸，也不得隐匿受到黄热病感染的物品。第四，商船不得在辛辛那提公共水域及附近 1000 英尺范围内，丢弃稻草、被褥、衣物和其他物品。② 从以上措施来看，辛辛那提的检疫相对宽松，有些城市更为严格。8 月至 10 月期间，小石城中断与新奥尔良、孟菲斯等疫区的往来，并对行驶在阿肯色河上的商船展开严格的卫生检查。具体做法如下：首先，派遣卫生官员驻守圣路易斯，与当地官员和铁路公司合作，要求前往小石城或阿肯色州的乘客自证没有感染黄热病，且 21 天内未前往疫区，否则不得购票；其次，禁止来自黄热病疫区的货物、包裹和邮件进入本市或阿肯色州；最后，公民志愿巡逻队日夜守卫每条通往小石城的道路，严防不明

---

① J. L. Power, *The Epidemic of 1878, in Mississippi*: *Report of the Yellow Fever Relief Work*, pp. 208 – 211.

② Thomas C. Minor, *Report on Yellow Fever in Ohio as It Appeared During the Summer of 1878*, Cincinnati: The Cincinnati Lancet Press, 1878, pp. 40 – 41.

人士或无法自证清白者进入。① 各地采取的检疫措施虽有所不同，但都是基于"接触传染"，把检疫重点放在黄热病感染者和"被褥""货物"及"包裹"等污染物（Fomites）上。

消毒也是地方政府应对黄热病疫情的重要手段。这项措施的运用与当时的医学思想关系密切。19 世纪中期，医生们开始强调消毒剂可以"遏制疾病，保持病房空气安全，阻止疾病从某个病人的身体向他人传播"的作用。② 他们相信，消毒剂可以中和引发流行病的毒素。基于这种思想，消毒剂开始受到普遍推崇和广泛运用。黄热病疫情期间，不少城市利用消毒剂遏制黄热病的传播和流行。孟菲斯卫生局发现第一例黄热病病例后，立即使用石炭酸、乙炔等消毒剂对该病例的住宅及附近街道、楼房展开消毒，以防止疫情扩散。③ 甚至连一个距新奥尔良约 160 英里的村庄巴哈萨拉（Bayou Sara）也重视消毒措施。该镇主要依靠少量硝酸铅和大剂量的氯化钠溶液制成的消毒剂对镇上的厕所、住宅、庭院，以及马厩实施消毒。④ 消毒的确是一种颇为见效的防治手段，但成本昂贵，费时费力，仅适用于疫情暴发初期。⑤

面对疫情，美国各级政府竞相采取各项防治措施，这对于阻止疫情蔓延、减轻疫区民众的恐慌发挥了不可替代的积极作用。不过，疫情期间的政府防治也存在不少问题。第一，联邦政府对疫区的援助十分有限，更不会直接参与黄热病防治工作，而州政府和地方政府又难以承受治理疫情所需的高昂费用，更何况不少南部城市还面临不同程度的债务危机。

---

① American Public Health Association, *Public Health Papers and Reports*, Vol. 4, Boston: Houghton, Osgood and Company, 1880, pp. 223 – 225.

② Margaret Humphreys, *Marrow of Tragedy: The Health Crisis of the American Civil War*, Baltimore: Johns Hopkins University Press, 2013, pp. 81 – 82.

③ J. M. Keating, *A History of the Yellow Fever: The Yellow Fever Epidemic of 1878 in Memphis, Tenn.*, p. 146.

④ D. L. Phares, "Bayou Sara vs. Yellow Fever," in Mississippi State Medical Association, *Transactions of the Mississippi State Medical Association*, Jackson: Clarion Steam Printing Establishment, 1879, pp. 117 – 118. 转引自 Khaled J. Bloom, *The Mississippi Valley's Great Yellow Fever Epidemic of 1878*, p. 104。

⑤ Louisiana State Board of Health, *Annual Report of the Board of Health of the State of Louisiana to the General Assembly for the Year 1878*, New Orleans: J. S. Rivers Stationer and Printers, 1879, pp. 11 – 12.

以孟菲斯为例，截至 1878 年 1 月，它的外债达到惊人的 550 万美元。①
第二，美国未能形成统一协调的检疫制度。1878 年 4 月 29 日，美国总统
海斯签署《检疫法案》，授权海军医院管理局负责美国各港口和边境线上
的检疫工作，不过这项法案规定联邦制定的条例不得与任何州或地方当
局的现存检疫法发生冲突。换言之，联邦政府不得侵犯州或地方当局在
检疫方面的权力，因此这部法案难以改变各地检疫的混乱状况。1878 年
黄热病疫情期间，不同城镇的检疫政策差别很大，实施时间或早或晚，
执行力度或紧或松，甚至有些地区不愿实施检疫。出于经济目的，一些
密西西比河沿岸城市欢迎前来避难的新奥尔良人，并为他们提供钓鱼、
日光浴，以及其他休闲活动。② 1878 年黄热病疫情的政府防治之所以出现
上述问题，很大程度上源于美国联邦权力与州权之间的矛盾。这些问题
当然会对黄热病疫情防控产生消极影响，不过也推动了随后的公共卫生
改革。

四　疫情期间的社会救助

面对着黄热病疫情，美国社会各界作出了聚焦救助的反应。黄热病
疫情出现后，美国各级政府把主要精力放在黄热病的防治工作，疫区民
众的救助问题却没有真正引起它们的关注。究其原因，它们认为疫情救
助不是自身职责，纯属个人私事，不便插手。鉴于这种情况，民众、慈
善机构和教会等社会力量挺身而出，竭力降低疫情引发的社会危害，很
大程度上填补了政府在公共福利方面的角色缺位。

疫区民众是黄热病疫情的直接受害者，不过他们没有坐以待毙，而
是积极自救。首先，富裕家庭多前往安全地区避难。在孟菲斯，"男女老
少坐着货车或马车在街上飞驰，奔向各个火车站和码头。……3 天之内，
至少 3 万人逃离城市，他们逃向北方、东方和西方，逃到朋友所在之处，
逃到未遭疫情蹂躏之地"③。其次，被迫留在疫区的民众则尝试五花八门

---

① Tennesse State Board of Health, *First Report of the State Board of Health*, Nashville: Tavel and Howell, 1880, p. 353.

② Deanne Nuwer, *Plague among the Magnolias: The 1878 Yellow Fever Epidemic in Mississippi*, p. 39.

③ Denis Alphonsus Quinn, *Hero and Heroines of Memphis*, p. 130.

的预防之法。有人在身上喷洒古龙水和玫瑰水，或随身携带洋葱和小袋阿魏香水。[1] 也有人整日里在口鼻处蒙上一层海绵。[2] 还有人建议市场不得销售龙虾，认为清洗龙虾产生的污水会发出恶臭，是黄热病的重要诱因。[3] 最后，有些疫区民众还主动承担照顾病人的任务。安妮·库克（Annie Cook）是孟菲斯一家妓院的老鸨。为了照顾病人，她遣散旗下妓女，将妓院改为救济所。库克每日接触病人，不慎感染，最终不治身亡。[4] 为了纪念这种献身精神，霍华德协会后来将她的坟墓移到埃尔姆伍德墓地，并为其竖立墓碑。

外地民众为疫区的救助活动提供了大量资源。他们通过多种形式为疫区筹集资金。8 月 30 日，匹兹堡及其附近地区的不少音乐团体在图书馆大厅共同举办了一场规模宏大的音乐会，为南部疫区筹得不少捐款。[5] 9 月 6 日，帕斯卡古拉业余戏剧俱乐部（Pascagoula Amateur Dramatics Club）在斯克兰顿学院举行了一场慈善表演。表演项目包括麦卡勒姆的班卓琴独奏、戴维森和莱昂斯的吉格舞曲，以及亨斯莱的"布道"模仿秀。这次表演为维克斯堡和吉布森港募集了 127.44 美元。[6] 据不完全统计，疫情前后，疫区接收的捐款总额超过 450 万美元。[7] 除了募集资金，他们还向疫区提供其他物资。10 月 9 日，纽约民众掀起一场为南部疫区黄热病病人捐赠衣物的活动。首日便收到包括床上用品、床垫、精纺披肩、衣服、鞋子、靴子和帽子在内的大量衣物，体积接近 4500 立方英尺。[8] 印第安纳波利斯居民也曾向孟菲斯送去各类食物，包括 27 桶面粉、

---

[1]　Denis Alphonsus Quinn, *Hero and Heroines of Memphis*, p. 191.

[2]　Gerald M. Capers, "Yellow Fever in Memphis in the 1870's," *The Mississippi Valley Historical Review*, 1938, Vol. 24, No. 4, p. 495.

[3]　Khaled J. Bloom, *The Mississippi Valley's Great Yellow Fever Epidemic of 1878*, p. 112.

[4]　J. M. Keating, *A History of the Yellow Fever: The Yellow Fever Epidemic of 1878 in Memphis, Tenn.*, p. 155.

[5]　Pittsburgh Relief Committee, *Report of the Pittsburgh Relief Committee*, pp. 13 – 15.

[6]　Deanne Nuwer, *Plague among the Magnolias: The 1878 Yellow Fever Epidemic in Mississippi*, p. 84.

[7]　J. M. Keating, *A History of the Yellow Fever: The Yellow Fever Epidemic of 1878 in Memphis, Tenn.*, p. 363.

[8]　"Gathering Clothing for Yellow Fever Sufferers," *Frank Leslie's Illustrated Newspaper*, Vol. 47, October 26, 1878, p. 127.

5桶肉、8桶咸饼干、2桶盐和6包马铃薯等食品。[1] 外地民众的另一项救助措施是前往疫区充当志愿者。疫情暴发后，纽约医生基丁（Keating）立即自愿前往孟菲斯救治病人，后不幸染病去世。对于他的献身精神，一份当地报纸给予高度评价："在所有志愿医生中，他是最受孟菲斯民众爱戴的人，他的过早死亡给这个被灾难压垮的社会蒙上阴影。"[2] 其实，基丁不过是众多前往疫区的志愿者之一。据统计，孟菲斯霍华德协会招募的近3000名护士中，近500人是来自26个州的志愿者。[3] 外地的救助物资源源不断地运到疫区，志愿者大批前来，为当地慈善机构开展救助活动提供了坚实的物质基础和充足的人力资源。

慈善机构是救助活动的重要组织者和实施者。它们的救助活动主要分为两类：一是照顾病人。霍华德协会是为黄热病患者提供医疗照顾的重要机构。在孟菲斯，霍华德协会将城市分为10个病区，并选派协会会员在各个病区挨家挨户搜索黄热病病例，统计本市感染人数。此外，它还高薪雇用了来自全国各地的111名医生和2995名护士，组成霍华德医疗队。[4] 一般而言，这些医护人员会前往病人家中为其提供免费的医疗照顾。在新奥尔良，为了照顾数量庞大的病人群体，霍华德协会花在护士工资、医生工资和药品的费用分别为7.3万美元、2.5万美元和6万美元。据统计，截至疫情结束，霍华德协会在路易斯安那州和密西西比州至少救治了35750名黄热病病人。[5] 当然，其他慈善机构或个人也承担了部分照顾病人的任务。不过，限于当时的医疗水平，医生治疗黄热病的效果并不理想。同时，不少医护人员来自北方，从未接触过黄热病，因而对它缺乏免疫，易受感染。在孟菲斯，霍华德协会的54名

---

[1] J. M. Keating, *A History of the Yellow Fever: The Yellow Fever Epidemic of 1878 in Memphis, Tenn.*, p. 361.

[2] J. M. Keating, *A History of the Yellow Fever: The Yellow Fever Epidemic of 1878 in Memphis, Tenn.*, pp. 181 – 182.

[3] Thomas H. Baker, "Yellow Jack: The Yellow Fever Epidemic of 1878 in Memphis, Tennessee," p. 255.

[4] J. P. Dromgoole, *Yellow Fever Heroes, Honors, and Horrors of 1878*, p. 76; John H. Ellis, *Yellow Fever and Public Health in the New South*, p. 52.

[5] The Howard Association of New Orleans, *Report of the Howard Association of New Orleans*, New Orleans: A. W. Hyatt, 1878, pp. 18 – 19.

医生先后染病，其中 33 人死亡，该协会约 1/3 的护士也死于这种疾病。① 二是救济穷困者。黄热病流行期间，孟菲斯皮博迪协会（The Peabody Association）雇用了 65 名工作人员，专门负责将面粉、米、咖啡、茶、糖、盐、糖蜜和咸肉等口粮分装并发给穷困者。据悉，每天有 1500 个家庭可以从该协会得到救济。② 新奥尔良中央救济委员会也发挥着同样的作用。为了防止欺诈，保证口粮真正发放给黄热病感染者家属和穷困者，该委员会要求申请救济者出示医生开具的病历证明，并提供贫困的证据。另外，它还会派遣工作人员亲自将口粮等物资送往申请救济者家中，顺便探清其真实的家庭情况。当然，这么做的另一个好处是避免申请救济者当众暴露穷困的窘迫和尴尬。③ 救助穷人的方式当然不仅限于发放口粮。孟菲斯公民救济委员会在城郊建立营地，实行军事化管理，并严格执行卫生规定，至少为 1300 名孟菲斯人提供避难场所，同时它还成立了一支掩埋队，负责在全市范围内寻找尸体，然后将之焚烧。④

　　教会也积极参与救助活动。同慈善机构一样，教会也扮演了照顾病人的角色。在这方面，修女群体的表现尤为引人注目。与普通护士不同，她们将护理工作视为一项神圣的事业，夜以继日地照顾病人和垂死者。对此，有人赞颂道："懒惰的哲学家是精致的利己主义者，炉边的慈善家也只会纸上谈兵，你们的雄辩如何能与高贵少女的生命和事迹相提并论呢？"⑤ 除此之外，教会还开展了两项不同寻常的工作。第一，为疫区祈祷。全国的新教教派呼吁为黄热病病人设立专门的蒙羞日和祈祷日，罗马天主教会举行持续 9 天的祈祷活动，纽约市的主教麦克洛斯基（McCloskey）亲自主持每天的祈祷。⑥ 第二，收留孤儿。新奥尔良圣阿方索斯修道院院长玛丽·卡尔罗尔（Mary Carroll）指示修女们将无家可归的孤儿

① Molly C. Crosby, *The American Plague*, New York: Berkley Books, 2006, p. 83.

② J. P. Dromgoole, *Yellow Fever Heroes, Honors, and Horrors of 1878*, p. 99.

③ New Orleans Central Relief Committee, *Report of the Orleans Central Relief Committee to All Those Who Have So Generously Contributed to the Yellow Fever Sufferers of New Orleans*, pp. 6, 26.

④ J. M. Keating, *A History of the Yellow Fever: The Yellow Fever Epidemic of 1878 in Memphis, Tenn.*, pp. 111, 394.

⑤ Denis Alphonsus Quinn, *Hero and Heroines of Memphis*, p. 181.

⑥ Khaled J. Bloom, *The Mississippi Valley's Great Yellow Fever Epidemic of 1878*, p. 174.

带回修道院。① 在孟菲斯,圣公会修女接受公民救济委员会的请求,照顾了不少孤儿。② 教会在救助方面的贡献或许不及慈善机构,但在安抚人心上确实发挥了难以替代的作用。

　　总体而言,随着黄热病疫情出现,民众、慈善机构和教会等社会力量迅速做出反应,形成了较为实用的社会救助网络。它们通过自救、照顾病人和救助穷困者等方式很大程度上削弱了这次疫情的负面影响,进而起到稳定社会秩序的作用。不过,社会救助也暴露出一些问题。由于缺乏有效的资格审查和监督机制,医护人员难免鱼龙混杂。有些人工作失职。曾有一名女性黄热病病人因身体燥热,请求护士帮助其挪动身体,躺到地上。护士粗暴地将她从床上拖到门厅,直到她浑身冰凉,也不闻不问。这个病人此前已出现康复迹象,但随后病情急转直下,回天乏术。③ 还有些人做出不法行为。据霍利斯普林斯救济委员会(Holly Springs Relief Committee)报告,一名来自田纳西州的男护士抢劫了病人财物,后被关进监狱。④ 当然,上述情况毕竟属于少数,绝大多数医护人员都会尽职尽责地照顾病人。正是由于他们辛勤工作,不辞劳苦,大批感染者才得到有效护理,继而减少了死亡人数。

　　综上所述,1878年黄热病流行期间,美国的疫情治理呈现出两个显著特征:一是黄热病疫情治理仍然基于“瘴气论”和“接触传染”的医学理念;二是州和地方政府承担着大部分疫情防治工作,联邦政府竭力避免直接介入,而民众、慈善机构和教会等社会力量是救助活动的重要参与者。这些特征反映了19世纪美国处理传染病疫情等突发性公共卫生事件的模式。追根溯源,它们也反映出美国长期存在的联邦权力与州权

---

　　① John Scanlon, "The Yellow Fever Epidemic of 1878 in the Diocese of Natchez," *The Catholic Historical Review*, Vol. 40, No. 1, 1954, p. 42.

　　② Thomas H. Baker, "Yellow Jack: The Yellow Fever Epidemic of 1878 in Memphis, Tennessee," p. 257; Community of St. Mary, *The Sisters of St. Mary at Memphis: With the Acts and Sufferings of the Priests and Others Who Were There with Them During the Yellow Fever Season of 1878*, New York, 1879. 网址 http://anglicanhistory.org/usa/csm/memphis1.html, 2024年3月19日。

　　③ *A Chapter in the History of the Epidemic of 1878 from Private Memoranda*, Holly Springs: Press of the Mccomb City Weekly Intelligencer, 1879, p. 10.

　　④ Deanne Nuwer, *Plague among the Magnolias: The 1878 Yellow Fever Epidemic in Mississippi*, p. 55.

之间的矛盾，地方自治的传统及"小政府、大社会"的体制。如何妥善处理上述矛盾成为此后美国长期思考的问题，它们的解决自然有助于传染病防治。另外，需要关注的是，关于黄热病的医学认知在随后发生了翻天覆地的变化，新的医学知识在 20 世纪初开始运用于黄热病治理。

第三节　"蚊子说"与 1905 年新奥尔良
黄热病疫情的防治

19 世纪后半期，现代医学的发展突飞猛进，黄热病、霍乱，以及结核病等众多传染病的传播规律被一一揭晓。伴随着医学理论的更新，传染病疫情治理的依据和措施也随之发生明显变化。1905 年黄热病疫情是美国历史上最后一次大规模的黄热病流行，与以往黄热病疫情不同的是，这次疫情治理完全基于新的医学知识"蚊子说"，且成效显著。对此，历史学者奥古斯丁做出这样的评论："1905 年流行病在众多方面令人印象深刻，它在整个文明世界民众的脑海里留下难以磨灭的印记，那就是运用现代科学武器取得了一次伟大的胜利。对于这个国家而言，这种做法无疑是前所未有的。"[1] 鉴于此，以"蚊子说"为线索，深入考察医学知识的更新对黄热病疫情治理的影响显然具有重要的学术意义。

关于 1905 年黄热病疫情，少数学者曾展开讨论。本杰明·查斯克简要描述了 1905 年新奥尔良黄热病疫情治理的全过程。[2] 安·卡里根详述了新奥尔良在普通民众中间开展公共卫生教育，宣传"蚊子说"，并指出这种宣传是 1905 年新奥尔良黄热病治理取得成效的重要因素之一。[3] 他们的研究对本节的撰写具有启迪之效，但也留下了继续深入的空间。前者没有系统阐明"蚊子说"如何嵌入新奥尔良的抗疫措施，且尚未涉及"蚊子说"在全国检疫中的运用；后者未能细致讨论新奥尔良宣传"蚊子

---

[1]　George Augustin, eds., *History of Yellow Fever*, New Orleans: Searcy and Pfaff, 1909, p. 881.

[2]　Benjamin H. Trask, *Fearful Ravages: Yellow Fever in New Orleans*, *1796 – 1905*.

[3]　Jo Ann Carrigan, "Mass Communication and Public Health: The 1905 Campaign against Yellow Fever in New Orleans," *Louisiana History: The Journal of the Louisiana Historical Association*, Vol. 29, No. 1, 1988.

说”的方式，仅将其归结为大众传播。因此，本节将以“蚊子说”为主线，考察“蚊子说”的产生，探究普及“蚊子说”的传播策略，讨论“蚊子说”如何被运用于 1905 年新奥尔良的抗疫工作，并分析疫情期间“蚊子说”的检疫实践，以期对 1905 年美国黄热病疫情治理具有一个整体的认识。

一 从“瘴气论”到“蚊子说”：医学知识的更新

19 世纪，面对黄热病的威胁，众多美国医学专家就它的病因和传播方式等问题不断展开探索，提出了多种观点，主要包括“接触传染”、“瘴气论”、“流行性空气说”（Epidemic Atmosphere）、“隐花植物起源”（Cryptogamous Origin），以及“微小动物假说”（Animalcular Hypothesis）等。

数个世纪以来，“接触传染”是解释疾病来源的主要话语之一，指通过人际接触或呼吸病人周围被感染的空气，抑或接触被病人感染的物品等途径传播疾病。20 世纪以前，“接触传染”同样成为论述黄热病发病机制的医学观点之一。密西西比州华盛顿县的医生莫内特（Monette）是这种观点的信奉者。他认为，黄热病可通过透气货物、毯状物和羽毛褥子等物品在两地之间传播，当承载这些物品的船舱温度偏高时，感染力增强；若是温度偏低，则感染力减弱。[①] 新奥尔良慈善医院的病理学专家施密特不仅强调黄热病与天花、麻疹、猩红热同属接触传染病，而且阐明了这些疾病的病因。1879 年，他在《纽约医学期刊》（*New York Medical Journal*）上发文指出，它们通过一种特殊毒素（Specific Poison）实现人传人，这种毒素是通过肺部或皮肤从感染者身体中散发出来，以气态或液态存在。具体而言，“这种毒素是分泌细胞的产物。就黄热病而言，皮肤腺令它的液态消失，使其迅速转化为蒸气，或者被肺小泡的上皮细胞转换成气态。它通过将自身特性赋予细胞分泌，在转化过程中增加数量”[②]。莫内特和施密特借助“接触传染”说似乎阐释了黄热病传播的部

---

① P. H. Lewis, "Thoughts on Yellow Fever, Being a Brief Critical Notice of the Following Recent Works," *New Orleans Medical and Surgical Journal*, Vol. 1, No. 2, 1844, pp. 31, 35.

② H. D. Schmidt, "On the Pathology of Yellow Fever," *New York Medical Journal*, Vol. 29, No. 2, 1879, pp. 151 – 152.

分规律，但它在很多方面受到诟病，因而从未成为医学界的主流观点。

除了"接触传染"，"瘴气"也是微生物理论问世前用来诠释疾病病因的重要医学话语。根据古罗马著名医生盖伦的解释，它是指产生于动植物腐败、沼泽、死水，以及肮脏生活状况的有害散发物，当人吸入"瘴气"，容易致病。当黄热病成为美国的灾难时，医学界亟须对其传播原因作出解释，于是多数医生将目光投向"瘴气论"。拉什是《独立宣言》的签署者，同时也是美国早期赫赫有名的医生，他对黄热病的论述代表了美国立国之初大部分医生的意见。前文曾专门论述过他对黄热病的认识，这里不再赘述。同拉什一样，美国陆军军医杰贝兹·赫斯蒂也倡导"瘴气"致病。在他看来，黄热病与间歇热、弛张热，以及瘟疫等不过是同类疾病，只是病情严重程度不一。通常情况下，感染黄热病是三种原因共同作用的结果，其中根本原因（Remote Cause）是"瘴气"，刺激性原因（Predisposing Cause）是不服水土，诱因（Exciting Cause）是疲劳和酗酒。不过，单是"瘴气"有时也足以令人染上重症黄热病。[1] 上述两位医生都在"瘴气"致病的基础上，提及"诱因"的作用，他们的主张解释了同一地区的人群，为何一部分染病，而另一部分却安然无恙，进而提高"瘴气论"的解释力和可信度。

尽管"诱因"的概念填补了"瘴气论"的解释盲区，不过这种理论却难以阐明另一种现象，即垃圾满地的城市从来不缺乏大量"瘴气"，可黄热病却不是年年暴发，而是在特定年份流行。为了更有理由地说明这种现象，更准确地表述黄热病的性质，"流行性空气说"应运而生。这种理论认为，在"瘴气"和特殊气候共同作用下产生的流行性空气（Epidemic Atmosphere）是黄热病的病因。1844 年 7 月，医生兰伯特在《新奥尔良医学和外科杂志》发表的一篇文章采纳了"流行性空气说"的解释框架。结合黄热病通常在夏秋之交出现，霜冻之后消失的流行特征，兰伯特解释了新奥尔良反复暴发的黄热病流行之原因。他指出，从 5 月至 7 月，新奥尔良周边的脏水和死水因受烈日暴晒而蒸发，水汽上升时，空气含水量饱和，化而成雨。这样，动植物腐败产生的"瘴气"也会被裹

---

① Jabez Heustis, *Physical Observations, and Medical Tracts and Researches, on the Topography and Diseases of Louisiana*, New York: T. And J. Swords, 1817, pp. 113 – 114.

挟上升，随着雨水降下，进而令黄热病扩散到众多地区，而"瘴气"则明显会受到风、降雨，以及暴风雨等天气的影响。另外，兰伯特也承认"偶然的接触传染"（Contingent Contagion），认为若健康者吸入黄热病病人呼出或其排泄物散发的"瘴气"也会染病。① 新奥尔良医生伊拉斯谟·芬纳得出了与兰伯特类似的结论。1853 年新奥尔良暴发的黄热病疫情激起了芬纳医生对黄热病性质的思考。他坚信，黄热病的产生是特定空气状态和腐败污物共同作用的结果，两者缺一不可。此外，他还提出，黄热病"有时也在某种程度上呈现出传染或接触传染的性质"，可能通过船、货物和人从一地传播到另一地，甚至在密切接触者之间传播，"但终究是一般基本规则之外的特例"。② 新奥尔良医生爱德华·巴顿曾撰写了一份关于 1853 年新奥尔良黄热病疫情的调查报告，这份报告在字里行间充分利用"流行性空气说"来解释黄热病的流行。他强调，特定的气象状况（Meteorological Condition）和本地污物（Local Vitiation）是黄热病流行的必要因素，两者不可或缺，合力形成了"流行性空气"。在巴顿看来，特定的气象状况包括高温高湿，而本地污物指的是任何玷污空气、食物和水源的东西，具体包括街道、厨房，以及马厩的垃圾、通风不良的公寓、墓地和沼泽等。值得注意的是，他不接受黄热病具有接触传染性，却又表示，"如果疾病从某个感染点被携带至洁净之地，它便不会传播；但若输入一个空气不纯净、具有相似空气或空气被污染的地点，结果正好相反"③。根据这些医生的论述，"流行性空气说"显然是"瘴气论"的变种，为后者加上特殊气候这一限定条件，使得黄热病病因的解释更具说服力。然而，"流行性空气说"的倡导者和信奉者就黄热病是否具有接触传染性，以及如何传播等问题似乎存在着明显分歧，这自然就暴露出该理论的缺陷与不足，也预示着关于黄热病性质的讨论还远未

---

① P. A. Lambert, "An Essay on Yellow Fever," *New Orleans Medical and Surgical Journal*, Vol. 1, No. 2, 1844, pp. 4 – 5, 13.

② Erasmus Fenner, *History of the Epidemic Yellow Fever, at New Orleans, La., in 1853*, New York: Hall, Clayton and Co., Printers, 1854, pp. 72 – 75.

③ Edward Barton, *The Cause and Prevention of Yellow Fever, Contained in the Report of the Sanitary Commission of New Orleans*, Philadelphia: Lindsay and Blakiston, 1855, pp. 3, 51, 52, 61, 70, 134.

结束。

　　不论是"瘴气论"抑或"流行性空气说"，它们都在刻意规避一个基本问题：到底什么是"瘴气"？甚至"流行性空气说"的拥护者兰伯特也坦承，"当前的科学无法确定瘴气的性质，也搞不清瘴气形成的原因和条件。除了知晓它们对人的身体造成影响以外，我们一无所知"①。"瘴气"毕竟看不见、摸不着，若是连"瘴气"究竟为何都难以阐明，那么以"瘴气"为基础的疾病解释体系的可信性必然也要大打折扣。出于对上述解释理论的质疑，19世纪中期，随着生物学和化学的进步，黄热病的"隐花植物起源"（Cryptogamous Origin）和"微小动物假说"（Animalcular Hypothesis）先后被提出，从新的视角解释了黄热病暴发的起因。

　　按照19世纪以前植物学的分类方法，隐花植物与显花植物相对应，指的是诸如苔藓、藻类、蕨类、地衣类，以及真菌等无籽植物和类似植物的有机体，主要依靠孢子繁殖，而"隐花植物起源"的内涵是黄热病由某种隐花植物引起。新奥尔良医生里德尔大力提倡这种医学观点。1853年底，他刊文指出，黄热病不是接触传染病，而是由某种胚芽（Germ）或孢子（Spores）引起，这种胚芽或孢子是在不洁空气中，由某种有机生命体在无生命的固体表面上孕育成熟，同时缺乏臭氧和物质腐败产生的散发物会为它们的生长繁殖提供得天独厚的环境，进而加剧了黄热病的传播。② 尽管里德尔已经提到"胚芽"和"孢子"，但未能具体点明它们属于何种隐花植物。与里德尔不同，费城杰斐逊医学院教授米切尔明确表示真菌（Fungi）是黄热病的致病之源。1849年，他在《关于瘴气热与流行热的隐花植物起源》一书中明确指出，"藏身于潮湿黑暗的船舱或病人、死亡船员身上肮脏衣物的热带真菌"会大量滋生，可将黄热病从一地输入另一地，这便是黄热病既非接触传染病，又可以通过污染物传播的缘由。③ 可见，黄热病的"隐花植物起源"至少提供了一条基本能够自圆其说的解释路径。

---

① P. A. Lambert, "An Essay on Yellow Fever," p. 5.

② J. L. Riddell, "Opinion on the Cause of Yellow Fever," *New Orleans Medical and Surgical Journal*, Vol. 10, No. 6, 1854, pp. 813 – 814.

③ J. K. Mitchell, *On the Cryptogamous Origin of Malarious and Epidemic Fevers*, Philadelphia: Lea and Blanchard, 1849, pp. 103, 106.

相较于"隐花植物起源",黄热病的"微小动物假说"似乎为阐述这种疾病的性质提供了更具说服力的解释。微小动物(Animalcule)指的是诸如变形虫或草履虫的微小生物,有时蚊子也被归到这一类别。按照"微小动物假说",某种微小动物是产生黄热病的根源。阿拉巴马州莫比尔的医生诺特对这种假说极为认同。不过,关于这种微小动物究竟为何物,以及黄热病如何传播,他表示,"当前的显微观察还处于起步阶段,在探究疾病病因的问题上,化学远远落后于时代",而"昆虫或微小动物的毒素"通过何种方式传播尚不为人所知。[1] 不难看出,诺特对"微小动物假说"的探究显然是浅尝辄止。与诺特不同的是,路易斯安那州华盛顿县的医生库克不仅相信黄热病的病因(Morbific Cause)很可能是某种微小动物,而且细致考察了黄热病的传播方式。他提出,这种微小动物可通过病人和污染物两种媒介传播。具体而言,一方面,污染物可携带微小动物,若是后者数量充足,在任何情况下都会令易感者染病。另一方面,病人的散发物本身无害,但若是周围空气有利于"病体散发的疾病胚芽"的繁殖,便会产生黄热病。[2] 如果用现代医学观念来考察"微小动物假说",它无疑最接近现代医学对黄热病的认知。

除上述提到的医学理论,某些其他的黄热病解释模式也引起了社会关注。一本名为《医学知识库》的刊物曾介绍了某位匿名作者关于黄热病病因的观点。作者接受了古希腊的"四元素说",即物质世界是由土、气、水、火组成,并在此基础上又添加了"电火"(Electrical Fire)和"母"(Mother)两种元素。在他看来,"母"是一个假想的实体,是动植物生命的媒介,它通常位于地表,特殊情况下也可被埋于地下,但最终会依靠自身力量重归地面。一般而言,"母"处于纯净状态,不过当它破土而出时,一旦沾染腐败物质,就会变得失去活力且充满毒素,进而污染土地和水源,最终导致黄热病的出现。[3] 爱丁堡医生詹姆斯·墨里受英

---

[1] J. C. Nott, "The Epidemic Yellow Fever of Mobile in 1853," *New Orleans Medical and Surgical Journal*, Vol. 10, 1854, pp. 578–582.

[2] T. A. Cooke, "An Account of Yellow Fever Which Prevailed in the Town of Washington, LA. ," *New Orleans Medical and Surgical Journal*, Vol. 10, 1854, pp. 606–607, 611.

[3] Samuel Mitchill and Edward Miller, eds. , *The Medical Repository*, Vol. 6, New York: T. And J. Swords, 1803, p. 417.

国化学家约翰·道尔顿（John Dalton）提出的原子理论的启发，提出电流（Electricity）通过提高或削弱生命力的方式产生疾病。至于具体的发病机制，墨里的解释晦涩难懂，以至于评论者表示："对于我们而言，它似乎比微小动物理论和瘴气论更加深奥。事实上，作者所灌输的电流致病理论是一种彻底的唯物论。"① 上述两种说法因其天马行空而少有人采信，并被斥为无稽之谈。

　　黄热病的"瘴气论""隐花植物起源"，以及"微小动物假说"等医学观念为它们所处的时代提供了系统解释黄热病的理论体系，不过需要注意的是，这些理论大多属于医学哲学的范畴，而非医学科学，而黄热病的奥秘真正为人所知，还要等到19世纪末期。对黄热病传播模式的科学认知最早可追溯到古巴医生卡洛斯·芬利（Carlos Finlay）。19世纪50年代，他曾先后在巴黎、费城等地学医，毕业后定居古巴哈瓦那，潜心治病救人。哈瓦那频受黄热病流行之苦，而医学界围绕这种疾病仍旧争论不休，这自然激发了芬利对黄热病的研究兴趣。当时，法国植物学家菲利普·范蒂耶玛（Philippe E. L. Van Tieghem）在编撰的《植物学》一书里描述了小麦秆锈菌的生命周期，这是一种极具破坏性的玉米寄生真菌，然而在感染玉米之前，它需要小檗植物作为中间宿主来滋生和繁殖，若是将后者从玉米地移走，小麦秆锈菌便会消失。受这种植物真菌传播规律的启发，芬利联想到蚊子与黄热病之间的关系，于是利用当地的蚊子做实验。② 当然，也有学者猜测，芬利的灵感来自美国寄生虫学家帕特里克·曼森对亚洲丝虫病的研究。曼森曾在中国厦门海关署担任医务官，通过研究当地的丝虫病，提出以血为食的蚊子是丝虫进入哺乳动物的中间宿主，因而芬利将研究对象聚焦到蚊子。③ 不过，这种说法从未得到芬利本人的证实。1881年8月14日，芬利在哈瓦那科学院（Havana Academy of Science）宣读了实验成果《蚊子被认为是传播黄热病毒素的媒介》，结论是蚊子在存活期间通常会叮咬数次，通过叮咬可在人与人之间传播

---

　　① James Murray, "Electricity as a Cause of Cholera, or Other Epidemics," *New Orleans Medical and Surgical Journal*, Vol. 6, 1850, pp. 752, 754.

　　② John R. Pierce and Jim Writer, *Yellow Jack: How Yellow Jack Ravaged America and Walter Reed Discovered Its Deadly Secrets*, New Jersey: John Wiley and Sons, 2005, p. 80.

　　③ 杨长云：《黄热病传播模式的发现及其防治》，《光明日报》2020年4月13日。

黄热病。[1] 一年后，他确认只有埃及伊蚊会传播黄热病。至此，芬利发现了埃及伊蚊乃是黄热病的传播媒介。不过，当时的医学界对这项发现持怀疑态度，"蚊子说"未引起多大反响，直到 20 年后才得到重视。

"蚊子说"开始得到医学界的认可要归功于军医沃尔特·里德（Walter Reed）等人。1898 年美西战争结束后，美国军队占领古巴，当地反复出现的黄热病令美国政府颇为头疼。鉴于此，1900 年 5 月，美国国会授权成立一个派往古巴的医学委员会，专门负责调查当地的黄热病疫情。委员会由美国陆军的里德、詹姆斯·卡罗尔（James Carroll）、杰西·拉齐尔（Jesse Lazear）及古巴医生阿里斯蒂德斯·阿格拉蒙特（Aristides Agramonte）组成，里德是负责人。医学委员会成员抵达古巴时，适逢克马多斯镇暴发黄热病，这为他们展开临床观察及细菌学、病理学工作带来天赐良机。6 月至 9 月底，拉齐尔和其他实验人员以自己为实验对象，同时招募一批志愿者，冒险展开临床实验，实验方法是利用叮咬过黄热病感染者的蚊子，再次叮咬对黄热病缺乏免疫的健康者。通过不同分组的反复实验，他们得出了研究数据和结果，不幸的是，拉齐尔在实验中死于黄热病。10 月，里德等人向美国公共卫生协会提交了医学委员会的初步调查报告，确认埃及伊蚊是黄热病寄生的中间宿主，证实了芬利的"蚊子说"。[2]

1901 年 2 月 6 日，在经过进一步的实验后，里德在哈瓦那召开的泛美医学大会上发表了一份完整报告，进一步丰富了"蚊子说"的内涵。这份报告得出 11 点结论：第一，蚊子是黄热病寄生的中间宿主；第二，黄热病感染缺乏免疫者的途径是蚊子叮咬，叮咬的蚊子曾吸食过黄热病感染者的血液；第三，蚊子感染后，至少需要间隔 12 天或更长时间才具有传播能力；第四，感染的蚊子若在早期叮咬健康者既不会传播黄热病，也不会给予健康者免疫力；第五，在发病的前两天，从感染者身上抽取血液，然后对健康者进行皮下注射，也可产生黄热病；第六，由蚊子叮

---

① Carlos Finlay, "The Mosquito Hypothetically Considered as an Agent in the Transmission of Yellow Fever Poison," *Yale Journal of Biology & Medicine*, Vol. 9, No. 6, 1937, p. 603.

② Walter Reed, James Carroll, Aristides Agramonte and Jesse Lazear, *The Etiology of Yellow Fever: A Preliminary Note*, Columbus: The Berlin Printing Company, 1901, p. 16.

咬造成的黄热病感染使得感染者获得了对非实验性黄热病患者血液的免疫力；第七，13 例实验性黄热病病例的潜伏期从 41 小时到 5 天 17 小时不等；第八，黄热病不是通过污染物传播，没有必要对感染者接触过的衣物、床上用品或商品进行消毒；第九，只有房间内存在能够传播这种疾病的、被感染的蚊子时，才能说它感染了黄热病；第十，通过采取消灭蚊子和保护病人不被蚊子叮咬的措施，可以最有效地控制黄热病的传播；第十一，尽管已弄清黄热病的传播模式，但它的具体病因仍有待查明。① 需要指出的是，关于黄热病"潜伏期"的观点，并非里德等人首次提出，而是受到美国海洋医院服务局（Marine Hospital Service）外科医生亨利·卡特（Henry Carter）的影响。1898 年夏，卡特在出现黄热病疫情的密西西比州泰勒（Taylor）和奥伍德（Orwood）两地进行研究，提出"潜伏期"理论，即从感染病例出现到继发病例出现的时间间隔一般是两三周。② 显然，以里德为首的委员会修正了卡特所提出的黄热病潜伏期的时长，在卡特研究的基础上，阐明了黄热病感染者的潜伏期不超过 6 日。

总之，在芬利和卡特研究的基础之上，里德等人确认并进一步完善了"蚊子说"，基本阐明了黄热病传播的模式和基本规律。从此，"蚊子说"不仅逐渐成为美国医学界的普遍共识，令此前多种阐释黄热病的理论黯然离场，而且开始被运用于黄热病的预防和治理。

二　从医学界到普通民众：疫情期间"蚊子说"的社会传播

1905 年夏，美国南部暴发黄热病疫情，多数州相继出现黄热病感染者，其中路易斯安那州的疫情较为严重，作为该州首府的新奥尔良则是这场疫情的"震中"。据后来统计，1905 年路易斯安那州约有超过 9300 名黄热病感染者，其中新奥尔良的感染者数量在 3400 人左右，死亡者达

---

① Walter Reed, James Carroll, Aristides Agramonte, "The Etiology of Yellow Fever: A Additional Note," in Robert Latham Owen, eds., *Yellow Fever: A Compilation of Various Publications*, Washington, D. C.: U. S. Government Printing Office, 1911, p. 87.

② Walter Reed, James Carroll, Aristides Agramonte and Jesse Lazear, *The Etiology of Yellow Fever: A Preliminary Note*, p. 6.

到452人。① 新奥尔良之所以成为这次疫情的"震中",是众多因素共同作用的结果:一是濒临黄热病频繁暴发之地。新奥尔良是美国的重要港口之一,与墨西哥、古巴和中美洲国家之间的人员经贸往来频繁,来自后者的商船经常将黄热病感染者或被感染的埃及伊蚊输入新奥尔良。二是当地的外来移民隐瞒黄热病病例。新奥尔良的法语市场(French Market)② 聚集了不少意大利移民,他们生性多疑,即使生病也不愿求医问诊,致使卫生部门难以在第一时间了解黄热病疫情的传播。三是部分地区的卫生状况十分恶劣。在法语市场,"人畜杂处,各家庭院堆积着腐烂木材、瓶瓶罐罐,以及废弃浴缸等垃圾",而且"各家庭院里至少有一个不加遮盖的蓄水池,里面滋生了大量的埃及伊蚊"。老城区的卫生状况同样堪忧,街道坑坑洼洼,在雨后往往形成不少小水坑,"道路两侧是排水沟,里面多是缓慢流动或停滞的死水。真菌、衣原菌和活赤虫在水流量小的地方随处可见,固体垃圾不时将排水沟堵塞,由于缺乏适当的垃圾和污水处理系统,污水的气味在盛夏始终挥之不去"。③ 四是新奥尔良的主要供水来源是露天蓄水池。不同于其他城市,这里家家户户都会安装露天蓄水池,用于收集雨水,以供日常使用。据估计,新奥尔良有7.5万个蓄水池,它们成为适合埃及伊蚊的繁殖之地。④ 面对这场黄热病疫情,首先摆在所有人,特别是新奥尔良人面前的是如何迅速遏制疫情的蔓延。

若要有效控制黄热病疫情的发展,政府必须号召民众以科学的医学知识为指导,积极配合和参与抗疫工作,而现实情况是,"蚊子说"的传播受众仍主要局限于医学界人士,绝大多数普通民众对黄热病的传播规律一无所知,甚至部分医生也知之甚少。对此,新奥尔良卫生官员奎特曼·科恩克心知肚明。早在1905年2月,他公开发文表示:"在一个自由国度,若要消灭蚊子,需要群体合作,无论这种合作是主动的还是被

----

① Benjamin H. Trask, *Fearful Ravages: Yellow Fever in New Orleans, 1796 – 1905*, p. 121.

② 1905年,新奥尔良的法语市场(French Market)是最先出现黄热病病例的地区,这里主要生活着来自意大利的移民。

③ Rubert Boyce, *Yellow Fever Prophylaxis in New Orleans*, London: Williams and Norgate, 1906, pp. 2 – 4.

④ "Yellow Fever Prevented By Mosquito Extermination," *Scientific American*, Vol. 93, No. 6, 1905, p. 99.

动的。为了得到必要的服从和帮助，他们必须首先了解该做什么，为什么要做，如果本国的男女老幼都了解蚊子，立法机构就会对公众的要求做出回应，统一行动将是水到渠成之事，正由于缺乏这种认知，这便难比登天。"① 疫情初期，《纽约时报》的一篇文章也表达了与科恩克类似的看法。作者指出："如果民众见识广博，那么消灭黄热病易如反掌，但见多识广者毕竟屈指可数。……在新奥尔良这类城市，新理论的倡导者们仍需努力。"② 鉴于此，美国各级政府与医学界、志愿组织，以及宗教人士等社会群体相互协作，积极利用人际传播、群体传播与大众传播等传播方式，通过多种传播媒介，有针对性地向包括工人、学生和教众在内的普通民众介绍"蚊子说"，以期达到卫生教育之目的。

　　人际传播是宣传"蚊子说"的重要途径。在新奥尔良，不少社会团体纷纷通过私人谈话或挨家挨户拜访等形式，向成千上万的家庭告知黄热病的性质及预防办法。比如，新奥尔良的所有意大利人组织均挑选了专职人员，后者挨家挨户走访同胞，用其母语解释必须采取哪些措施来遏制这场流行病，并要求他们予以合作。③ 另外，妇女俱乐部（Women's Clubs）也采用登门拜访的方式对民众展开宣传，敦促户主遮盖自家蓄水池，并在房间内进行熏蒸。④ 尽管人际传播具有传播速度慢的局限，不过传播者可以利用语言与受众直接交流"蚊子说"，晓之以理，动之以情，同时利用表情、姿势补充语言表达之不足，而且受众也能及时反馈对"蚊子说"的看法，这自然可以增强"蚊子说"的传播效果。

　　大众传播是宣扬"蚊子说"的另一个重要方式。疫情之初，联邦政府借助全国邮政系统向普通民众传授关于黄热病和蚊子的医学知识。1905 年 7 月 31 日，公共卫生与海洋医院服务局（Bureau of Public Health and Marine-Hospital Service）编写了宣传单并印刷 10 万份，根据财政部部

---

① Quitman Kohnke, "The Mosquito Question," *Scientific American Supplement*, No. 1518, 1905, p. 24328.

② Jo Ann Carrigan, "Mass Communication and Public Health: The 1905 Campaign against Yellow Fever in New Orleans," p. 7.

③ Jo Ann Carrigan, "Mass Communication and Public Health: The 1905 Campaign against Yellow Fever in New Orleans," p. 11.

④ Benjamin H. Trask, *Fearful Ravages: Yellow Fever in New Orleans, 1796 – 1905*, p. 110.

长的要求，它们被寄到黄热病疫情严重的路易斯安那州和密西西比州的每家邮局，后者需在邮局布告牌上展示，并将剩余传单分发出去。这份传单题为《如何预防黄热病——若无蚊子，便无黄热病》（How to Prevent Yellow Fever—No Mosquito, No Yellow Fever），不仅阐明了黄热病的传播模式和应对策略，而且介绍了蚊子的生活习性和消灭方法。① 新奥尔良卫生当局也通过报纸等媒介向民众传递黄热病传播规律的信息。7 月 23 日，多家本地报纸刊登了新奥尔良卫生局主席科恩克、路易斯安那州卫生局主席及奥尔良教区医学会等共同签署的通告，告知全体市民，埃及伊蚊是黄热病传播的唯一途径，公开呼吁他们遵行下列建议：第一，排空房间里所有闲置的积水容器，且房间里不得积水；第二，将些许油置于蓄水池的水面，然后用网罩遮盖蓄水池；第三，少量油置于污水池或厕所；第四，睡在蚊帐下；第五，尽可能使用纱窗和纱门。② 7 月 25 日，科恩克在《新奥尔良时代民主报》（New Orleans Times-Democrat）上发文表示：

> 新奥尔良是否尽快摆脱黄热病，取决于每位户主愿意为灭蚊工作提供多少援助。黄热病通过埃及伊蚊叮咬在人与人之间传播，这种蚊虫繁殖之地是蓄水池、水桶等集水处。埃及伊蚊通常在白天叮咬，很少在夜间。了解这种蚊子传播疾病的条件，以便采取有效的预防措施，这一点非常重要。蚊子若要具有传染性，必须在染病前 3 天内叮咬黄热病病人，10 天后，它就获得传染能力。因此，蚊子在叮咬病人后的 10 天内不具有危险性，病人在发热 3 天后也不具有危险。在染病的前 3 天，发热病人要与蚊子隔开，然后在染病后的 10 天内消灭房间内的蚊子。③

---

① Public Health and Marine-Hospital Service, *Annual Report of the Surgeon-General of the Public Health and Marine-Hospital Service of the United States for the Fiscal Year 1906*, Washington, D. C.: U. S. Government Printing Office, 1907, pp. 135 – 137.

② Louis G. Lebeuf, "The Work of the Medical Profession of New Orleans during the Epidemic of 1905," in George Augustin, eds., *History of Yellow Fever*, pp. 1068 – 1069.

③ "Report of the Board of Health of the City of New Orleans," in Edmond Souchon, *Biennial Report of the Louisiana State Board of Health to the General Assembly of the State of Louisiana, 1904 – 1905*, Baton Rouge: The Times, 1906, p. 65.

部分民众还利用海报和广告，致力于宣传黄热病与埃及伊蚊的关系。加利克（Garlick）是新奥尔良的一名受雇张贴广告者，其在疫情期间的表现可圈可点。他用红色墨水设计了一幅大型海报，旨在传播"蚊子说"，并敦促民众遵守联邦卫生当局的规定，采用熏蒸之法消灭蚊子。这些海报被印刷数千份，全城张贴。① 一家五金公司推销自家产品时，也不失时机地宣传何为埃及伊蚊。它刊登在报纸上的广告幽默地写道，生产防埃及伊蚊的金属网线是我们公司的特长，倘若你对埃及伊蚊一无所知，那就去问问科恩克吧。② 大众传播具有受众广的特点，可在短时间内向整个社会传递"蚊子说"的基本内容。不过，并非所有人都能识文断字，而且这类传播方式的劝服效果也相对有限。

除此之外，群体传播对于"蚊子说"的普及也起到了难以替代的作用。在联邦层面，美国公共卫生和海洋医院服务局官员在包括新奥尔良在内的不少城镇召开会议并发表讲话，呼吁民众关注防蚊灭蚊的必要性。③ 在疫情的"震中"新奥尔良，得益于卫生部门、市民志愿组织及妇女组织等的协调与配合，不少社会群体或个人加入"蚊子说"的普及活动。医生群体承担了主要的宣传工作，他们不光在民众集会上讲授黄热病的医学知识，甚至频繁现身工厂和学校。1905 年 9 月初，在市民志愿组织主席贝弗利·华纳（Beverley Warner）的安排下，医生们与该市半数左右的工人展开为时 30 分钟的对话。10 月，不少医生随华纳探访了大约 51 所学校，向 4.3 万名学生传授相关医学知识及熏蒸灭蚊之法。④ 除医生外，教师们也在课堂上展开公共卫生教育。当新学期返校复学后，全市所有公立学校和教会学校的老师在课堂上给学生们做了 5 分钟的专题讲座，内容涉及"蚊子说"和黄热病的预防措施。为了提

---

① Rubert Boyce, *Yellow Fever Prophylaxis in New Orleans*, p. 58.

② Jo Ann Carrigan, "Mass Communication and Public Health: The 1905 Campaign against Yellow Fever in New Orleans," p. 12.

③ Public Health and Marine-Hospital Service, *Annual Report of the Surgeon-General of the Public Health and Marine-Hospital Service of the United States for the Fiscal Year 1906*, p. 134.

④ Jo Ann Carrigan, *The Saffron Scourge: A History of Yellow Fever in Louisiana*, *1796 – 1905*, p. 246.

高课堂教学的效果，1.6万张教学卡片还被送往天主教学校。[1] 神职人员在教堂则通过布道的形式力劝教众相信"蚊子说"，按照新的医学知识行事。7月24日，奥尔良教区医学协会向市卫生局强调开展民众卫生教育的必要性，并敦促神职人员在黄热病疫情期间发挥传播医学知识的作用。[2] 7月29日，新奥尔良市民志愿组织呼吁牧师向教众传播"蚊子说"。[3] 在医学界和社会团体的呼吁下，神职人员积极向教众宣扬黄热病的传播规律。作为信教者群体中的舆论领袖，神职人员对于教众的认知和行为改变具有较强的引导作用，他们传播"蚊子说"自然事半功倍。

此外，还有一些令人耳目一新的宣传方式也被运用。疫情之初，市民财务委员会曾订购2.5万枚翻领纽扣，将它们发放给已遮盖自家蓄水池，并对蓄水池做置油处理之人佩戴，纽扣周围写着"我的蓄水池毫无问题，你的怎么样"，而中间呈现的是埃及伊蚊的图像。[4] 这种翻领纽扣令每一位佩戴者成为"蚊子说"的代言人。9月中旬，商人联谊会"麋鹿俱乐部"（Elks Club）发起了一场筹集抗疫资金的活动，该活动从游行开始，包括市长在内的700多名"麋鹿俱乐部"成员走上街头，身穿纱布衣服，戴着形似被遮盖的蓄水池的帽子，他们的游行口号是："这个物种的雌性比雄性更加致命！"每当声音响起，围观民众总是捧腹大笑。[5] 这个游行口号其实是告诉民众，黄热病是由雌性的埃及伊蚊传播，而民众的反应表明，他们显然对此已是心领神会。

就个人而言，科恩克对宣传工作尤为卖力，曾多次在民众集会上发表演讲。他通常会结合幻灯片，向民众描述埃及伊蚊的身体结构、生命周期和生活习性，阐明埃及伊蚊是黄热病传播的唯一途径，并解释了消

---

[1] Edmond Souchon, *Biennial Report of the Louisiana State Board of Health to the General Assembly of the State of Louisiana*, *1904 - 1905*, p. 38.

[2] Louis G. Lebeuf, "The Work of the Medical Profession of New Orleans during the Epidemic of 1905," in George Augustin, eds. , *History of Yellow Fever*, p. 1072.

[3] Rubert Boyce, *Yellow Fever Prophylaxis in New Orleans*, p. 31.

[4] Jo Ann Carrigan, The Saffron Scourge: A History of Yellow Fever in Louisiana, 1796 - 1905, p. 245.

[5] Jo Ann Carrigan, "Mass Communication and Public Health: The 1905 Campaign against Yellow Fever in New Orleans," p. 17.

灭埃及伊蚊、彻底根除黄热病的具体做法。他的部分演讲内容如下："在病人染病的前3天，埃及伊蚊通过吸食其血液而获得病菌，病菌在12天内到达它的唾液腺，此时蚊子才具有传染性；因此，在病人发病的前3天内防止蚊子叮咬，可防止蚊子被感染；在12天期满前消灭被感染的蚊子，可防止人被感染。"① 总之，各级卫生官员、医生、教师，以及神职人员利用演讲、授课及布道等多种形式在包括工人、学生和教众在内的群体宣传"蚊子说"，有助于后者接受这种新的医学观念，并将其内化为群体意识的一部分。

综上所述，各级政府和社会团体通过人际传播、群体传播与大众传播等方式，积极利用各种传播媒介，有效实现了向新奥尔良民众灌输"蚊子说"的工作，这么做的目的无非出于两端：一是统一医学认知，令普通民众配合卫生当局和志愿组织联合展开的抗疫工作；二是鼓励民众从自身做起，以新的医学理论为指导，参与防蚊灭蚊的事务。实际上，向民众普及"蚊子说"的做法最终确实在很大程度上实现了预期目的。

三　从改善卫生到防蚊灭蚊：疫情期间"蚊子说"在新奥尔良的运用

1905年7月22日，路易斯安那州卫生局正式宣布新奥尔良暴发黄热病。尽管难以追溯新奥尔良的"一号"病人，不过市卫生局至少在7月12日已得知当地出现黄热病疑似病例，随后的病例调查也显示，不少黄热病疑似病例和死亡病例最早发生在5月。② 可以说，等到官方正式宣布疫情出现时，防控黄热病的最佳窗口期已经丧失。面对黄热病的威胁，市政当局、医学界和市民志愿组织纷纷采取行动。7月21日，路易斯安那州卫生局和新奥尔良市卫生局的官员、美国公共卫生和海洋医院服务局代表、邻州卫生官员及奥尔良教区医学会成员召开会议，讨论如何应对黄热病疫情。22日，奥尔良教区医学会成立由约翰·卡兰（John Callan）、马伦斯·马格鲁德（Marens Magruder）及约翰·奥希斯纳（John Oechsner）等人组成的医学顾问委员会，协助卫生当局的工作。同日，新

---

① Quitman Kohnke, "The Yellow Fever Epidemic of 1905 in New Orleans," *Public Health Papers and Reports*, Vol. 32, 1906, p. 93.

② Rubert Boyce, *Yellow Fever Prophylaxis in New Orleans*, p. 17.

奥尔良市市长、州卫生局主席、市卫生局主席及本市的知名人士共同制订了阻止黄热病蔓延的计划，并组建了以查尔斯·詹维尔（Charles Janvier）为主席的财务委员会，负责为抗疫工作筹集资金，该委员会先后为抗疫筹集资金超过 26 万美元，奠定了大规模展开抗疫工作的物质基础。[1] 7 月 26 日，市卫生局任命华纳为市民志愿组织主席，市民志愿组织是新奥尔良抗疫工作的重要执行者，他的任务是协调新奥尔良 16 个区市民志愿组织的行动。至此，新奥尔良形成了以市卫生局为首，新奥尔良教区医学会、财务委员会及市民志愿组织等机构为辅的抗疫组织体系。

　　然而，这种以市卫生局为领导的抗疫组织体系很快为人诟病。医学会认为，市卫生局的工作效率低下、组织混乱，商业利益集团希望联邦政府亲自指挥抗疫行动，放松检疫力度，减少贸易限制。[2] 8 月 4 日，路易斯安那州州长牛顿·布兰查（Newton G. Blanchard）通过电报向时任美国总统西奥多·罗斯福（Theodore Roosevelt）通报了新奥尔良市市长、市卫生局、州卫生局和新奥尔良教区医学会通过的决议，要求联邦政府接管新奥尔良的抗疫工作。在罗斯福的授权下，美国公共卫生与海洋医院服务局任命卫生官员怀特（J. H. White）为新奥尔良抗疫工作总负责人，并派遣另外 24 名卫生官员前往新奥尔良，协助其展开工作。怀特到任后，在各区任命一名服务局卫生官员为负责人，加强对各区市民志愿组织的集中统一管理，促使抗疫工作得以有序高效地展开。这样，新奥尔良的抗疫指挥权就基本上由美国公共卫生和海洋医院服务局所掌控。不过，不论是由市卫生局直接领导，还是由美国公共卫生与海洋医院服务局卫生官员亲自指挥，新奥尔良的抗疫方针没有发生明显变化。它们不再根据"瘴气论"，使用改善城市卫生和个人卫生的措施，而是基于"蚊子说"，采取防蚊灭蚊的手段阻断传播途径，以此来遏制疫情的蔓延。

　　由于蚊子种类众多，埃及伊蚊仅为其中一支，同时又难以辨别哪些埃及伊蚊已被感染，因此将"蚊子说"运用于抗疫绝非易事。1905 年，新奥尔良卫生局发布的一份小册子直言不讳地表达了这种看法。它指出：

---

　　① Rubert Boyce, *Yellow Fever Prophylaxis in New Orleans*, p. 61.

　　② Jo Ann Carrigan, "Mass Communication and Public Health: The 1905 Campaign against Yellow Fever in New Orleans," p. 13.

"就理论而言，根据这一重要发现采取的措施令预防或遏制流行病变得轻而易举。事实上，找出感染黄热病的蚊子无异于天方夜谭，而且想要确定是否已消灭所有被轻症或未知黄热病病例感染的蚊子，更是痴人说梦。"① 无论如何，1901 年奥尔良医学会的调查使得"蚊子说"付诸抗疫实践成为可能。当时，医学会任命一个委员会来绘制该市各类蚊子的分布图。为方便起见，该委员会按照孳生地，将新奥尔良的蚊子分为三类：蓄水池蚊子（Cistern Mosquitoes）、水沟蚊子（Gutter Mosquitoes）和沼泽蚊子（Marsh Mosquitoes），而调查结果显示，埃及伊蚊最喜蓄水池，偶尔也会寻找其他栖身之所，多集中在人口密集的城市地区，很少出现在农村。② 这项调查的意义在于，它使得 1905 年新奥尔良的抗疫工作更具针对性，灭蚊的主要目标针对蓄水池蚊子即可，而不必消灭所有种类的蚊子，从而降低灭蚊工作的复杂性。

由于埃及伊蚊通常在死水里繁衍孳生，遮盖蓄水池，并在水面置上一层油等措施就成为新奥尔良展开灭蚊工作的重要措施之一。7 月 26 日，新奥尔良市政当局派出 19 名工作人员，其中 7 人负责置油于蓄水池水面，4 人负责遮盖蓄水池，1 人负责制作遮盖蓄水池的材料，并宣布逐步将人数增加到 150 人。③ 怀特接管新奥尔良抗疫工作后，加强了抗疫力量，雇用超过 1200 名工作人员，其中负责遮盖蓄水池、水面置油等事务的人数达到 910 人。④ 8 月 11 日，怀特会见各区市民志愿组织负责人，要求各区每周冲洗一次街道旁的排水沟，对辖区内的蓄水池展开彻底检查，确保它们及时得到遮盖，同时使用特定种类的油对蓄水池进行置油作业，以免影响水质和口感。⑤ 8 月 23 日，怀特再次向各区发出指令，在排水沟和水池里加盐。具体做法是将盐投放在存有死水的排水沟和水池，1 英尺宽、4—6 英寸深的排水沟大约需要 500 磅盐。⑥ 在怀特的领导下，各区志

① Reginald B. Leach, "The Mosquito Theory, Yellow Fever and Arsenization," *The North American Review*, Vol. 187, No. 626, 1908, p. 100.

② Rubert Boyce, *Yellow Fever Prophylaxis in New Orleans*, pp. 8 – 9.

③ Public Health and Marine-Hospital Service, *Annual Report of the Surgeon-General of the Public Health and Marine-Hospital Service of the United States for the Fiscal Year 1906*, p. 130.

④ Rubert Boyce, *Yellow Fever Prophylaxis in New Orleans*, p. 38.

⑤ Rubert Boyce, *Yellow Fever Prophylaxis in New Orleans*, p. 40.

⑥ Rubert Boyce, *Yellow Fever Prophylaxis in New Orleans*, p. 46.

愿组织都配备有遮盖和涂油的材料，包括金属丝、梯子、钉子、锤子、手推车和油桶等物品，负责遮盖蓄水池、水面置油等事务的工作人员每日早上外出工作，各区志愿组织办公室也会详细记录已遮盖和置油的蓄水池数量，并标明准确日期。另外，医学顾问委员会还呼吁卫生部门不要把目光仅集中在蓄水池，还需注意到家中的水壶、花瓶、墓地的骨灰盒，以及房前屋后的排水沟也是蚊子的重要繁殖地。① 遮盖蓄水池，并在水面置油，以及在排水沟里加盐等做法令埃及伊蚊失去孵化成虫的适宜环境，这就从源头上减少新孵化的埃及伊蚊数量，有助于控制黄热病传播。

若要在全市范围内完成所有蓄水池的遮盖和水面置油，单凭抗疫工作人员的努力显然不够，民众的配合和参与更为重要。通过宣传"蚊子说"，大部分民众愿意与卫生当局合作，主动检查和遮盖自家蓄水池，不过并不是所有人都接受卫生当局的建议，甚至有人反对卫生当局在蓄水池里置油，理由是置油改变了水的口感。鉴于此，新奥尔良市议会在 8 月 1 日出台法令，要求新奥尔良民众须用不少于 18 目的网布、纱布等遮盖自家蓄水池，并在蓄水池水面置油，违反者处以 25 美元以内罚款或 30 天以内监禁，抑或两者并罚。② 9 月 26 日法令又作出以下规定：第一，水井必须遮盖。第二，在新奥尔良，不得在任何地点违建蓄水池和水井，也不得使用小于 18 目防护网进行遮盖。第三，对于墓地、公园、广场、湖泊、水池、喷泉、水槽、水缸等水容器，或用防护网遮盖，或用灭蚊鱼，或置油处理。第四，排水沟和屋顶在雨后无法顺利排水，属于违法。第五，每年 2 月 1 日至 12 月 1 日，每 5 日清空碗、瓶、盆、桶、槽或其他容器的水；对于住所内的消防栓，须以 18 毫米×18 毫米的防护网遮盖，且保持消防桶空置。第六，蚊子可随意接触露天厕所的粪便，每年 2 月 1 日至 12 月 1 日期间，每 15 日对厕所置油处理一次。至于带有水槽的抽水马桶，这一期间，至少每 5 日清空一次或置油处理。第七，对于违反规定者，由法院酌情判决，或处以不超过 25 美元的罚款或不超过 30 日

---

① George Augustin, eds., *History of Yellow Fever*, pp. 1073 – 1074.

② George Augustin, eds., *History of Yellow Fever*, p. 1100.

的监禁，或两者兼而有之，每日重新计算。① 总之，这两部法令为新奥尔良卫生当局强制要求民众参与灭蚊活动提供了法律支持。

尽管蓄水池遮盖和涂油等措施可以较为有效地阻止新埃及伊蚊的孵化，不过大量埃及伊蚊早已活跃在这座城市，于是新奥尔良把烟熏作为展开灭蚊工作的另一项不可或缺的手段。流行期间，某些日期被指定为烟熏日，新奥尔良民众被要求燃烧硫黄，烟熏各自房屋，各区市民志愿组织甚至向无力购买者免费提供硫黄。8 月 11 日，怀特向各区发出指示，每周指定一日为"灭蚊日"，要求全市民众利用烟熏之法消灭家蚊。② 9 月 1 日，第一区市民志愿组织将 9 月 2 日和 3 日定为烟熏日，时间是上午 10 时至 12 时，并提供城内 30 家销售硫黄的商店名单及地址，要求民众进行烟熏。此外，它还对烟熏方式提出以下建议：第一，关闭门窗、壁炉与其他缺口，尽可能地在密闭环境下对房间进行烟熏；第二，钢琴应从房间移出，然后进行熏蒸；第三，最好用类似平底锅的铁制容器盛放约一英寸深的水，然后将硫黄放入，每个房间的用量是 2 磅，最后放入约 1 磅重的酒精，并点燃；第四，点燃硫黄后，房间关闭两小时；第五，可以利用除虫菊粉（昆虫粉）代替硫黄，一个房间的用量是 1 磅。由于除虫菊粉只会使蚊子昏迷，烟熏后要对房间进行打扫，并将清扫的蚊子焚烧。③ 设定"烟熏日"的合理性在于，倘若整个新奥尔良市多次同时进行烟熏，势必大大减少本地现存的埃及伊蚊数量。不过，"熏蒸日"的做法无异于"广撒网捕鱼"，对黄热病感染者居住的房屋进行重点烟熏似乎更具有针对性。市卫生局曾建立一支由 100 人组成的队伍，专门查找发热病例，并对出现感染者的房间进行烟熏。④ 8 月 17 日，怀特要求各区市民志愿组织负责人必须每小时向指挥部报告黄热病病例，以便在第一时间对病例所在房间展开烟熏。次日，怀特还发布了利用除虫菊粉展开烟熏的使用指南：第一，按照每 1000 立方英尺使用 2 磅的比例对病人所在房间进行烟熏；第二，使用除虫菊粉时，堵上房间的所有缝隙；第三，

---

① George Augustin, eds. , *History of Yellow Fever*, p. 1101.

② Rubert Boyce, *Yellow Fever Prophylaxis in New Orleans*, p. 40.

③ Rubert Boyce, *Yellow Fever Prophylaxis in New Orleans*, pp. 32 – 33.

④ Jo Ann Carrigan, *The Saffron Scourge: A History of Yellow Fever in Louisiana, 1796 – 1905*, p. 235.

烟熏后，清扫房间，焚烧清扫的蚊子。① 8 月 29 日，怀特结合此前积累的经验，向负责烟熏的工作人员发布了一系列实用且颇具特色的指示，主要包括：一是每个烟熏工作队务必配备足够人手，其中至少一人会讲意大利语。二是每日出工前，队长负责务必提取和核对各项工具。使用平底锅烟熏时，切忌损坏房间的地毯、垫子或地板。三是队长有权解雇工作时间酗酒或游手好闲之人。四是队长需与户主交涉，说明烟熏难以做到一劳永逸，具体次数视情况而定。五是烟熏时尽量不打扰病人，若户主阻挠烟熏工作，立即向区办公室报告。六是烟熏前，检查房间内所有盛水容器，如容器内有虫卵，则须在水面置油。七是烟熏前，在户主陪同下，移走钟表、缝纫机、刚镀金的相框、镜子、蜡烛棒等物品。另外，烟草、肥皂、面粉、通心面等食品容易被污染，也要做相同处理。八是封闭房间所有缺口，包括壁炉、门窗等。九是作为烟熏工具的平底锅应放在房间中心，避免窗帘等物品掉落引起火灾。十是厕所、马厩或鸡舍也要封闭烟熏。十一是为避免打扰病人或损坏钢琴等贵重家具，利用除虫菊粉烟熏。使用除虫菊粉时，比例是每 1000 立方英尺用 3 磅，烟熏时间为 3 小时，队长须记录烟熏开始时间，进而避免与户主就结束时间产生争执。十二是利用硫黄烟熏的房间，烟熏 2 小时后便可打开。除虫菊粉烟熏的房子在 3 小时后方可打开，地上掉落的蚊子只是昏迷，须收集焚烧。下午 4 点后，不得烟熏，以免入夜后户主不在房间内。十三是在未使用的房间门上标注已烟熏，这样就不必对它们再次烟熏。② "烟熏日"主要目的是根除藏身各家各户或其他建筑内的潜在传播者埃及伊蚊，而重点对黄热病病人居住的房屋展开烟熏，消灭已被感染的埃及伊蚊无异于直接摧毁了黄热病的传播媒介。

避免黄热病病人、健康者与埃及伊蚊之间的接触也是新奥尔良抗疫工作的重要内容。按照"蚊子说"，埃及伊蚊必须在黄热病病人发病的前3 天吸食其血液，然后至少再经过 12 天才具有传染性。若要阻止埃及伊蚊叮咬黄热病病人，首先要做的是尽快发现病人。7 月 24 日，奥尔良教区医学会向本市医生转达了怀特、医学顾问委员会，以及路易斯安那卫

---

① Rubert Boyce, *Yellow Fever Prophylaxis in New Orleans*, pp. 42 - 43.

② Rubert Boyce, *Yellow Fever Prophylaxis in New Orleans*, pp. 46 - 48.

生局的要求，他们务必及早诊断、及早汇报黄热病病例，并第一时间将病人安置在蚊帐之内。[①] 8 月 17 日，奥尔良教区医学会又提醒医生不要忽视本地的轻症黄热病病人。[②] 8 月 30 日，怀特通知各区市民志愿组织负责人，需要对曾出现黄热病病例的区域展开复查，复查的间隔时间由原来的感染病例发生后的第 10 天到第 25 天改为第 15 天至第 30 天。[③] 需要注意的是，发现病人仅是阻止埃及伊蚊被感染的第一步，更为重要的是令蚊子难以接触到病人。疫情暴发后，新奥尔良市卫生局征用一座无人居住的建筑，将其改造成可容纳 80 名病人的黄热病隔离医院，这家医院的卫生状况不佳，不过却采取严格措施，防止蚊子叮咬病人，甚至所有病房都使用两道隔离门，两道门不得同时打开。另外，科恩克对黄热病患者病房也提出了一些要求，包括病房内要设置蚊帐，使病人在发病前 3天不会被蚊子叮咬，同时封闭病房的门窗和其他缝隙。[④] 显然，第一时间发现黄热病病人，然后阻止埃及伊蚊因叮咬病人而被感染，有助于阻断新奥尔良的黄热病传播链。另一方面，即使埃及伊蚊已被感染，若是它无法叮咬健康者，黄热病也不会传播，因此，健康者也被要求做好防蚊准备。8 月 8 日，怀特在一场集会上提出，疫情流行期间，除非是去教堂、工作或者购物之外，女士们应取消不必要的外出，即使出门，也需佩戴面纱和手套，不可穿低帮鞋，以防蚊子叮咬。[⑤] 怀特的建议旨在阻止被感染的埃及伊蚊叮咬健康者，这是阻断传播链条的第二个途径。总体而言，通过采取防蚊措施，避免埃及伊蚊叮咬黄热病病人和健康者，可以有效切断传播途径，阻止黄热病疫情的传播和蔓延。

基于"蚊子说"，新奥尔良采用的防蚊灭蚊措施取得了不错的抗疫效果。从死亡率上看，相比前几次疫情，这次疫情造成的死亡率要低得多。1853 年黄热病疫情期间，新奥尔良的病死者总数是 7849 人、1878 年是

---

① George Augustin, eds., *History of Yellow Fever*, pp. 1069 – 1070.

② George Augustin, eds., *History of Yellow Fever*, p. 1075.

③ Rubert Boyce, *Yellow Fever Prophylaxis in New Orleans*, p. 49.

④ "Report of the Board of Health of the City of New Orleans," in Edmond Souchon, *Biennial Report of the Louisiana State Board of Health to the General Assembly of the State of Louisiana, 1904 – 1905*, p. 62.

⑤ Rubert Boyce, *Yellow Fever Prophylaxis in New Orleans*, p. 40.

4050 人，分别是 1905 年病死者数量的 18 倍和 9 倍。① 如果说 1905 年黄热病疫情期间新奥尔良死亡率低的原因在于疫情本身的强度低，而非治理之功，那么 1905 年疫情的进程足以证实新奥尔良防蚊灭蚊措施的有效性。相较于 1878 年疫情，两者几乎同期开始流行，然而 1905 年疫情的流行高峰在 8 月中旬，1878 年疫情的流行高峰在 10 月份。② 另一项证据是，1905 年新奥尔良黄热病疫情在 10 月份基本结束，而此前当地的黄热病疫情很少在霜冻来临之前消失。换句话说，正是由于"蚊子说"的运用，新奥尔良第一次通过这项医学武器，加速流行高峰的到来，成功遏制黄热病的发展，而不再仅仅依赖于寒冷天气。值得注意的是，疫情期间，"蚊子说"绝不仅限于新奥尔良运用，也为其他城市所采纳，同时还成为美国南部各州检疫措施的医学理论基石。

四 从重视污染物到关注蚊子：疫情期间"蚊子说"的检疫实践

20 世纪初，美国区域之间的人员往来更加频繁，经贸联系愈发密切，这为疾病在地区之间的迅速传播提供了便利条件。1905 年美国黄热病疫情暴发后，新奥尔良采取的防蚊灭蚊措施为其他地方所效仿，同时包括密西西比州、佛罗里达州，得克萨斯州等地还积极采取检疫措施，阻止黄热病蔓延。不容忽视的是，1905 年美国黄热病疫情期间，检疫逻辑和检疫措施已发生显著变化。20 世纪以前，坚持"接触传染"的美国医生相信，黄热病可通过感染者和污染物传播，认为只要阻止两者输入，黄热病便不会在本地暴发，这在很大程度上影响了当时的检疫策略。相比之下，1905 年疫情期间，基于"蚊子说"，黄热病感染者固然仍是检疫的重点对象，但背后的检疫逻辑却截然不同，而且检疫也不再关注所谓的"污染物"，而是着眼于防止埃及伊蚊的跨区域流动，控制传播媒介，切断黄热病的传播途径，进而保护非疫区的民众。

根据"蚊子说"，黄热病感染者是疾病的传染源，防范黄热病感染者的跨区域流动因而成为联邦政府、各州及新奥尔良市展开检疫工作的重中之重。疫情期间，联邦政府派出不少公共卫生与海洋医院服务局官员

---

① George Augustin, eds., *History of Yellow Fever*, p. 1050.

② Quitman Kohnke, "The Yellow Fever Epidemic of 1905 in New Orleans," p. 94.

前往南部各州，展开跨州检疫，而他们实施检疫工作的指导方针则是 8 月 17 日发布的新版跨州检疫条例。其中，第四款做出以下规定：第一，来自非疫区且未接触过黄热病感染者的人员可自由离开，而那些曾接触过感染者或者来自疫区之人应当在拘留营（Detention Camp）或者指定地点接受为期 6 日的观察。同时，具备传播传染病能力的物品，未经消毒，不得运至非疫区。第二，接触过黄热病感染者的人员可自由前往不可能出现感染的地区。第三，疫情一旦发生，来自被感染城市或地区的火车应接受医学检查。第四，对来自被感染地区或被认为承载具备传染疾病能力的人员或物品的普通交通工具都务必进行卫生检查，且人员和物品不得继续流动。第五，一旦发现黄热病感染者，第一时间将其转移到医院治疗，不论是转移前、转移途中抑或在医院，务必使用蚊帐，防止蚊子接触病人。[①] 在新版跨州检疫条例付诸实施后，联邦卫生官员和铁路公司就一些具体规定的细节问题向美国公共卫生与海洋医院服务局提出询问，后者很快便在《公共卫生报告》中进一步阐释了上述条例，并对旅行限制（Travel Restriction）和传播区域（Infectible Territory）做出解释。旅行限制主要是指，来自黄热病疫区的任何人不得前往传播区域，除非已离开疫区超过 6 日。换句话说，来自疫区之人需在拘留营暂居 6 日，接受医学观察，确认无感染后，由卫生官员发放健康证书，然后方可自由成行，而对于那些来自疫区却不愿待在拘留营接受医学观察之人可离开疫区，直接进入非传播区域。传播区域指埃及伊蚊在美国的分布地区，其范围主要包括美国南部，分界线是从大西洋沿岸，经华盛顿到密苏里州的圣路易斯，再从圣路易斯到得克萨斯州的埃尔帕索。[②] 一方面，根据里德的发现，黄热病的潜伏期从 41 小时到 5 天 17 小时不等。另一方面，在非传播区域，埃及伊蚊难以存活，即使黄热病感染者前往这些地区，当地也不会出现黄热病。因此，联邦政府的卫生官员将来自疫区之人隔离 6 日，即可识别出其中的感染者，进而有效阻止其前往可传播区域，

---

① Public Health and Marine-Hospital Service, *Annual Report of the Surgeon-General of the Public Health and Marine-Hospital Service of the United States for the Fiscal Year 1906*, p. 137.

② Public Health and Marine-Hospital Service, *Annual Report of the Surgeon-General of the Public Health and Marine-Hospital Service of the United States for the Fiscal Year 1906*, p. 138.

遏制黄热病在全国蔓延。同时，允许来自非疫区的人员自由离开或同意疑似感染者前往非传播区域，不仅不会影响控制黄热病传染源的效果，而且有助于地区之间的人员流动，最大限度地降低检疫的负面影响，这一点深刻反映出1905年疫情期间的检疫逻辑，即充分利用"蚊子说"的黄热病传播规律及埃及伊蚊的生活习性，以最小的代价来阻止黄热病的传播。

　　除联邦政府外，南部各州在第一时间采取各类检疫措施。伊利诺伊州的检疫政策大体上借鉴了新版跨州检疫条例。8月19日，伊利诺伊州卫生局向所有铁路运输公司及其工作人员发布了一份公告。公告宣布，来自路易斯安那州、密西西比州或其他出现黄热病的州之乘客不得在伊利诺伊州巴尔的摩和俄亥俄西南铁路线上，从西部的圣路易斯到东部的印第安纳州文森一线以南的任何地方下车，除非这些乘客已离开路易斯安那州、密西西比州或其他出现黄热病的州超过10天，并能提供联邦、州或地方卫生官员签署的健康证明书，否则他们将会被送往上述分界线以北的地区。① 同伊利诺伊州一样，佐治亚州的检疫措施相对宽松。9月初，佐治亚州卫生局要求所有进入该州之人必须证明已离开疫情流行区至少10天。② 与上述两州不同，密西西比州实施严格的检疫。它规定，火车乘客除非能出示一份由州或地方卫生官员签署的健康证明书，证实其在签发日的前10天内没有接触黄热病感染者，否则不得在本州的任何地点下车。同时，在任何情况下，来自路易斯安那州的人不得在本州境内下车。③ 阿拉巴马州采取的是与密西西比州相似的检疫措施。8月中下旬，密西西比州多地相继出现黄热病病例，阿拉巴马州随即宣布对整个密西西比州实施检疫，与来自路易斯安那州的乘客待遇一样，任何来自密西西比州的火车乘客不得在本州辖区内下车。④ 密西西比州和阿拉巴马

① Public Health and Marine-Hospital Service, *Annual Report of the Surgeon-General of the Public Health and Marine-Hospital Service of the United States for the Fiscal Year 1906*, p. 189.

② Public Health and Marine-Hospital Service, *Annual Report of the Surgeon-General of the Public Health and Marine-Hospital Service of the United States for the Fiscal Year 1906*, pp. 186 – 187.

③ Public Health and Marine-Hospital Service, *Annual Report of the Surgeon-General of the Public Health and Marine-Hospital Service of the United States for the Fiscal Year 1906*, p. 182.

④ Public Health and Marine-Hospital Service, *Annual Report of the Surgeon-General of the Public Health and Marine-Hospital Service of the United States for the Fiscal Year 1906*, p. 185.

州无疑是想通过切断与疫区之间人员往来的方式阻止感染者的到来，这种做法或许卓有成效，但未免失之严苛。佛罗里达州更加激进，采取了"封城"措施。8 月 29 日晚，彭萨科拉报告出现 3 个黄热病病例。31 日，佛罗里达州发出第 3 号通告，宣布未经州卫生官员允许，彭萨科拉的民众不得经铁路或水路离开这座城市，而且铁路公司和轮船公司也不得出售从彭萨科拉前往佛罗里达州任何地方的车船票。[①] 总之，不论是采取宽松的检疫措施，或是切断区域人员往来，以及"封城"等严格的检疫举措，南部各州的目标是一致的，那就是阻止黄热病传染源的输入，防范黄热病扩散到本地。

在疫情最为严重的路易斯安那州，州卫生局对州内检疫做出细致安排。早在 7 月 25 日，路易斯安那州卫生局已经向各教区和市卫生官员陈述了本州的检疫规定。它们主要包括：第一，如果某地实施检疫，要在第一时间建立扣留营，以便接纳前往当地之人，医学观察时间设定 5 日为宜；第二，不必对货物实施检疫；第三，城镇和教区的卫生官员互认健康证书，后者用来证明持有人在签发证书时已在当地待满 5 日。[②] 8 月 1 日，路易斯安那州卫生局对州内检疫做了补充说明，指出公共卫生和海洋医院服务局签发的健康证书同样有效，同时再次强调不赞成对商品或邮件实行检疫限制。[③] "不必对货物实施检疫"标志着路易斯安那州彻底抛弃了此前针对"污染物"的检疫措施，而"互认健康书"则是为了减少州内往来的障碍和限制。当时，路易斯安那州的部分地区对"蚊子说"的认识还不够深入，实施了许多不必要的检疫限制，阻碍了铁路列车的运行，造成居民生活必需品短缺，甚至妨碍了州卫生局医疗人员前往受感染地区的救助活动。基于此，8 月 8 日，路易斯安那州卫生局再次发布声明，进一步调整检疫安排。这项声明指出：第一，对于那些持有非疫区卫生官员或公共卫生与海洋医院服务局卫生官员 24 小时内签发的证书

---

① Florida State Board of Health, *Seventeenth Annual Report of the State Board of Health of Florida*, Jacksonville: The Drew Press, 1906, p. 248.

② Edmond Souchon, *Biennial Report of the Louisiana State Board of Health to the General Assembly of the State of Louisiana*, *1904 - 1905*, p. 21.

③ Edmond Souchon, *Biennial Report of the Louisiana State Board of Health to the General Assembly of the State of Louisiana*, *1904 - 1905*, pp. 22 - 23.

之人,本州任何教区、城镇、村庄或社区不得禁止其进入,该证书须言明,持有者有足够证据表明在签发之时的前 6 日不曾到过疫区;第二,倘若车船上的乘客没有违反检疫条例,任何教区、城镇、村庄或社区无权干涉火车和轮船通行;第三,倘若邮件、货物和快递来自疫区之外,或者持有海洋医院服务局的熏蒸证明,任何教区、城镇、村庄或社区无权阻止其进入;第四,如果各地继续实行不必要的检疫,州卫生局将会呼吁州政府出动民兵,恢复和维持秩序。[①] 显然,由于路易斯安那州的疫情最为严重,该州不仅面临抗疫压力,还要承担维持正常生产生活的责任,若偏废后者,未及疫情消失,恐怕早已商业凋敝,甚至会令不少民众衣食无着。因此,路易斯安那州在禁止外来感染者输入,阻止本地感染者州内流动的前提下,还竭尽全力保证正常的社会秩序。

作为疫情"震中"的新奥尔良,它不仅要对来自其他疫区之人实施严格检疫,更有责任防止本地感染者流动到其他地区。1905 年 7 月 23 日,怀特与经新奥尔良的 5 条铁路的管理人员、州卫生局主席举行会议,筹办由美国公共卫生与海洋医院服务局负责的拘留营,目的是对前往外地的新奥尔良乘客实施为期 6 日的医学观察。随后,拘留营在南太平洋铁路上的埃文代尔、伊利诺伊州中央铁路上的哈拉汉,以及新奥尔良和东北铁路上的斯莱德尔先后设立。[②] 总体而言,不管是联邦政府、州政府还是新奥尔良市政府,它们都把检疫重心集中在黄热病感染者身上。不同的是,联邦政府重在禁止感染者进入传播区域,各州竭力防止外来感染者输入,而新奥尔良则是把更多精力放在阻止本地感染者外流。

按照"蚊子说",埃及伊蚊是黄热病的传播媒介,被感染的埃及伊蚊则成为疫情期间各州检疫的另一个重点对象。承运香蕉的货车车厢内经常出现埃及伊蚊的踪迹,因此不少地区对香蕉运输实施检疫。7 月 29 日,密西西比州卫生局宣布:"虽然本卫生局认为货运不会传播黄热病,也不打算对之加以限制,但香蕉运输可能会载有被感染的蚊子,因此装载香

---

① Edmond Souchon, *Biennial Report of the Louisiana State Board of Health to the General Assembly of the State of Louisiana*, *1904 – 1905*, pp. 23 – 25.

② Edmond Souchon, *Biennial Report of the Louisiana State Board of Health to the General Assembly of the State of Louisiana*, *1904 – 1905*, p. 19.

蕉的货车不得在密西西比州境内打开。"① 8 月 11 日，美国公共卫生与海洋医院服务局向路易斯安那州、密西西比州、田纳西州、阿肯色州及佛罗里达州的卫生官员发出指令，不得将来自疫区的香蕉运输到黄热病传播区域，不得限制其他南部港口的香蕉出货。与此同时，阿肯色州已经禁止运载香蕉的火车通过该州，即使目的地是非传播区域。② 8 月 31 日，佛罗里达州卫生局表示，货物不会传播黄热病，但必须限制来自洪都拉斯或中美洲港口的香蕉，因为受感染的埃及伊蚊可能会藏在香蕉中输往各地。③ 除运输香蕉的货车外，埃及伊蚊不大可能栖身于其他车辆。不过，作为疫情"震中"的新奥尔良不敢掉以轻心，还是对所有从新奥尔良出发的火车、货车，甚至是邮车实行烟熏，烟熏工作由公共卫生与海洋医院服务局负责。④ 疫情期间，从事烟熏的工作人员近百人，总共有 33565 辆车接受了烟熏，然后装货放行。⑤ 阻止受感染的埃及伊蚊从疫区流向非疫区，意味着消灭非疫区潜在的黄热病传播媒介，阻断传播链条，进而预防黄热病的扩散。

　　总之，不论是防范黄热病感染者的跨区域流动，还是阻止受感染的埃及伊蚊从疫区流入非疫区，这些措施都是基于"蚊子说"的黄热病传播理论，通过控制传染源和传播媒介，切断传播途径，进而遏制黄热病的蔓延。相较以往，1905 年疫情期间的重点检疫对象从"污染物"转向埃及伊蚊，检疫流程也发生变化，带来的好处是能够最大限度地减少对地区之间商贸往来的影响。不过，限于美国联邦二元体制和地方自治的传统，美国检疫长期存在的问题和弊病在这次疫情中再次暴露出来。首先，各州的具体检疫规定相差较大。尽管联邦卫生部门将来自疫区之人

---

① Public Health and Marine-Hospital Service, *Annual Report of the Surgeon-General of the Public Health and Marine-Hospital Service of the United States for the Fiscal Year 1906*, p. 183.

② Public Health and Marine-Hospital Service, *Annual Report of the Surgeon-General of the Public Health and Marine-Hospital Service of the United States for the Fiscal Year 1906*, p. 139.

③ Florida State Board of Health, *Seventeenth Annual Report of the State Board of Health of Florida*, p. 248.

④ Edmond Souchon, *Biennial Report of the Louisiana State Board of Health to the General Assembly of the State of Louisiana*, *1904 - 1905*, p. 20.

⑤ Public Health and Marine-Hospital Service, *Annual Report of the Surgeon-General of the Public Health and Marine-Hospital Service of the United States for the Fiscal Year 1906*, p. 145.

的卫生观察期定为 6 日，但各州对观察期的规定却有所不同。同时，对于来自疫区之人是否度过潜伏期，各州的认定标准差异较大。路易斯安那州、伊利诺伊州把联邦、州和地方卫生官员开具的健康证书作为证据。为防止证书造假，佐治亚州在签发证书时，创新了防伪机制，证书持有者除在证书上签名外，还需按上右手拇指的手印作为标记，而阿拉巴马州和得克萨斯州认为，个人宣誓书就可作为可靠证据。[①] 其次，各州独立实施各自不同的检疫规定自然会导致多地重复检疫，特殊情况下可能也会引起地区之间的冲突。疫情期间，密西西比州和路易斯安那州围绕水上检疫问题甚至发生了"水战"。[②] 最后，地方当局未必完全按照州的检疫规定行事。在佐治亚州，亚特兰大曾多次采取武力抵制州卫生局的检疫指示。[③] 在路易斯安那的温顿市，由于当地民众尚未接受"蚊子说"，认为黄热病可通过包裹、信件等污染物传播，该市曾拒绝接收邮件。[④] 简言之，这些弊病和问题的直接原因就在于美国未没能形成一个高效统一的全国检疫体系，这也推动了随后的全国检疫制度改革。

综上所述，19 世纪后期，现代医学实现大跨步的发展，包括黄热病在内的众多传染病的病因及传播渠道被逐一发现。伴随着医学的进步，传染病疫情的治理也相应地发生了变化。以 1905 年美国的黄热病疫情为例，疫情治理开始完全基于"蚊子说"。在作为疫情"震中"的新奥尔良，卫生当局已不再依靠改善城市公共卫生，而是通过纱窗、蚊帐等保护病人免受埃及伊蚊叮咬，切断传播途径，利用烟熏和遮盖蓄水池等措施逐步消灭黄热病的潜在传播媒介，同时积极向普通民众宣传"蚊子说"及防蚊灭蚊的必要性，促使他们配合并参与抗疫；在全国层面，美国的检疫工作也不再把目光聚焦在所谓的"污染物"，而是重点关注蚊子与人。在医学科学的正确指引下，1905 年美国黄热病疫情得到了有效控制。

---

① Public Health and Marine-Hospital Service, *Annual Report of the Surgeon-General of the Public Health and Marine-Hospital Service of the United States for the Fiscal Year 1906*, pp. 186 – 187.

② 关于这场"水战"的详情，可参见 Jo Ann Carrigan, The Saffron Scourge：A History of Yellow Fever in Louisiana, 1796 – 1905, pp. 260 – 262。

③ Georgia State Board of Health, *Second Annual Report of the Georgia State Board of Health of the Commonwealth of Georgia*, Atlanta：The Franklin Printing and Publishing Company, 1906, pp. 28 – 29.

④ Jo Ann Carrigan, The Saffron Scourge：A History of Yellow Fever in Louisiana, 1796 – 1905, p. 259.

显而易见，尊重医学科学是抗疫取得成效的重要前提。

当然，抗疫最终能否取得成功是由多种因素共同决定的，医学科学的正确指导固然不可或缺，各级政府能否步调一致，最大程度地运用好医学科学的武器同样重要。就全国检疫而言，各州的检疫规定五花八门，不少地方政府在实施检疫中更是各行其是，这就无法发挥医学科学武器的全部威力，很大程度上增加了抗疫难度，阻碍地区之间人员物资的流动。显然，1905 年疫情再次暴露出联邦二元体制和地方自治所固有的制度性缺陷。

小　结

美国立国后的百余年里，黄热病始终如影随形，成为美国，特别是南部地区难以摆脱的深重苦难。面对这种传染病的威胁，关于黄热病病因和传播方式的医学解释自然是抗疫行动的理论基石。伴随着传统医学走向现代医学，"蚊子说"逐渐取代"瘴气论"和"接触传染"，成为美国医学界解释黄热病传播规律的主流观点，美国的黄热病防治策略也发生了翻天覆地的变化。具体而言，1793 年黄热病疫情期间，"瘴气论"和"接触传染"运用于抗疫实践，关注改善卫生，重视阻止黄热病感染者和"污染物"在区域之间流动。同时，黄热病的宗教解释在疫情防治中也占有一席之地。各教派不断向教众灌输，黄热病是上帝的惩罚，最好的预防办法是虔诚地向上帝祈祷忏悔。1878 年黄热病疫情暴发时，传统医学的理论仍占据主流地位，为抗疫所采纳，但宗教解释很少为民众所信。到 1905 年，"蚊子说"被运用于抗疫措施，抗疫工作的重心也转向防蚊灭蚊，阻断黄热病感染者和埃及伊蚊的跨区域流动。

这一时期，美国政府和美国社会扮演的抗疫角色也逐渐发生了变化。立国之初，就费城疫情而言，各级政府基本上不愿承担抗疫责任，不论疫情防治，抑或救助活动大多落在社会团体和志愿民众身上。到了 19 世纪，州和地方政府开始承担疫情防治工作，不过，联邦政府还是竭力避免直接介入。同时，民众、慈善机构和教会等社会力量深度参与疫情期间的救助活动。到 20 世纪初，各级政府介入抗疫事务的程度已越来越深。

值得注意的是，与黄热病的防治历程相似，作为 19 世纪美国的另一个"灾祸"，霍乱防治也随着医学知识的更新发生了显著改变，但两者毕竟属于不同类型的传染病，不论病因还是传播方式都截然不同，因而有必要继续展开阐述。另外，美国政府和美国社会抗疫角色的变化不单反映在黄热病疫情的防治历程，在霍乱防治过程中也有所显现。

第 三 章

美国霍乱疫情的防治

除黄热病外，霍乱是 19 世纪袭扰美国的另一个烈性传染病。1832 年，美国首次暴发霍乱，医学界便开始利用当时的医学知识考察这种疾病的病因和传播方式。同对黄热病的医学认知类似，"接触传染""瘴气论""隐花起源"，以及"微小动物假说"等解释理论纷纷涌现，其中"瘴气论"和"接触传染"是 19 世纪中期以前的主流医学观点。信奉前者的医生认为，若要有效预防霍乱，必须改善城市卫生和个人卫生；后者的倡导者坚持，严格检疫才是遏制霍乱传播的有效之法。到了 19 世纪 50 年代，上述解释理论被英国流行病学专家约翰·斯诺（John Snow）推翻，他表示霍乱通过感染者粪便污染的水传播。随后，德国细菌学家罗伯特·科赫（Robert Koch）揭开了霍乱的奥秘，发现霍乱是由一种形如逗号的霍乱弧菌引起的，该菌可通过水、食物和衣服等途径传播。基于新的医学知识，霍乱的防治理念也发生了显著变化。

第一节　1832 年美国霍乱疫情的防治

1832 年，美国第一次出现霍乱疫情。同黄热病一样，这一时期，传统医学主导着民众对霍乱病因的认识，同时宗教人士也纷纷提出对霍乱的解释。这些关于霍乱的认知在很大程度上决定了美国展开霍乱疫情防治工作的具体行动。

一　疫情期间美国社会对霍乱的认知

19 世纪，霍乱是人类共同面对的恶性瘟疫，从 1817 年到 1896 年，先后暴发五次大流行，波及亚欧非及美洲地区，造成全球性灾难，令数千万人死亡。1816 年之前，霍乱只是印度的地方病，此后逐步传播到印度国土之外，1832 年美国暴发的霍乱疫情便属于第二次霍乱全球大流行中的一环。按照现代医学的观点，霍乱是因摄入的食物或水受到霍乱弧菌污染而引起的一种急性腹泻性传染病，受到污染的食物或水是霍乱的传播途径，因此卫生状况是影响霍乱传播的重要因素之一。就此而言，19 世纪初，美国城市的确存在有助于这种疾病流行的条件。以 1832 年疫情最严重的城市纽约为例，城市卫生不容乐观。首先，民众常年随意倾倒生活垃圾，致使部分城区的街道污秽不堪，排水沟淤塞，充斥令人作呕的腐败气味。尽管猪、山羊和狗等牲畜是高效的食腐者，市政当局也不时关注垃圾处理，但这一问题始终未得到妥善解决。其次，众多贫困者居住在逼仄的公寓或潮湿的地下室，后者光线昏暗，通风不良，甚至墙壁满是烂泥和污水。① 最后，供水质量低劣，以至于富人通常购买乡下的泉水或井水，穷人则不得不使用城中水源。当时，一则坊间流传的笑话讽刺了纽约的城市供水。它指出，任何地方的供水都难以与纽约市相提并论，后者不仅能拿来洗衣做饭，还可充当泻药使用。② 这则笑话形象描述了纽约城市供水的低劣质量。在所有美国城市中，纽约市的卫生问题绝非个案，而是普遍现象，恶劣的城市卫生自然为霍乱传播创造了有利环境。

19 世纪初，作为一种新发传染病，医学界对霍乱的病理和传播机制毫无头绪，更谈不上科学的认识。同黄热病一样，多数医生信奉"瘴气论"，认为霍乱也是由"瘴气"引发。当然，医学界还存在不同声音，有些医生坚信，霍乱是一种接触传染病。医学界关于霍乱病因的意见分歧，也为教会人士和普通民众提出对霍乱的解读留下了空间。

在有些教会人士看来，霍乱是上帝对道德堕落和罪恶的惩罚。牧师约翰·帕尔弗里在一篇演讲中说道："基于众所周知的法则，个人因服从而获得奖赏，因罪行而遭受上帝的惩罚……为谨慎定义上帝的介入，我们把事关命运的天意来访称为审判，它为我们提供反思的机会，改善品

---

① John Sharpe Chambers, *The Conquest of Cholera: America's Greatest Scourge*, pp. 59 – 60.

② Charles Rosenberg, *The Cholera Years: The United States in 1832, 1849, and 1866*, p. 18.

行的办法。"① 这里的"天意来访"显然是霍乱。帕尔弗里旨在阐述，上帝利用霍乱，警告世人提高道德，勿行邪恶之事。9 月 1 日，《西方主日学校信使》（*Western Sunday School Messenger*）发表的一篇文章开门见山地指出了霍乱之源。作者写道："包括醉汉、恶徒在内的各色人等大批死亡，上帝似乎已不再容忍他们的罪恶，正如污秽已经到了无以复加的地步，我们必须清除。……霍乱本身不是由酗酒和污秽引起，而是上帝手中的鞭子和权杖。"② 牧师格林伍德也认为霍乱是上帝对俗世的审判，用以表达对罪恶与污秽的不满。他指出："有人说，它是上帝的诅咒；有人说它是对可怜人类肆意妄为的恶魔；还有人说，它是一个用猎物填饱肚子的可怕怪物。对于这些称谓，我不敢苟同。它是一种消耗性疾病……但它受上帝意志的支配，是对俗世的审判，对民众罪恶和污秽的警告，是一种令人厌烦，却又公正的天意。"③ 牧师约翰·内文也相信，霍乱是上帝亲自用来惩罚俗世的灾难。他表示："上帝稍不留神，麻雀就无法落地，若非上帝之力，寸草难生。上帝之手支配着所有变化。无论就个人抑或国家而言，福音或苦难都是遵照上帝的意旨，根据上帝的直接指示赐予。……即使是极为粗心大意之人也不会怀疑它的根源在上帝。"④ 上述牧师的话语表明，将霍乱描述成上帝对罪恶之人的直接惩罚是当时不少教会人士的共识。在他们看来，若要令上帝息怒，人类务必自我忏悔、祈祷。

另外，有些教会人士认为，霍乱是人类违反自然法则的结果，⑤ 而自然法则是由上帝创造的。牧师奥维尔·杜威坚信，霍乱能够广泛传播的根源在于社会上酗酒恶习盛行，因此霍乱"是上帝用来教导节制的方法"⑥。

---

① John Gorham Palfrey, *A Discourse Delivered in the Church in Brattle Square*, Boston, August 9, 1832, Boston: Gray and Bowen, 1832, p. 12.

② 转引自 Charles Rosenberg, *The Cholera Years: The United States in 1832, 1849, and 1866*, p. 44。

③ F. W. P. Greenwood, *Prayer for the Sick: A Sermon Preached at King's Chapel*, Boston, on Thursday, August 9, 1832, Boston: Leonard C. Bowles, 1832, p. 9.

④ John W. Nevin, *The Scourage of God: A Sermon Preached in the First Presbyterian Church*, July 6, 1832, Pittsburgh: Johnston and Stockton, 1832, p. 11.

⑤ Charles Rosenberg, *The Cholera Years: The United States in 1832, 1849, and 1866*, p. 45.

⑥ Orville Dewey, *A Sermon on the Moral Uses of the Pestilence, Denominated Asiatic Cholera. Delivered on Fast-Day*, August 9, 1832, New Bedford: Benjamin T. Congdon, p. 9.

牧师塞缪尔·巴雷特利用物理规则对自然法则进行了生动的阐释。他表示，如果一个人从高塔一跃而下，根据万有引力，他必定会摔落地面。同理，若是一个人暴饮暴食或摄入不当食物，便会疾病缠身。① 巴雷特所谓的"自然法则"指的是遵守良好的饮食习惯，言下之意霍乱与饮食密切相关。鉴于这种联系，他鼓励民众在向上帝祈祷的基础上，遵照自然法则行事，节制饮食。对此，他指出："谁没有暴饮暴食、沉溺于激情或犯过可能有害身心的事情呢？当前，所有人都应自我反省做过的错事，并下决心不再犯。当我们违背上帝创造的法则时，祈祷天使罢手，难免徒劳无功。若我们毫不悔改，消除不洁、酗酒，以及邪恶之事，我们就不得不承受疾病、痛苦，以及人性之恶泛滥带来的各种弊病。"② 相较于霍乱是上帝的惩罚，人类违反自然法则的说法令霍乱病因显得更加明确，只要人类遵守特定的自然法则就可以免遭霍乱之灾。

疫情期间，社会舆论多贬抑霍乱死难者，将后者归为道德低下的邪恶之徒，这种说法遭到不少教会人士的驳斥。牧师嘉丁纳·斯普林相信所有人均有可能染病身亡，并坦言："瘟疫不会消灭全部无药可救之人，也不单单消灭他们。据我们所知，正直刚毅之士也会染病，然后身故。不过上帝把他们处以死刑是为了表达对罪人的不满。"③ 同斯普林一样，巴雷特也认为，霍乱死难者的遭遇是命运使然，而不是源于自身罪恶。他强调："在人们看来，流行病会根据道德高下，选择受难者。的确，酗酒导致的体质虚弱容易引发霍乱，但繁重的劳动会带来同样的结果。邪恶之徒很有可能染病，但道德高尚者也不能幸免。它既感染好人，也杀死恶人。……不能以这种含糊不清的标准去评判个人道德。这种肆无忌惮的做法毫无公正可言。"④ 帕尔弗里同样直言不讳地否定了对霍乱受害

① Samuel Barrett, *A Sermon*, *Preached in the Twelfth Congregational Church*, *Boston*, *Thursday*, *August 9*, *1832*, Boston: Hilliard, Gray, and Company, 1832, p. 10.

② Samuel Barrett, *A Sermon*, *Preached in the Twelfth Congregational Church*, *Boston*, *Thursday*, *August 9*, p. 7.

③ Gardiner Spring, *A Sermon Preached August 3*, *1832*: *A Day Set Apart in the City of New-York for Public Fasting*, *Humiliation*, *and Prayer*, *on Account of the Malignant Cholera*, New-York: Jonathan Leavitt, 1832, p. 22.

④ Samuel Barrett, *A Sermon*, *Preached in the Twelfth Congregational Church*, *Boston*, *Thursday*, *August 9*, pp. 13 – 14.

者的负面评价。他自问自答式地说道:"从前西罗亚楼倒塌,压死18人,你们认为这些人比所有住在耶路撒冷的人更加罪孽深重吗?我告诉你,并非如此。"① 帕尔弗里将霍乱死难者比作西罗亚楼倒塌致死之人,意在强调霍乱死难者的品行未必低劣。

宗教人士的观点产生了强烈的社会反响,不少民众是这些观点的推崇者和信奉者。不过,在另一部分民众看来,霍乱与特定的社会群体的联系更为紧密。有些人相信,穷人是霍乱的主要受害者。在他们看来,懒惰和缺乏自律是穷人的恶习,也是其贫穷之源,更重要的是,它们容易带来疾病。一些事实似乎为此提供了佐证。1832年夏,巴尔的摩的853名霍乱感染者中,多数来自社会底层。7月某日,纽约出现100个霍乱死亡病例,其中95人埋葬在波特墓地。在里士满,十分之九的霍乱病死者最终安葬于济贫院的墓地。② 不管是波特墓地,抑或济贫院的墓地,它们主要收容穷人尸体,埋葬在上述地点的尸体数量不少,表明霍乱的病死者多为穷人。鉴于此,甚至有人主张实行累进所得税,竭力消灭贫困,进而抑制霍乱的传播。③

还有人认为,妓女和酗酒者极易感染霍乱,且死亡率极高。疫情期间,美国报纸曾报道,巴黎的某条街道拥有1400名卖淫女,其中1300人死于霍乱。④《纽约住院医生报告》也指出,霍乱在很大程度上归咎于放荡和酗酒,感染者多是酒鬼和妓女,生活习惯健康者染病的概率很低。⑤ 这种观点也能找到事实作为依据。在纽约劳伦斯街的一所房屋内,13名妓女感染霍乱后,除3人之外,全部死亡。另有一名住在莫特街62号的妓女,凌晨1点左右染病,不到3点半就被灵车拉走。⑥ 这种将妓女、酗酒者与霍乱联系起来的做法似乎与宗教人士的观点枹鼓相应,将疾病与

① John Gorham Palfrey, *A Discourse Delivered in the Church in Brattle Square*, Boston, August 9, 1832, p. 13.

② Charles Rosenberg, *The Cholera Years: The United States in 1832, 1849, and 1866*, pp. 56 – 57.

③ Charles Rosenberg, *The Cholera Years: The United States in 1832, 1849, and 1866*, p. 58.

④ Charles Rosenberg, *The Cholera Years: The United States in 1832, 1849, and 1866*, p. 41.

⑤ Dudley Atkins, *Reports of Hospital Physicians, and Other Documents in Relation to the Epidemic Cholera of 1832*, New York: G. and C. and H. Carvill, 1832, p. 14.

⑥ John Sharpe Chambers, *The Conquest of Cholera: America's Greatest Scourge*, pp. 60 – 61.

社会道德挂钩，潜台词是务必改善道德堕落的现状。

另外，不少人强调外来移民与霍乱存在千丝万缕的联系。外来移民通常居住在美国城市最拥挤、最肮脏的贫民窟，往往是第一批感染霍乱的社会群体，深受霍乱之害。6 月 28 日，《纽约商业广告》(*New York Commercial*) 表示："我们沉痛地宣布一项令人震惊的事实：印度的瘟疫在向西蔓延的过程中使欧洲沉浸在悲痛之中，现在终于在美洲出现。霍乱在魁北克和蒙特利尔双双暴发，是由爱尔兰移民带到这两座城市的。"[①] 《纽约住院医生报告》坦言："作为一个阶级，底层爱尔兰人遭受的苦难最为深重，他们在生活中极其肮脏，酗酒成性，挤在城市最恶劣的地方。"[②] 纽约人菲利普·霍恩 (Philip Hone) 认为，霍乱是由外来移民输入的，并表示："他们总是会带来苦难和匮乏。有人宣称，本国是世界其他地区被压迫者的避难所，这显示出一种博爱精神，且温情脉脉，不过我担心，作为他国穷人的救济院和避难所对本国没有丝毫益处。"[③] 这些人之所以将外来移民与霍乱联系起来，有着深刻的社会原因：一方面，外来移民的输入增加了市场的劳动力数量，加大了本地人的就业压力，使得找工作不再是一件容易事；另一方面，他们认为，不少外来移民来自专制国家，观念陈旧，且宗教信仰不同，他们的到来可能会令美国的自由荡然无存。

显然，疫情期间，穷人、妓女、酗酒者，以及外来移民成为霍乱疫情的代罪羊。美国民众将他们与霍乱联系在一起的做法有着双重动机：一是借助语言暴力，克服集体恐惧；二是利用疫情之机，表达社会改革的诉求。另外，面对疫情，关于霍乱的医学观点和宗教认知也成为美国应对 1832 年霍乱疫情的理论依据和出发点。

二　美国应对霍乱疫情的措施

1831 年，欧洲暴发大规模的霍乱疫情，鉴于欧美之间密切的人员物

---

① John Sharpe Chambers, *The Conquest of Cholera*: *America's Greatest Scourge*, p. 33.

② Dudley Atkins, *Reports of Hospital Physicians*, *and Other Documents in Relation to the Epidemic Cholera of 1832*, p. 15.

③ 转引自 Charles Rosenberg, *The Cholera Years*: *The United States in 1832*, *1849*, *and 1866*, p. 63。

资流动，美国特别关注疫情的最新进展。1831 年 9 月 6 日，纽约市卫生局成立由 3 名杰出医生组成的通信委员会，专门负责收集相关信息。1831 年冬，纽约市卫生局向美国国会递交了一份请愿，强调任何一个城市或州都不足以应对来自霍乱的威胁，敦促国会立即成立一个卫生委员会，前往欧洲和亚洲地区，收集霍乱预防之法的信息。1832 年 1 月，美国驻英公使马丁·范布伦（Martin Van Buren）第一时间将桑德兰暴发流行病的消息传回国内。2 月，马萨诸塞州医学协会（Massachusetts Medical Society）任命一个由 7 人组成的委员会，专职研究霍乱的历史，以期找到最佳疗法。当然，面对欧洲的疫情，美国大西洋沿岸港口也提前有所准备，纽约、费城、查尔斯顿、巴尔的摩和波士顿对来自俄罗斯、波罗的海，以及英格兰等国家的货物和乘客实行隔离检疫，不过这些措施也未能使美国免于疫情之扰。

6 月 6 日，蒙特利尔出现了霍乱。16 日，加拿大暴发霍乱的消息传至美国，大西洋未能作为有效屏障，将霍乱拒之于美洲大陆以外，美国出现霍乱疫情已是在所难免。鉴于此，纽约市议员助理委员会召开特别会议，决定向卫生局提供 2.5 万美元的费用，用于预防霍乱传播和建造医院。另外，会议还敦促纽约市卫生局派遣医疗团队前往加拿大，近距离观察当地流行的霍乱疫情。随后，医生迪凯（DeKay）和维兰特（Rhinelander）奉卫生局之命前往魁北克和蒙特利尔。[1]

6 月 30 日，负责诊断住院医生詹姆斯·曼利（James Manley）向纽约市卫生局报告了 2 个霍乱病例。然而，出于商业利益等方面的考虑，卫生局和市政当局不愿意第一时间公布疫情进展，以免引起社会恐慌。更加令人忧心的是，霍乱其实早已现身纽约。面对这种情况，纽约市医学协会率先行动。7 月 2 日，该协会公开声明，本市目前已出现 9 例霍乱感染者，仅 1 人康复。

纽约市出现霍乱的消息一经公布，很快导致民众恐慌，当地的社会秩序也受到严重挑战。7 月初，经济条件允许的市民纷纷逃离纽约城，前往乡下躲避。7 月 3 日，《纽约晚报》（Evening Post）的一篇文章描述了

---

[1] New York Common Council, *Proceedings of the Board of Assistants, from May 8, 1832, to May 14, 1833*, Vol. 2, New York: Craighead and Allen, 1837, pp. 33, 36.

民众外逃的景象。作者写道："四面八方的道路上满是驿车、私家车和驾驶者，所有人惊慌失措，纷纷逃离这座城市，我们可以想象，当红色熔岩沐浴着他们的房子，或者当地震将墙壁晃裂时，庞贝古城或雷焦的居民逃离自身钟爱之地。"① 将"疫情"比作"地震"生动反映出民众逃离时的恐惧心态。由于民众逃离，大批房屋空置，入室盗窃的现象屡禁不止。更有甚者，有人堂而皇之地伪造存折，企图浑水摸鱼，从银行提取现金。另外，随着疫情不断恶化，有些妇女因丧夫而变成寡妇，不少儿童因父母病亡而沦为孤儿，再加上商业活动的停滞，孤寡和穷困者的生存面临威胁，亟待社会救济。

值得注意的是，疫情的负面影响当然不仅仅局限在纽约市，很快波及费城、新奥尔良等美国众多城市。面对传染病危机，各地市政当局和美国社会纷纷采取应对措施，这些措施包括祈祷、改善城市卫生和个人卫生、隔离检疫。

按照当时多数宗教人士的看法，霍乱是上帝对俗世罪恶的审判。因此，人类若想逃过审判，必须皈依上帝，经常祈祷忏悔。鉴于此，各地的教会人士和民众纷纷主张禁食和向上帝祈祷忏悔。疫情期间，纽约的卫理公会教徒每日举行祈祷，时间在早上5点半到6点半，持续整个夏季。在纽约以外，全国数十个城镇的教会也展开了类似的禁食和祈祷活动，包括长老会、公理会和荷兰归正会在内的全国不少教派纷纷指定了本教派的禁食日。另外，不少州长、市长或市议会收到当地民众的请愿，要求规定当地的禁食和祈祷日，结果至少11个州最终宣布禁食日，以预防霍乱。它们包括康涅狄格州、佐治亚州、印第安纳州、肯塔基州、马里兰州、马萨诸塞州、新泽西州、北卡罗来纳州、俄亥俄州、宾夕法尼亚州和佛蒙特州。不过多数州表示，禁食日只是一种建议，不具有行政效力。② 值得一提的是，时任美国总统的安德鲁·杰克逊（Andrew Jackson）也收到了禁食日请愿，他承认祈祷的效果，但以政教分离为由拒绝

---

① 转引自 Charles Rosenberg, *The Cholera Years: The United States in 1832, 1849, and 1866*, p. 28。

② Charles Rosenberg, *The Cholera Years: The United States in 1832, 1849, and 1866*, p. 26, 48, 52.

了请愿者的要求。

除宗教界倡导的祈祷之法外，各地政府也采取了各类预防措施，它们的依据是当地医学界关于霍乱的医学观点。7月5日，前往加拿大的医疗团队向纽约市卫生局提交了调查报告，得出以下结论：第一，加拿大暴发的疾病是霍乱，其别名包括霍乱窒息、痉挛性霍乱、恶性霍乱，以及亚细亚霍乱。第二，这种疾病不是从外部输入，而是起源于当地。第三，加拿大存在有利于霍乱滋生和传播的土壤，包括外来移民众多且劳累疲惫，他们衣食无着、酗酒，乘坐的船舱拥挤等。第四，霍乱在加拿大的地区分布不平衡。第五，霍乱流行前通常会被医生误诊为重症腹泻。第六，尚不明确特定群体是否会感染。不过，驻守加拿大的英国士兵感染霍乱的情况相对少见，死亡率低，原因有二：一是他们衣食无忧、染病后可在第一时间得到救治；二是具有良好的生活习惯，能够及时采用放血疗法。第七，妇女儿童的感染率相对较低。第八，若提前做好接诊和治疗工作，病人的死亡率可能会大大降低。第九，滥用泻药和恐惧心态是富人感染这种疾病的主要原因。第十，不少霍乱病例感染的原因在于食用水果和不成熟的蔬菜或者当身体燥热时，饮用冷水或冰水。第十一，隔离检疫难以成功阻止霍乱的传播和蔓延，不过有必要清洁商船，以及不讲卫生之人的身体和行李。另外，用石灰清洁大街小巷、池塘、厕所，第一时间埋葬病死者尸体。① 这份调查报告采纳了霍乱本地起源的观点，主张采取改善城市卫生和个人卫生的措施，反对实施隔离检疫，同时承认滥用药物、饮食不当，以及恐惧心态是霍乱的诱因。

除前往加拿大的医疗调查队外，纽约特别医疗委员会（Special Medical Council）也提出了预防霍乱传播的建议。特别医疗委员会由纽约市卫生局任命的7名著名医生组成，充当卫生局的医疗顾问，直接影响纽约卫生局实施的抗疫措施。特别医疗委员会向卫生局建议，隔离检疫对于抑制霍乱疫情有害无益，并提出以下建议：首先，市政当局应清洁厕所、水槽、下水道，以及穷人居所，并阻止民众集会，同时将居住拥挤的民众安置到通风良好的地点，最好第一时间将病人转移到宽敞、通风的医

---

① New York Board of Health, *Report of the Commissioners Employed to Investigate the Origin and Nature of the Epidemic Cholera of Canada*, New York：Peter Van Pelt, 1832, pp. 7 - 9.

院；其次，个人应严格遵守健康的生活方式。应食用牛羊肉等简单易消化且营养丰富的食物，不得食用南瓜、卷心菜等蔬菜和水果；应尽可能保证规律睡眠，夜间睡觉时，身体不得受凉；尽量避免在炎热的白天、夜间或空腹时进行劳动。[①]

疫情期间，按照费城卫生局的要求，费城医学院委员会也提出了关于霍乱的看法。委员会指出，霍乱并非传染病，而是产生于空气成分的变化，不会通过人或物品传播，其诱因包括沉溺酒色、饮食不当、焦虑、恐惧，以及疲惫、暴晒。该委员会从三个方面提出预防建议：就公共场所而言，每日须清扫街道垃圾，利用自来水频繁冲洗排水沟，不得在院子或空地堆积垃圾，保证大街小巷和其他场地的通风。就居住空间而言，务必保持地窖干燥，保证洗涤槽干净，利用石灰水清洗地下室、厕所和多人共用房间的墙壁，卧室需自由通风，床上用品至少每日通风一次，学校、教堂，以及工厂的房间或大厅也需通风，同时避免室内温度过高或过低，最好不要睡在地下室或地下公寓。就个人而言，应定期采用温水沐浴，最好用粗糙的毛巾布或刷子摩擦皮肤，改善个人卫生；衣着需保暖，内衣材质最好为法兰绒或家纺细布，避免夜间出门，不然穿厚衣服为宜；若被雨淋湿，最好洗个热水澡；饮食应清淡，三餐之间保证适当间隔，杜绝暴饮暴食，也不要忍饥挨饿，食物应尽量简单和容易消化。[②] 可见，与纽约赴加拿大医疗调查队和纽约特别医疗委员会一样，费城医学院委员会提出的防治之法主要是根据"瘴气论"。

基于医学界的建议，各地政府采取了改善城市卫生和个人卫生的措施。6月21日，纽约州议会通过了一项卫生法案，授权各城镇成立卫生局，并要求户主打扫自家房屋。6月13日，纽约市市长签署了一份关于清洁城市街道的法案。[③] 作为纽约卫生局咨询机构的特别医疗委员会还通

---

① New York Board of Health, *Questions of the Board of Health, in Relation to Malignant Cholera*, New York: Peter Van Pelt, 1832, pp. 3 – 4, 12 – 13.

② John Bell and D. Francis Condie, *All the Material Facts in the History of Epidemic Cholera*, Philadelphia: Clark & Raser, 1832, pp. 33 – 34.

③ Charles Rosenberg, *The Cholera Years: The United States in 1832, 1849, and 1866*, pp. 20, 24.

过报纸和分发传单等途径，向民众宣传霍乱预防办法。其中的一份宣传册子指出，节制饮食，避免食用蔬菜和水果，不在天气炎热时喝冷水或干活，不要待在空气不流动的环境中，少喝烈酒，注意保暖，避免淋湿，未经医生批准，不乱吃药。① 另外，纽约市卫生局还利用旧建筑，改造为5家医院，专门接收霍乱病人。7月1日到9月1日期间，这几家医院共接诊2030例病人。② 费城出现霍乱感染者后，市政府迅速利用斯库尔基尔河（Schuylkill River）的水源冲刷街道，清洁城市。③ 华盛顿特区卫生局在8月22日宣布，90天内禁止进口和销售卷心菜、玉米、黄瓜、豌豆、大豆、萝卜、茄子、南瓜、西瓜、苹果、梨、桃子、李子、樱桃、杏、菠萝、橙子、柠檬、酸橙、椰子、鱼、螃蟹、牡蛎、蛤蜊、龙虾，另外土豆、甜菜、西红柿和洋葱也要适度食用。④ 在康涅狄格州的纽黑文，市卫生局6月23日发出通告，提醒民众注意个人卫生，要求他们检查并移除住所、商铺、地下室和院子里的垃圾，并建议把氯化钙溶液喷洒在厕所和水槽中。为有效监督城镇的卫生清理工作，市卫生局还招募了更多的人手。⑤ 各地市政当局关注城市卫生和个人卫生，自然也是基于医学界提倡的"瘴气论"，认为只要提高地区空气质量，就可阻止霍乱流行。

　　隔离检疫是各级政府应对霍乱疫情的另一项措施。尽管多数医生信奉"瘴气论"，认为霍乱起源于本地，检疫措施有害无益，但"瘴气论"并未成为医学界的共识，而且民众普遍相信霍乱具有接触传染性。鉴于此，"接触传染"的医学观点也被运用于控制这场疫情。一份纽约州的报告点明了各级政府的行动逻辑。报告指出："谨慎的做法是不要把我们的行动建立在关于这场瘟疫的猜测或模糊、唯一的理论之上，而是承认上

① Charles Rosenberg, *The Cholera Years: The United States in 1832, 1849, and 1866*, p. 30.

② Dudley Atkins, *Reports of Hospital Physicians, and Other Documents in Relation to the Epidemic Cholera of 1832*, p. 11.

③ William Watson, "The Sisters of Charity, the 1832 Cholera Epidemic in Philadelphia and Duffy's Cut," p. 10.

④ William Watson, "The Sisters of Charity, the 1832 Cholera Epidemic in Philadelphia and Duffy's Cut," p. 9.

⑤ David A. Langtry, "The 1832 Epidemic of Asiatic Cholera in New Haven, Connecticut," pp. 450–451.

述两种原因都会产生影响，然后采取措施。"① 基于这种逻辑，不少地区开始实施检疫行动。6月21日，纽约州发布一项卫生法令，宣布对加拿大实行隔离检疫，要求医生和旅馆管理员报告霍乱病例。6月16日，纽约市市长沃尔特·布朗（Walter Browne）发布声明，鉴于当前加拿大的蒙特利尔和魁北克等城市暴发霍乱，自即日起，承载发热病人或霍乱病人的任何商船均不得驶入距离纽约市300码的范围内，除船长外，未经市卫生局同意，任何人不得上岸。同时，承载发热病人或霍乱病人的人和车辆也不得驶入距离市政厅1.5英里的范围内，违者以本州卫生法规严惩。② 7月3日，纽黑文制定了一项防止恶性疾病输入的条例。条例宣布，关于陆上运输，自7月6日起，未经卫生官员许可，任何来自纽约之人不得进入本市，除非他至少已离开纽约7日，违者处以100美元以内罚款；关于水上运输，所有来自纽约或邻近水域抵达纽黑文港的商船需接受隔离检疫，检疫期限为14日，不过若是商船能够向卫生官员出具健康证书，就不必接受检疫。③ 联邦也对州和地方检疫工作施以援手。7月13日，美国国会通过的《实施检疫规定的法令》规定："若财政部部长认为缉私船、巡逻船或海关官员不足以协助执行检疫和卫生法律，可在其认为必要的情况下，雇佣额外的巡逻船和海关官员。其中，巡逻船的规格以财政部部长的意见为准。"④ 此时，联邦的检疫权力相对有限，仅有权协助各州执行检疫措施。

尽管各地政府制定了预防霍乱传播的措施，但地方可资利用的资源毕竟有限，难以负担大规模的救助活动，于是部分民众展开自救。除逃离疫区外，民众的自救还包括随身携带樟脑，在街道上燃烧焦油或沥青。这些做法旨在净化产生霍乱的"瘴气"。另外，不少民众还积极参与社会救助。一方面，部分慈善人士向疫区捐钱捐物，救济穷困者。截至7月

① Philip Milledoler, *Report of the Committee on Medical Subjects, on so Much of the Governor's Message as Relates to the Asiatic Cholera, 1832*, p. 2.

② John Sharpe Chambers, *The Conquest of Cholera: America's Greatest Scourge*, pp. 53 - 54.

③ David A. Langtry, "The 1832 Epidemic of Asiatic Cholera in New Haven, Connecticut," p. 452.

④ "Act to Enforce Quarantine Regulations," in Richard Peters, *The Public Statutes at Large of the United States of America*, Vol. 4, Boston: Charles C. Little and James Brown, 1850, pp. 577 - 578.

16 日，纽约商品交易所举行会议，筹集资金近 1700 美元，到 7 月底，这个非正式的慈善组织仅在一个选区就为 500 个家庭提供过食物。[①] 另一方面，教会人士冒着生命危险，主动照顾霍乱病人。在费城，修女们"离开健康的家庭去探访这座被感染的城市，去面对一种可怕疾病，前往极端危险的环境，守在陌生人床边，守在没有朋友的人的床边，守在被遗弃的人的床边，守在那些通常证明自己不值得被善待的人的床边"[②]。民众自发展开的救助活动在一定程度上降低了疫情带来的负面影响。

概言之，1832 年疫情防治主要是以"瘴气论"和"接触传染"的医学理念为指导，致力于改善城市卫生和个人卫生，重视隔离检疫的作用。同时，关于霍乱的宗教解释也具有不少受众，因此祈祷和禁食成为霍乱的重要预防手段之一。19 世纪末，随着现代医学对霍乱的认知逐渐走向深入，霍乱的病因和传播途径日益明晰，霍乱疫情的防治策略发生巨大变动，有时甚至一些政治因素也掺杂其中，这就令抗击霍乱疫情的工作更具复杂性。这种复杂性表明抗疫不仅是医学问题和社会问题，有时也是政治问题。对此，1892 年纽约霍乱疫情便是一个生动的案例。

第二节　1892 年纽约霍乱疫情期间的港口检疫

1892 年纽约霍乱是 19 世纪末美国出现的一场传染病疫情。与美国之前暴发的霍乱疫情相比，这次疫情不仅感染人数少、传播范围小，并且很快得到有效控制，造成的社会危害有限。然而，这次疫情防治表现出不同以往的显著特点。就检疫而言，外来移民成为不少美国民众眼中的"霍乱传播者"，因此疫情期间纽约港的检疫工作则区别对待外来移民和归国观光客，同时，禁止外来移民入境还成为疫情过后排外主义者倡导的霍乱防治办法。

一　霍乱之源：疫情背景下美国社会对外来移民的形象塑造

19 世纪期间，美国主流社会对外来移民的态度发生了极大的变化。

---

① Charles Rosenberg, *The Cholera Years: The United States in 1832, 1849, and 1866*, p. 31.

② William Watson, "The Sisters of Charity, the 1832 Cholera Epidemic in Philadelphia and Duffy's Cut," p. 13.

19世纪中期以前，绝大多数美国民众主张广泛吸收外来移民，肯定后者在促进本国经济发展中的突出贡献，同时他们对"熔炉论"深信不疑，表示有信心同化外来移民。然而，当外来移民蜂拥而入时，不少美国民众意识到其中的潜在危险，开始产生不同程度的担忧和恐惧。19世纪80年代，美国外来移民的类型发生显著变化。1880年以前，入境移民主要来自英国、德国、法国和爱尔兰等西北欧国家，而在此之后，移民主要来自俄国、奥匈帝国、意大利和波兰等东南欧国家。这些"新移民"往往生活更加贫困，基本信奉天主教和东正教，文化程度较低，难以融入美国社会。随着外来移民类型的变化，美国的排外主义情绪不断增长和蔓延。1892年的霍乱疫情似乎正好为排外主义者宣泄自身对外来移民的不满提供了绝佳契机。

1892年，一场霍乱疫情席卷整个欧亚大陆。6月中旬，俄国成为霍乱肆虐的重灾区。数据显示，当年俄国的霍乱感染者数量达到惊人的62万例，死亡人数超过30万。[①] 随后，印度西姆拉、伊朗德黑兰，以及德国汉堡等重要城市也相继暴发严重的霍乱疫情。[②] 鉴于欧美之间频繁的人员流动，尤其是外来移民源源不断地涌入，美国社会密切关注欧洲霍乱疫情的进展。

面对霍乱威胁，不少美国媒体呼吁禁止外来移民入境，并将他们描绘成霍乱传播者。8月24日，《纽约时报》发表的一篇文章开门见山地指出："即使俄国没有暴发霍乱疫情，我们也不需要这些移民。若没有他们，本国无疑会更好。然而，当前存在一种危险，即这些移民将带来瘟疫，导致死者无数，酿成惨重的经济损失，他们显然应该被禁止入境，所有可资利用的法律都应拿来阻止这些危险移民前来。"[③] 8月29日，《纽约时报》的头版文章再次强调："面对霍乱可能引发的未知风险，若阻止愚昧的俄国犹太人和匈牙利人前来避难，美国的处境会更好些。……当前情况下，他们严重威胁本国国民健康。即便他们通过检疫，安居后

---

① Howard Markel, *Quarantine！East European Jewish Immigrants and the New York City Epidemics of 1892*, p. 86.

② "Cholera Victims Increasing," *New York Times*, August 23, 1892.

③ *New York Times*, August 24, 1892.

的生活方式也总是令他们成为危险之源。必须记住，霍乱源自这个人类的无赖群体。"① 9 月 1 日，一篇名为《唯一的安全之道》的社论更是直言不讳地写道："俄罗斯移民和波兰移民正在欧洲大陆大规模西进，每月成千上万人从汉堡和勒阿弗尔赴美，他们极度肮脏且可怜无知，适合成为霍乱细菌传播的理想媒介。"② 此外，一些漫画也将外来移民刻意丑化，将他们与霍乱联系起来。③ 美国各大媒体对国外霍乱疫情大肆渲染，导致民众对东南欧移民的恐惧不断加深，自然从心理上产生排斥他们的情绪。

外来移民的"霍乱传播者"形象似乎具有一定的医学依据。1883 年，德国细菌学家科赫曾在埃及和印度调查当地的霍乱流行情况，发现霍乱是由一种形如逗号的霍乱弧菌引起的，该菌可通过水、食物和衣服等途径传播。当时，美国社会对于霍乱的最新医学知识并不陌生，绝大多数人相信霍乱是一种输入性疾病。《纽约时报》在 9 月 4 日刊登的一篇相关简讯称："很久以前，科赫医生已发现霍乱细菌，但尚未找到治疗之法。这是一种形状弯曲的细菌，像是圆圈的一部分，小脑袋在末端。根据形状，他将其命名为'逗号弧菌'。"④ 基于新的医学发现，不少美国民众相信，外来移民往往愚昧无知且肮脏不洁，是霍乱弧菌的理想宿主，其中来自霍乱流行地区的移民最有可能将霍乱弧菌带到美国。其实，外来移民绝不是唯一与霍乱有联系的社会群体，归国观光客同样也潜藏着传播霍乱的危险。然而，多数美国民众要么对后者不置一词，要么认为他们具有良好的卫生习惯，绝不会成为霍乱病菌的携带者。显然，这些美国民众更愿意指责外来移民是霍乱传播者，而非归国观光客。其实外来移民之所以遭到污名化有着深刻的社会原因。

一方面，外来移民的涌入不可避免地造成就业市场饱和，压低了美国工人工资，同时也给美国带来不小的社会负担。1888 年 9 月 11 日，作为共和党总统候选人的本杰明·哈里森（Benjamin Harrison）在印第安纳

---

① "Progress of the Cholera," *New York Times*, August 29, 1892.

② "The Only Safe Course," *New York Times*, September 1, 1892.

③ "They Come Arm in Arm, American Seaports Must Close Their Gates to All Three," https：//dbs. bh. org. il/image/they－come－arm－in－arm－antisemitic－caricature－published－judge－victor－usa－they－come－arm－in－arm－anti－immigration－caricature－usa－1892，2020 年 2 月 27 日。

④ "The Germ of Cholera," *New York Times*, September 4, 1892.

波利斯发表的演说，对此做了生动阐述。他指出："早期历史上，我们的公共机构通常欢迎外来移民，拓荒者期待比印第安人更友善的邻居，那时劳工短缺，且工作机会多。不过，那段光景已然逝去。我们会继续向合适的移民敞开国门，但不必再特别邀请他国民众来到本国或成为本国公民。"① 1892 年《关于赴美欧洲移民的报告》更是一针见血地指出外来移民带来的社会经济问题。这份报告宣称："当前，资本和劳动力之间的矛盾不断恶化。我们应该像对付军队或瘟疫一样，阻止这群人大规模涌入。失业工人的惊人比例及精神病人、贫困者和罪犯的人数增长都可追溯到外来移民，而不是其他来源。为了促进公共福利，绝对有必要采用一套更好的筛选程序。"② 在就业竞争日益激烈的背景下，经济因素很可能是外来移民被诟病为霍乱传播者的重要原因之一。

另一方面，外来移民，特别是东南欧移民难以同化，被认为对美国社会的正常运行构成威胁。1892 年，美国劳动骑士团领袖特伦斯·鲍德利（Terence Powderly）毫不讳言地指出，大量涌入的外来移民致使美国的自由正在消失殆尽。③ 哈里森也持类似观点，他宣称："我们有责任排斥异族，保卫美利坚文明，他们与本国民众的同化既不可能，也不可取。"④ 需要注意的是，在所有移民群体中，东欧犹太人令美国民众尤为担忧，即使对于已归化的犹太裔美国人而言也不例外。1892 年底，《烛台》（The Menorah）杂志发表了犹太裔美国人威廉·斯派格（William Sparger）的文章，斯派格对外来移民进行了激烈的指责，认为："如果这些俄国难民，像其少数先辈一样，在本国宣扬类似亚洲式的哈西德主义，压榨、迫害，以及对现代文明的无知很可能令他们成为美国犹太人机体上的毒瘤，迅速吞噬美国社会有机体的血液。只要他们为数不多，就不会对美国犹太人机体构成威胁。"⑤ 斯派格的观点显然有些极端，不会在

---

① Charles Hedges, *Speeches of Benjamin Harrison*, New York: United States Book Company, 1892, p. 111.

② Herman J. Schulteis, *Report on European Immigration to the United States of America*, Washington, D. C.: U. S. Government Printing Office, 1893, p. 25.

③ Knights of Labor, *Proceedings of the General Assembly of the Knights of Labor*, Minneapolis: General Assembly, 1892, pp. 4 – 5, 86.

④ Charles Hedges, *Speeches of Benjamin Harrison*, pp. 111 – 112.

⑤ "Affairs of the Order," *The Menorah*, Vol. 12, 1892, p. 116.

美国社会占据着主流，但反映出很多人对外来移民的看法，国外霍乱暴发之后，这种观点在美国自然拥有广泛的市场。显然，由经济和文化因素引发的强烈民族主义情绪是不少美国民众将外来移民描绘成"霍乱传播者"的内生动力，外来移民成为美国防止霍乱疫情扩散的"代罪羊"。

综上所述，面对霍乱威胁，不少美国民众基于经济利益考虑，同时受排外主义和极端民族主义的驱动，将外来移民描绘成"霍乱传播者"。外来移民的"霍乱传播者"形象不仅深刻影响着随后美国应对纽约霍乱疫情的检疫工作，而且成为疫情过后美国排斥外来移民的重要借口。

二 "驱逐霍乱"：疫情期间纽约港对外来移民的检疫

19 世纪末，欧美之间的人员往来更加频繁，经贸联系日益密切，这固然有助于双方的经济社会发展和文化交流，不过也带来了潜在风险，为疾病在两地之间的迅速传播打开了方便之门。1892 年 8 月 23 日，德国汉堡市政当局宣布当地暴发霍乱疫情。汉堡是当时全世界最繁忙的国际港口，也是多数欧洲移民和归国观光客启程赴美的重要港口之一。疫情在这里暴发与人员密集往来有很大的关系，同时让很多国家难免一劫，美国同样面临霍乱输入的危险。作为美国最大的港口，纽约与欧洲港口之间的人员经贸往来最为频繁，它的关税岁入超过联邦政府年度财政收入的半数，且不少于四分之三的外来移民从纽约港入境美国。因此，相比美国其他地区，纽约面临的霍乱威胁要大得多。

面对欧洲严峻的疫情形势，纽约港率先采取预防措施。当时，纽约港的卫生官员和检疫部门的负责人是威廉·詹金斯（William Jenkins）。1855 年，詹金斯出生于密西西比州的霍利斯普林斯，1877 年获密西西比大学学士学位，1879 年获弗吉尼亚大学医学博士学位。随后，他又在纽约贝尔维尤医学院（Bellevue Medical School）进修。1881 年，他与坦慕尼厅老板理查德·克罗克（Richard Croker）的妹妹伊丽莎白·克罗克结婚，并依靠政治恩庇，在次年顺利成为纽约市法医办公室副医师。1892 年 2 月，他开始担任纽约港卫生官员。8 月 26 日，詹金斯发布纽约港卫生检疫条例，要求将所有来自疫区港口的轮船或承载来自疫区统舱旅客的轮船扣留 3—5 天，以便进行检疫，同时对他们的行李和衣服进行蒸汽消毒。另外，他还要求在第一时间对统舱和货物也展开消毒。① 此外，他还建议美国驻外领事对赴美移民展开彻底的卫生检查，对来自疫区的移民至少隔离 5 天，要求他们洗澡，并对他们的衣物和行李实施蒸汽消毒，然后领事可签发清洁和消毒证书，由船上的外科医生在入港时向卫生官员出示。② 这里有必要对"统舱旅客"进行解释。根据旅客所购买舱位的价格和类型，船舱分为一等客舱、二等客舱和统舱，旅客也随之分为客舱旅客和统舱旅客。一等舱和二等舱票价不菲，它们空间宽敞，卫生饮食条件较好；统舱票价便宜，里面多是通铺，拥挤不堪，通风不良。这一时期，越过大西洋赴美的统舱旅客往往是生活贫困的移民，客舱旅客则多为富裕的归国观光客。由此可见，无论是 8 月 26 日的纽约卫生检疫条例，还是詹金斯的建议，均将来自疫区的外来移民作为重点检疫对象，对他们的卫生检查尤为严格。詹金斯所持的理由显然是他相信外来移民乃是霍乱的传播者，用他的原话来说："霍乱的流行史表明，卫生饮食条件好的客舱旅客从未传播霍乱；霍乱总是出现在统舱旅客之中，必须时常提醒他们保持卫生。"③ 尽管詹金斯的说法未必属实，但成为对外来移民实行严格检疫的最好借口。

除纽约港外，联邦政府也迅速做出反应。9 月 1 日，哈里森总统在白宫召开内阁会议，他要求海洋医院服务局主管沃尔特·怀曼（Walter Wyman）发布一份名为《防止霍乱输入美国的移民检疫管制》（Quarantine Restrictions Upon Immigration to Aid in the Prevention of the Introduction of Cholera into the United States）的公告，公告宣布："除非经过为期 20 天的隔离检疫，任何来自外国港口且承载移民的轮船不得进入美国港口，州政府在特殊情况下可延长检疫期限。"④ 如果说詹金斯的检疫主要针对来自疫区的外来移民，哈里森则将检疫范围扩大到所有外来移民。若从

---

① New York State Commissioners of Quarantine, *Annual Report of the Commissioners of Quarantine for the Year 1892*, Albany: James B. Lyon State Printer, 1893, p. 44.

② New York State Commissioners of Quarantine, *Annual Report of the Commissioners of Quarantine for the Year 1892*, p. 45.

③ New York State Commissioners of Quarantine, *Annual Report of the Commissioners of Quarantine for the Year 1892*, p. 62.

④ "Immigration Suspended," *New York Times*, September 2, 1892.

20 天检疫令产生的影响来看，这项规定很大程度上意味着阻止外来移民入境。经营移民运输业务的轮船公司对此洞若观火。汉堡—纽约邮船公司的一位代理人表示："按照字面意思，它适用于所有欧洲港口，我们将彻底失去移民生意，这会带来不赀之损，移民生意的月利润是 10 万美元。汉堡如今已不存在统舱运输生意。"① 9 月 2 日，《纽约时报》更是一针见血地指出："总统通过间接但有效的方式阻止了外来移民。"② 面对即将到来的总统大选，哈里森发布 20 天检疫令固然是将检疫作为争取选票的筹码，通过对外来移民实行较长时间的隔离检疫，抬高运输成本，进而迫使轮船公司停止向美国运送移民，进而争取排外主义者的支持。不过，就疫情治理本身而言，哈里森当然也相信移民是霍乱传播者，阻止移民入境是有效预防霍乱输入的最佳办法。

联邦政府的 20 天检疫令引起詹金斯的反对。检疫令发布次日，面对联邦政府涉足纽约港检疫事务，詹金斯向纽约市代理首席检察官约翰·霍根（John W. Hogan）询问自身在检疫方面的职权和责任，后者的回复是詹金斯可根据自身判断决定检疫时长，不必顾忌总统声明，这就成为詹金斯不奉行 20 天检疫令的依据。按照詹金斯本人的说法，20 天检疫令存在三大缺陷：首先，来自未受感染港口的商船通常遵守出发港口的规定，不会携带疾病；其次，每条船的具体问题不同，不能"一刀切"；最后，若是严格遵守这项检疫令，检疫的配套设施跟不上。③ 马克尔深入分析了詹金斯反对联邦政府检疫公告的动机，认为主要有三个方面：其一，在詹金斯看来，纽约港的检疫权力属于纽约港卫生官员，而不是联邦政府；其二，坦慕尼厅④和纽约民主党控制纽约检疫站势必意味着间接掌控纽约港的进出口贸易，作为坦慕尼厅代理人的詹金斯自然不允许联邦政府染指这个重要领域；其三，虑及其个人荣誉。詹金斯能够成为纽约港

---

① "Will Stop Immigration," *New York Times*, September 2, 1892.

② "Immigration Suspended," *New York Times*, September 2, 1892.

③ New York State Commissioners of Quarantine, *Annual Report of the Commissioners of Quarantine for the Year 1892*, p. 56.

④ 坦慕尼厅（Tammany Hall）又称坦慕尼协会，成立于 1789 年，最初是一个全国性爱国慈善组织，后来逐渐演变为以纽约市为中心的地方性政治组织，把持着纽约市民主党的核心机构，长期控制纽约市政权。

卫生官员的重要原因是依靠裙带关系，面对媒体对其能力的质疑，他急于证明自己完全可以胜任这项工作，不需要联邦政府指手画脚。① 马克尔的观点不见得完全切合实际，但联邦权力与州权之间的冲突无疑是重要原因之一。詹金斯的不遵从政策很快为人诟病，面对如潮水般涌来的指责，同时财政部部长查尔斯·福斯特（Charles Foster）、怀曼及纽约政客克罗克纷纷要求他做出让步，詹金斯最终同意遵守 20 天检疫令。

在纽约港检疫的具体实施方面，詹金斯曾先后向米切尔·普鲁登（T. Mitchell Prudden）等美国著名细菌学家咨询。普鲁登是哥伦比亚大学细菌学实验室主任，作为科赫的第一个美国学生，他是将细菌学方法介绍到美国的先驱。普鲁登建议采取宽松的检疫政策，隔离霍乱感染者即可，不必大规模隔离外来移民，同时严格展开医疗检查。赫尔曼·比格斯（Hermann M. Biggs）是纽约市卫生局的细菌学家和病理学家，同时也是在海上检疫站使用霍乱培养技术的先驱，他推荐詹金斯采纳科学方法，聘用实验室工作人员。约翰·霍普金斯医院的著名病理学家和细菌学家威廉·亨利·韦尔奇强烈反对隔离移民，建议詹金斯与联邦公共卫生机构、普鲁登及比格斯等人合作，采取有效措施以应对霍乱疫情来袭。詹金斯求助的最后一位细菌学家是乔治·斯特恩伯格（George Sternberg）。作为美国陆军的一名职业军人和医生，斯特恩伯格编写了美国第一本细菌学教科书《细菌学手册》（*Manual of Bacteriology*）。1892 年霍乱流行期间，斯特恩伯格驻守在布鲁克林，担任主治医生，另外还兼职担任霍格兰实验室（Hoagland Laboratory）的主任，该实验室隶属于布鲁克林的长岛学院医院（Long Island College Hospital），是全美 18 所顶尖的细菌学实验室之一。不过，詹金斯不仅未采纳他的意见，而且在执行检疫时区别对待不同身份的旅客，处处显示出对客舱旅客的优待和对外来移民的严苛。"诺曼尼亚号（Normannia）"是一艘既载有客舱旅客，又载有统舱移民的轮船，为船上乘客的检疫提供了观察纽约港检疫工作的生动案例。"诺曼尼亚号"是轮船巨头阿尔伯特·巴林（Albert Ballin）安排在汉堡—美国航线的新型轮船，建造于 1890 年，拥有双螺旋桨，重 8242 吨，500

---

① Howard Markel, *Quarantine! East European Jewish Immigrants and the New York City Epidemics of 1892*, p. 99.

英尺。它于 9 月 3 日黄昏抵达纽约港，载有 267 名头等舱旅客，237 名二等舱旅客，555 名统舱旅客和 320 名船员，其中 2 名客舱旅客疑似死于霍乱，统舱有 3 人死于霍乱，另有 4 例轻症霍乱。就检疫时长而言，"诺曼尼亚号"上统舱移民的隔离检疫期是 20 天，而客舱旅客为 14 天。从检疫地点上看，统舱旅客先后被带到霍夫曼岛（Hoffman Island）和洛营地（Camp Low）隔离，而客舱旅客则直接安置在船舱或旅馆中。倘若按照詹金斯的本意，他会批准客舱旅客入境，只是碍于公众异议，才不得不妥协。对此，他曾不加掩饰地说道："在检疫历史上，客舱旅客从没有带来过霍乱。纽约当时陷入恐慌，卫生局十分忧惧，若是我允许客舱旅客登岸，势必遭到反对，恐难有结果。……我决定隔离所有受感染的轮船及船上人员，但确信客舱旅客中间不会出现病例，他们待在轮船上比我能提供的其他地方更加舒适。"① 这种区别对待的理由貌似堂皇，实际上包含着对底层外来移民的排斥和歧视。

客舱旅客的检疫期较短，隔离环境较好，然而他们仍对检疫颇为不悦。一位名为巴兰坦（S. L. Ballantine）的女性客舱旅客在致丈夫的信中表示，客舱并未出现霍乱病例，所以对客舱旅客实施隔离检疫是极不公正的，因此"对于野蛮国家而言，实施隔离检疫意味着对外来移民关上大门，并拒之门外，但信奉基督教的美国应该对这个词有着不同的定义"②。另一名客舱旅客帕尔默（A. M. Palmer）在 9 月 6 日向友人罗伯逊医生抱怨，隔离在"诺曼尼亚号"的客舱旅客众多，故而未能有效展开轮船消毒，卫生部门应先将他们转移到安全之地，待轮船经过彻底消毒后，再将他们迁回船上，否则难以保证客舱旅客安全。③ 尽管客舱旅客对检疫感到不满，但他们却享受着比统舱旅客更加优越的隔离环境。

如果充分了解统舱移民面临的隔离环境，客舱旅客当然会停止抱怨。霍夫曼岛位于下湾，占地约两英亩，是隔离统舱移民的主要地点。疫情期间，纽约商会医学顾问委员会对这里展开过调查，结果显示该岛的卫

---

① New York State Commissioners of Quarantine, *Annual Report of the Commissioners of Quarantine for the Year 1892*, p. 49.

② "A Letter from the Normannia," *New York Tribune*, September 8, 1892.

③ "A Complaint from A. M. Palmer," *New York Tribune*, September 9, 1892.

生条件难以满足基本的隔离检疫要求，具体表现在三个方面：一是岛上饮用水的水龙头距水槽底部很近，而水槽里又不时堆积着腐败食物，饮用水易被污染。二是淡水短缺，即使清洗衣物也不得不使用海水。同时，由于厕所数量不足，岛屿周边的海水已被粪便污染。三是岛上的建筑物未经彻底清洗和消毒。① 有鉴于此，该委员会认为："这是一个简单的人群安置之法，正在极度恶劣的卫生状况下得以运用。……在管理者看来，像对待牲畜一样对待这些人已属公平，因为他们天生不讲卫生，肮脏不堪，习惯被像野兽一样对待。"② 可见，检疫部门将客舱旅客隔离在轮船或旅馆，却将统舱移民隔离在霍夫曼岛等环境恶劣之地，显然是优待客舱旅客，苛待统舱移民。对于这种现象，记者亚伯拉罕·卡汉（Abraham Cahan）形象地描述道，客舱旅客"大声疾呼自身不得不忍受的痛苦，以致整个富裕阶层都在为他们的困境哭泣哀号。所有人都呼吁怜悯富人，为他们的检疫提供更多便利。当富人呼叫时，一呼百应。富裕的头等舱旅客入住高档旅馆；而穷人则在地上支起帐篷，搭起床铺"③。这里的"富人"指的是客舱旅客，"穷人"则是统舱移民。面对传染病威胁，优待客舱旅客，苛待统舱移民彰显出对外来移民不欢迎的本土主义情绪。

　　总体而言，纽约港的检疫工作效果显著。从 1892 年 8 月 31 日第一例霍乱感染者输入到 10 月 14 日霍乱疫情结束，纽约市内霍乱感染者总数仅为 10 人，④ 这至少表明纽约港的检疫工作有效地阻止了霍乱输入。不过需要注意的是，纽约港检疫取得的显著成效在某种程度上是以牺牲外来移民为代价。据统计，44 名外来移民在隔离期间死于霍乱，如果及时医治的话，他们可能会幸免于难，但隔离期间恶劣的生活条件成为加速他们死亡的主要原因之一。

---

① George Wilson, *Thirty-Fifth Annual Report of the Corporation of the Chamber of Commerce of the State of New York, for the Year 1892 – 1893*, New York: Press of the Chamber of Commerce, 1893, p. 98.

② George Wilson, *Thirty-Fifth Annual Report of the Corporation of the Chamber of Commerce of the State of New York, for the Year 1892 – 1893*, pp. 99 – 100.

③ 转引自 Howard Markel, *Quarantine! East European Jewish Immigrants and the New York City Epidemics of 1892*, p. 115。

④ New York Board of Health, *Annual Report of the Board of Health of the Health Department of the City of New York for the Year Ending December 31, 1892*, New York: Martin B. Brown, 1894, p. 38.

三　以霍乱的名义：疫情过后美国对外来移民的排斥

这次霍乱疫情在纽约持续的时间不长，1892 年 10 月中下旬，纽约霍乱疫情结束，美国社会的恐慌也随之烟消云散。不过，防止霍乱再度来袭仍是美国社会关注的重点问题，尤其是考虑到次年将在芝加哥举办的世界哥伦布纪念博览会（World's Columbian Exposition）。美国总统和部分国会议员迅速抓住这个天赐良机，试图利用这项公共卫生议题，来实现自身的政治目的。

11 月 4 日，哈里森再次授权实施 20 天检疫令。[①] 如果说哈里森在 9 月份实施 20 天检疫令主要旨在应对这场突发性公共卫生事件，那么在未面临霍乱威胁的情况下，新检疫令的实施则显然有着其他考量。11 月 8 日，《纽约时报》的一篇社论隐晦地将新检疫令与总统选举挂钩。作者写道："在总统大选前夕重新实施这项命令，颇具政治意味。"[②] 北德意志劳埃德航运公司（North German Lloyd Steamship Line）的纽约代理人古斯塔夫·施瓦布（Gustav Schwab）则是直接撕掉了新检疫令的面具，直言："这不过是试图将外来移民挡在美国国门以外，纯属无稽之谈。把犯罪者、残障人士、盲人和无行动能力者等不合适之人拒之门外合情合理，对于现有法律也是轻而易举之事，但是联邦政府以预防霍乱输入为名，阻止移民入境极为愚蠢。"[③] 1892 年总统年度咨文关于移民政策的论述似乎恰好为施瓦布的看法提供了佐证。哈里森指出："我们要特别留心本国港口输入传染病，原因在于拥挤的统舱轮船会从欧洲带来数量庞大的外来移民，统舱环境使其大多容易成为瘟疫的受害者。……我认为，我们不仅有权将邪恶之徒、无知之辈、扰乱社会秩序者、穷人，以及契约劳工拒之门外，对民众也负有这项义务，同时还要实施更严格的限制，排斥如洪水般涌入的外来移民。"[④] 总之，在未直接面临霍乱威胁的情况下，

①　"New Quarantine Circular," *New York Times*, November 5, 1892.

②　"The 'Emigrant' Proclamation," *New York Times*, November 8, 1892.

③　转引自 Howard Markel, *Quarantine！ East European Jewish Immigrants and the New York City Epidemics of 1892*, pp. 142 – 143。

④　James Daniel Richardson, *A Compilation of the Messages and Papers of the Presidents*, Vol. 13, New York：Bureau of National Literature, 1897, p. 5765.

哈里森总统继续实施 20 天检疫令显然是以霍乱的名义，排斥外来移民，其目的不仅是降低外来移民给美国造成的负面影响，更是为了在总统选举中争取排外主义者的支持。

除哈里森之外，部分国会议员也试图利用公共卫生议题来制定移民政策，代表人物是参议院移民委员会主席威廉·钱德勒（William E. Chandler）。1892 年 12 月初，钱德勒向国会提交一项议案，内容是从 1893 年 3 月 1 日起一年内禁止外来移民进入美国。[①] 在国会，他先后援引了多位医生的观点，论证这项议案的合理性。这些医生大多强调外来移民乃是霍乱传播者。外科医生斯蒂芬·史密斯（Stephen Smith）认为："霍乱病菌可在温暖潮湿的环境中繁殖和传播，比如肮脏的旧衣服。因此统舱旅客及其私人物品为霍乱病菌传播提供了得天独厚的环境。而且，相较于普通旅客，外来移民在外国港口更容易接触到霍乱病例。由此可见，与其他已知的传播方式相比，外来移民更有可能传播霍乱。"[②] 医生莎士比亚也表示："我要强调一个众所周知的事实，即除非是由运载污秽之人的欧洲船只输入，不然霍乱从未传播到北美洲的大西洋海岸。我反复指出，当欧洲霍乱流行，只要这个阶层的人继续前来或移民，本国就会面临霍乱的威胁。"[③] 显然，根据钱德勒采纳的证词，这项排斥外来移民的议案似乎完全是为了阻止霍乱输入美国。

其实，作为参议院移民委员会主席，钱德勒的真正动机并不在此，禁止外来移民入境主要是为了消除外来移民给美国带来的负面影响，争取部分选民支持。钱德勒在为这项议案辩护时，无意间流露出他的真实目的。他强调："我们不能顺利同化来自这些地区的无知堕落的人类。……要维持美利坚文明的高度秩序必须驱逐他们。更重要的是，为了使本大陆聪慧的雇佣工人受益，就必须消除这些障碍。美国是一个高工资的国家，为了合法选民的富裕和品格，我们希望它将长期成为一个高工资的共和国。除非勇敢地将那些最近蜂拥而来的不受欢迎的移民赶走，否则

---

① United States Congress, *Congressional Record: The Proceedings and Debates of the Fifty-Second Congress, Second Session*, Vol. 24, Washington, D. C.: U. S. Government Printing Office, 1893, p. 290.

② United States Congress, *Congressional Record*, Vol. 24, p. 363.

③ United States Congress, *Congressional Record*, Vol. 24, p. 363.

美国就不可能保持这种状态。"① 如果注意到钱德勒同时提交的另一项《对赴美移民实施额外规定的议案》（A Bill Establishing Additional Regulations Concerning Immigration to the United States），禁止移民入境的意图就不言自明。该议案规定以下四类外国人不得进入美国：一是具有身体行动能力，且年满12岁却不会利用母语读写者；二是抵达美国后，缺乏足够资金支撑两个月开销的个人或家庭户主；三是失明者、残疾者或四肢不全者等全部或部分失去体力劳动能力者，除非证明他们不会成为社会负担；四是犯罪者。② 对于钱德勒的真正用心，公共卫生专家约翰·肖·比林斯（John Shaw Billings）指出："许多人认为当前是阻止外来移民来到本国的最佳时机，因为我们已拥有足够多的外来移民。他们利用霍乱输入的危险作为支持自身行动的依据。其中有些是务实的政治家，相信这样有助于获取所谓的劳工票。"③ 比林斯这段话可谓鞭辟入里，一针见血。

这项议案并未得到社会各界的广泛支持，持异议者从不同角度予以驳斥。部分持异议者认为归国观光客也是霍乱的潜在传播者，同样蕴藏着输入霍乱的风险。参议员罗杰·米尔斯（Roger Q. Mills）强调："细菌可通过货物传播，它既可藏身在头等舱旅客的衣物，也可以潜藏于统舱旅客的衣物，瘟疫不是一个趋炎附势者。……本国富庶杰出之人与地位低微者一样都会染病。"④ 参议员多尔夫（Dolph）也表示，霍乱既可能从统舱，也可能从客舱进入美国。⑤ 显然，在他们看来，禁止外来移民入境难以有效发挥阻止霍乱输入的目的。

另有持异议者强调严格检疫措施对于防止霍乱输入的显著效果。美国进口商奥斯卡·斯特劳斯（Oscar Straus）指出，检疫制度越完备，检疫设施越齐全，贸易遭受的限制和损失就越少。是否允许外来移民进入本国与对轮船、货物和旅客实施哪类检疫和卫生检查是两个截然不同的

---

① William E. Chandler, "Shall Immigration Be Suspended?" *North American Review*, Vol. 156, No. 434, 1893, pp. 7 - 8.

② United States Congress, *Congressional Record*, Vol. 24, p. 365.

③ John Shaw Billings, "Politics and the Public Health," *Medical News*, Vol. 61, 1892, p. 687.

④ United States Congress, *Congressional Record*, Vol. 24, p. 370.

⑤ United States Congress, *Congressional Record*, Vol. 24, p. 374.

问题。① 北达科他州参议员亨利·汉斯布鲁（Henry C. Hansbrough）同样坚决反对禁止外来移民入境的议案，表示："检疫颇具威力，不仅可以有效控制霍乱，而且可以令它像州和市政当局治理天花和白喉那样迅速消失。"② 他们的言下之意是应采取严格的检疫措施，而不是通过禁止移民入境的方式来预防霍乱。

另外，外来移民在美国经济社会发展中起到的积极作用也受到高度赞誉。参议员麦克弗森（Mcpherson）指出，禁止外来移民入境"意味着将成千上万有价值且令人满意的移民拒之门外"③。施瓦布强调外来移民不可或缺，因为禁止或严格限制外来移民入境将导致外来移民不再到来，而本国的资源开发、铁路建设、矿山开采、森林清理等重要工作显然离不开他们。④ 汉斯布鲁从更深层次阐明了外来移民的价值。在他看来："如果我们希望实现快速发展，就不应拒绝外来移民。他们是令商业和金融世界正常运转的人类机器的必要组成部分。……他们是社会基石，修建了我们的铁路，开发了我们的矿藏。"⑤ 可见，这些持异议者主要是不愿见到禁止外来移民入境对美国经济发展造成消极影响，反映出社会主流对外来移民的看法。

由于遭到强烈反对，钱德勒的议案被搁置。不过，面对可能卷土重来的霍乱疫情，大多数国会议员最终在 1893 年 2 月 15 日通过了《授予海洋医院服务局附加检疫权力和附加责任的法案》。⑥ 这项法案完善了美国的检疫流程和国内外卫生信息收集制度，强化了联邦政府对于检疫权力的控制。特别是第八款规定，若州当局将州检疫站的建筑和消毒设备转

---

① Howard Markel, *Quarantine! East European Jewish Immigrants and the New York City Epidemics of 1892*, p. 171.

② Henry C. Hansbrough, "Why Immigration Should Not Be Suspended," *North American Review*, Vol. 156, No. 435, 1893, pp. 221, 223.

③ United States Congress, *Congressional Record*, Vol. 24, p. 370.

④ Gustav H. Schwab, "A Practical Remedy for the Evils of Immigration," *Forum*, Vol. 14, No. 6, 1893, p. 805.

⑤ Henry C. Hansbrough, "Why Immigration Should Not Be Suspended," p. 223.

⑥ "An Act Granting Additional Quarantine Powers and Imposing Additional Duties upon the Marine-Hospital Service," in United States Department of State, *The Statutes at Large of the United States of America*, Vol. 27, Washington, D. C.: U. S. Government Printing Office, 1893, pp. 449 – 452.

交联邦政府使用，可得到一笔后者支付的使用费。这一规定是以经费为诱饵，促使州当局将检疫权力转交联邦政府。联邦政府检疫权力的强化当然有利于在全国制定和执行统一有效的检疫措施，以应对各类传染病疫情。需要注意的是，钱德勒等排外主义者的部分要求也被吸纳进这项检疫法案。法案第七款规定，面对霍乱等传染病的威胁，总统有权下令在特定时间内完全或部分禁止与某些国家或地区的人员往来，这显然是对排外主义者做出的让步和妥协。

综上所述，1892 年欧洲多地暴发霍乱疫情，跨大西洋的人员流动使得美国面临霍乱输入的危险，进而触发了美国社会强烈的排外情绪。排外主义者在真实与想象之间将外来移民塑造成"霍乱传播者"。"霍乱传播者"的负面形象不但深刻影响了美国应对霍乱的检疫措施，而且成为后者排斥外来移民的重要借口。当纽约港出现霍乱病例，联邦政府下令对外来移民实行为期 20 天的隔离检疫，而纽约港在执行检疫时苛待外来移民，宽待归国观光客。疫情过后，20 天检疫令继续有效，参议员钱德勒甚至提出禁止移民入境的议案，这些做法显然是利用公共卫生议题为制定限制移民政策提供合理性。

面对霍乱疫情，除了纽约港加强对外来移民的卫生检查和隔离检疫外，纽约市基于霍乱的新的医学理论，也在市内开展抗疫措施，它不再依靠改善城市卫生，消除所谓的"瘴气"，而是重在隔离感染者和消灭传染源霍乱弧菌。

第三节　1892 年纽约霍乱疫情期间的市内防疫

面对欧洲的霍乱疫情，纽约民众十分恐慌，纽约市也在第一时间采取行动。早在 7 月 25 日，纽约市卫生局传染病科（Division of Contagious Diseases）要求本部门的医疗卫生检查员（Medical Sanitary Inspector）和消毒员（Disinfector）在本地出现霍乱的第一时间采取以下行动：第一，一旦收到病例报告，卫生检查员必须利用已消毒的瓶子，收集感染者或疑似感染者的排泄物，然后用锡纸盖住，并密封在锡盒内，随后立即向总督察（Chief Inspector）报告。第二，若确诊为霍乱，马上转移病人至医院。第三，病人的家属、同楼层居民及共用水源者须隔离

14 天。隔离前，务必用亚硫酸气体熏蒸或强力杀菌溶液洗涤的方式，消毒他们的衣服和物品。第四，直到使用氯化汞溶液或强力杀菌溶液彻底冲洗漏斗或其他容器和管道，必须停用所有抽水马桶、学校的盥洗池。第五，务必用强力杀菌溶液擦洗病人住宅内的水龙头、脸盆和污水管道，否则不得使用。第六，必须彻底消毒病人和家属所居寓所及病人所处之地。第七，包括软垫家具、床上用品、地毯在内的纺织物被熏蒸后，须移至消毒站，接受华氏 230 度高温至少 2 小时的烘烤。同时，必须焚烧不能如此处理的物品，必须用强力抗菌溶液擦洗桌椅和床。第八，出现病例后的 14 天内，必须认真核查寓所的每个人，未经卫生局的许可，任何人不得改变住所。第九，卫生检查员须每天至少检查寓所 2 次，对所有人展开仔细的医学观察。第十，将病人送往医院时，须有一名助手伴其左右，把排泄物接到装有氯化汞溶液的瓶子内。第十一，拉走旧病例后，救护车及其配件再进入市区处理新病例前，必须经过烟熏消毒和杀菌溶液消毒。第十二，每辆救护车配备 2 张充气橡胶床和充足数量的毯子。运送病例后，救护车必须及时更换橡胶床。同时，使用后的毯子须在消毒站彻底熏蒸，并置于干燥环境中。第十三，根据《卫生条例》第四十二条规定，没收与病人所用物品同处一地的饮食。①

8 月 10 日，传染病科发出《应对可疑场所的指示》(Directions for Care of Suspected Premises)。② 8 月 12 日，该部门又发出《隔离霍乱病例的命令》(Special Quarantine Directions in Case of Cholera)，规定："当住所被卫生局下令隔离时，所有家庭成员须严守指令，待在住所。他人不得进入，除非需要去厕所，否则家庭成员也不得以任何借口离开。使用抽水马桶后，必须立即消毒和冲洗。家庭的食品采购必须在检查员或警察的监督下进行，采购的物品须在门外交付，如果条件允许，也可在轻型运货升降机上提取。无法购买必要食物的人员将由当值检查员或警察

---

① New York Board of Health, *Annual Report of the Board of Health of the Health Department of the City of New York for the Year Ending December 31, 1892*, pp. 116 – 117.

② New York Board of Health, *Annual Report of the Board of Health of the Health Department of the City of New York for the Year Ending December 31, 1892*, pp. 117 – 118.

代办。"① 传染病科的一系列通知和指令为本地霍乱疫情暴发后的抗疫工作做了准备,令其可以有序地展开。

等到霍乱出现在纽约港后,这座城市马上行动起来。8 月 30 日,纽约市卫生局以英文、德文、法文、西班牙文、意大利文和希伯来文等多种文字印刷大量宣传册子,详述霍乱的预防之法。具体而言,在饮食方面,不得食用未煮熟的食物,禁止暴饮暴食,餐前洗手并用沸水消毒碗筷,不得食用他人用脏手递来的食物;在生活习惯方面,严格保证个人清洁,卧室彻底通风,不得使用肮脏的厕所、地下室。另外,小册子还强调,若是不小心沾染霍乱患者的分泌物时,立即彻底清洗,若是不幸感染霍乱,必须在第一时间就医,同时将呕吐物放在合适的容器内,并用开水和石炭酸溶液等消毒液消毒。② 纽约市卫生局向民众散布宣传册子的目的是令他们强化防范意识,运用正确的预防办法。

除了向普通民众提供预防指南,纽约市卫生部门还采取了其他一系列预防措施。首先,保证民众食品安全。8 月至 10 月期间,卫生部门查获和销毁了 1197950 磅的肉类、鱼、水果、蔬菜和牛奶。其次,保障城市供水安全。根据卫生督察(Sanitary Superintendent)塞勒斯·埃德森(Cyrus Edson)的指令,卫生检查员对城市供水进行化学和细菌检测,并认真检查全市 39587 间公寓,禁用因下水道渗漏而被污染的水井,对厕所、学校水池、地下室和人行道进行消毒,修理城内所有存在问题的消防栓、水管、水龙头和水槽,清洗屋顶水箱,并为屋顶水箱提供遮盖物。③ 最后,停止垃圾回收工作。从垃圾堆中收集如骨头、破布、旧铁及瓶子等有价值的物品,是纽约市政府的收入来源之一。9 月初,纽约街道清洁部门决定暂停这项工作。④ 包括水产品、蔬菜等食物及城市供水等都是霍乱传播的重要途径,这些做法很大程度上可以抑制霍乱在纽约市大

---

① New York Board of Health, *Annual Report of the Board of Health of the Health Department of the City of New York for the Year Ending December 31, 1892*, p. 118.

② New York Board of Health, *Annual Report of the Board of Health of the Health Department of the City of New York for the Year Ending December 31, 1892*, pp. 35 – 36.

③ New York Board of Health, *Annual Report of the Board of Health of the Health Department of the City of New York for the Year Ending December 31, 1892*, pp. 34 – 35.

④ New York Board of Health, *Annual Report of the Board of Health of the Health Department of the City of New York for the Year Ending December 31, 1892*, p. 85.

规模暴发。

为有效应对霍乱疫情，纽约市卫生局还设置了新部门。9月1日，病理、细菌和消毒科（Division of pathology, Bacteriology and Disinfection）正式成立。成员包括9名医疗检查员助理（Assistant Inspector）和16名工人，由总督察比格斯医生主管。该部门接管了原本由传染病科负责的消毒工作，还致力于各种消毒剂和消毒方法有效性的实验，为抗疫工作提供了技术支持。

组建救护车队也是纽约市防控疫情的重要举措。9月初，纽约市卫生局特地购买了4辆救护车，并在东十六街以南的河边修建了一个停车场，专门服务于本市的霍乱感染者。救护车队的4名司机和4名帮工实行换班制，每24小时轮班一次。这些救护车具有以下配置：2个地垫；2个盖着橡皮布的枕头；2条毛毯；2个长6英尺、宽24英寸的帆布包，带有捆绑带，用于包裹病人及将其移到车上；2个3英尺长，15英寸宽的帆布包，用于装入被污染的床单衣物；2个平底锅；2个呕吐盆；1罐2加仑的坛子，装有氯化汞溶液；20磅硫黄；1磅氯化汞；3个橡皮套装；3件橡胶外套；3双橡胶鞋；3副橡胶手套。[①] 这些配置是为了防范运送感染者过程中出现霍乱扩散而设计的。

此外，卫生局还创建了一支66人组成的医生队，负责调查和照顾病人，他们与传染病科的检查队伍协同工作。具体分工是：6名诊断医生时刻坚守岗位；3名医生驻守在中心办事处担任救护医生；3名医生在中心办事处接听电话；6名医生驻守在中心办事处，应对紧急情况的需要，第一时间隔离病人寓所（后简称"隔离医生"）；其余人负责检查和寻找腹泻病例，并调查所有因腹泻死亡的病例及前往诊所治疗类似疾病的人。这支队伍成为纽约疫情防控的主要力量。

对于霍乱感染者，卫生局要求，必须早发现，早治疗。疫情期间，城市廉价公寓所处的区域被设为霍乱区，根据街区大小、病情严重程度以及疾病位置，分配一名或数名医生和护士。作为医学检查员，这些医护人员会挨家挨户寻访，追踪所有肠道疾病患者。一旦出现霍乱疑似病

---

① New York Board of Health, *Annual Report of the Board of Health of the Health Department of the City of New York for the Year Ending December 31, 1892*, p. 118.

例的报告，诊断医生立即前往，携带一个放置在木制盒中的已消毒瓶
子，把疑似病例的呕吐物或腹泻物样本置入瓶子，然后立即送到传染病
科的实验室。当诊断医生确认该病例感染霍乱，救护车司机和助手会立
即前往病人家中，同时救护医生和隔离医生也从中心办事处出发前往。
司机、助手和救护医生、隔离医生在进入病人寓所前必须穿上橡胶服。
然后，病人会被放在一个大帆布袋里，脖子上系着一根绳子，从房间直
接抬到救护车上，旁边的医生拿着呕吐盆，时刻准备接受病人的呕吐
物。在医生和司机的陪同下，病人被送到接收医院（Reception Hospi-
tal）。如果病人死于这种疾病，尸体会被包裹在浸透着二氯化物溶液的
床单里，放到棺材内，移到接收医院的解剖室。需要注意的是，在霍乱
现身纽约市区之前，纽约市卫生局已着手把圣约翰公会水上医院（St.
John's Guild Floating Hospital）暂时纳入自身的管辖之下，以应对可能的
大规模霍乱暴发。这所医院船不仅具有医疗功能，还配备食宿区，环境
相对优越，可以为感染者提供较好的隔离和疗养环境。负责诊治感染者
的另一家医院是位于东十六街的接收医院，而威拉德·帕克医院则专门
用来安置疑似感染者。[1] 为了实现信息公开，避免公众恐慌，新增霍乱
感染者的名字及其家庭住址会在每日下午 3 点左右向社会公布。霍乱感
染者是霍乱弧菌的携带者，"早发现，早治疗"意味着隔离感染者，控制
传染源，进而遏制霍乱的传播，而把感染者与疑似感染者分别安置则是
为了防止交叉感染。

另外，出现霍乱感染者的房屋必须经过消毒处理。当救护车运走
感染者，助手与隔离医生仍将待在寓所，配制氯化汞溶液，并按下列
方法消毒寓所：一是利用消毒溶液浸透被褥、衣物、地毯等病人所处
房间内的所有纺织品。被污染的床上用品和衣物装入帆布袋，与地毯
一道用货车运往东十六街的消毒站火化。这辆货车专车专用，用于运
输被污染的物品。二是用消毒溶液彻底刷洗寓所的墙壁、地板和木制
家具，门厅的地板、墙角线等处，用石炭酸或石灰乳溶液彻底冲刷抽
水马桶和水管。三是用纸密封病人所居房间的门窗缝隙，燃烧硫黄

①　New York Board of Health, *Annual Report of the Board of Health of the Health Department of the City of New York for the Year Ending December 31, 1892*, p. 37.

熏蒸。① 对感染者的衣物、房间展开消毒意味着消灭霍乱的传染源。

对寓所消毒后,感染者的家庭成员也必须接受一定期限的居家隔离。当某选区出现霍乱病例,选区负责人收到通知后,便会派一名执勤警察,听从隔离医生调遣。这名警察在病人寓所所处楼层的大厅值班,不准任何人进入或离开病人的寓所,在未得到总督察允许的情况下,被隔离者不得把物品从寓所拿出。若被隔离的家庭成员要去厕所,务必在隔离医生的陪同下尽快返回房间。同时,隔离医生会调查寓所居住者的姓名、年龄、职业和工作地点,通知学生所在的学校不得准其入校。他还特别关注抽水马桶,会记录下24小时内上厕所超过两次的住户。值得注意的是,被隔离家庭所需的生活用品由隔离医生购买,后者每8小时通过电话向中心办事处报告情况。这种严格隔离通常从病例或尸体被移走后持续7日。当隔离期结束,被隔离者要洗澡,穿着经卫生部门消毒过的衣物,他们的原有衣物留在寓所内,然后离开房间。接着,再次用消毒溶液擦洗房间,用硫黄彻底烟熏寓所消毒。接下来7日,隔离医生每12小时检查一次,并通过电话向中心办事处报告。② 居家隔离的主要目的在于控制潜在的传染源,最大程度地遏制霍乱传播。

医护人员是霍乱病人的密切接触者,面临的感染风险最高,为尽可能地避免医护人员被感染,纽约市卫生局还专门印发了霍乱病人护理指南。内容如下:

> 霍乱病人在场时,工作人员不得进食、饮水或吸烟。照顾病人后,彻底消毒双手,否则不得接触任何物品。应特别注意,铅笔、温度计、茶碟和药杯等常用物品应彻底消毒后再使用。除非先彻底洗手,且物品未与霍乱病人接触,否则尽量避免让它们进入口腔。所有未剃须的护理人员应特别避免用未清洗的手处理胡须。霍乱病人的护理人员不得从这个房间到其他地方。此外,在照顾霍乱病人

---

① New York Board of Health, *Annual Report of the Board of Health of the Health Department of the City of New York for the Year Ending December 31, 1892*, pp. 119 – 120.

② New York Board of Health, *Annual Report of the Board of Health of the Health Department of the City of New York for the Year Ending December 31, 1892*, p. 120.

时，为防止感染而穿的衣服，即胶靴、游丝长袍、帽子等，不得接触未受感染的人、物或地方。所有探访霍乱病人者，着装应与护理人员相同，离开病室时，也要遵守相同规定。[①]

需要指出的是，由于霍乱具有高度传染性，可以通过病人的粪便传播，为了彻底根除传染源，卫生部门对于隔离点的消毒工作，做出具体规定。[②]

纽约市的霍乱预防措施十分完备，取得了良好的效果，当然这种效果的实现也要归功于纽约港奉行的严格检疫措施。从 1892 年 8 月 31 日到 10 月 14 日期间，纽约市内感染霍乱的总人数便可说明这一点，当时总感染人数仅为 10 人。（见表 3 – 1）总之，从纽约市内的防疫措施来看，它不再关注所谓的"瘴气"，而是致力于隔离感染者，控制传染源。

表 3 – 1　　　　　　　1892 年纽约市霍乱感染者数据[③]

序号	发病日期	上报日期	死亡日期	性别	职业	备注
1	9 月 5 日	9 月 6 日	9 月 7 日	男	劳工	
2	9 月 3 日或 6 日	9 月 10 日	9 月 10 日	男	劳工	
3	9 月 10 日	9 月 11 日	9 月 11 日	女	不详	2 号病例妻子
4	9 月 10 日	9 月 11 日	9 月 11 日	女	婴儿	5 号病例女儿
5	9 月 12 日	不详		男	劳工	康复
6	9 月 6 日	不详		男	屠夫	康复
7	9 月 17 日	9 月 13 日	9 月 13 日	女	不详	6 号病例妻子
8	9 月 18 日	9 月 18 日	9 月 18 日	男	消防队员	内华达州人
9	9 月 18 日	9 月 19 日	9 月 23 日	男	车夫	死在医院
10	9 月 28 日	9 月 29 日	9 月 29 日	男	售货员	

---

① New York Board of Health, *Annual Report of the Board of Health of the Health Department of the City of New York for the Year Ending December 31, 1892*, p. 39.

② New York Board of Health, *Annual Report of the Board of Health of the Health Department of the City of New York for the Year Ending December 31, 1892*, pp. 38 – 39.

③ New York Board of Health, *Annual Report of the Board of Health of the Health Department of the City of New York for the Year Ending December 31, 1892*, p. 38.

小 结

同黄热病一样，随着新的医学解释问世，19 世纪美国霍乱防治的措施相应地发生变化。19 世纪早期，作为一种新发传染病，医学界对霍乱的病因和传播机制缺乏科学认知，多数医生信奉"瘴气论"，认为霍乱是由"瘴气"引发，部分医生则坚信，霍乱是一种接触传染病。医学界关于霍乱的意见分歧，也为普通民众和教会人士各抒己见留下了空间，穷人、妓女、酗酒者，甚至外来移民因而成为霍乱疫情的代罪羊。为应对霍乱疫情，基于当时医学界的建议，各地市政当局着力改善城市卫生和个人卫生，并采取检疫措施。另外，在多数教会人士看来，霍乱是上帝对俗世罪恶的审判，若想逃过审判，必须通过禁食和祈祷忏悔的方式，皈依上帝。19 世纪后期，关于霍乱的微生物理论横空出世，彻底令其他医学观念黯淡无光。以微生物理论为指导，防疫措施虽仍关注城市卫生和个人卫生，但背后的逻辑却有着云泥之别，此时的抗疫重点放在霍乱弧菌，具体行动是隔离感染者和消灭传染源。值得注意的是，就 1892 年霍乱疫情的防治而言，它还体现出防疫不单是一个纯粹的医学问题，有时还会与社会文化和政治议题紧密地交织。在检疫方面，对外来移民的排斥嵌入到检疫措施之中，以政治凌驾于抗疫，它的效果如何尚且不论，但无疑凸显了 19 世纪末美国社会的排外情绪。

当然，面对反复出现的黄热病疫情，抑或霍乱疫情，美国社会不仅在疫情期间不断寻求更加有效的抗疫之法，即便疫情过后，也在思考如何能长久地阻止两者的出现。长期思考的结果便是，必须彻底改善美国的公共卫生状况。为此，19 世纪上半期，美国早期的公共卫生运动正式拉开帷幕。

第 四 章

黄热病、霍乱与美国早期公共卫生运动

长期以来，美国民众对疟疾、伤寒、肺结核及其他传染病习以为常，并将它们视作人生中难以避免的生活苦难，未给予足够重视，但在医学不发达的年代对它们肆虐人类社会也奈何不得。19 世纪以降，以病程迅速、症状恐怖著称的黄热病和霍乱在美国频繁暴发，有时甚至出现大规模流行，这自然令不少民众陷入高度恐慌，进而引发了美国社会对公共卫生议题的重点关注。当然，除了黄热病和霍乱的负面影响之外，关于两者的医学理论也是推动不少有识之士致力于改善美国城市卫生状况，开展公共卫生运动的重要因素。19 世纪，美国医生多信奉"瘴气论"，认为黄热病、霍乱等传染病是由污水、沼泽、动植物腐败散发的瘴气引发的。这种医学观点在很大程度上佐证了改善城市公共卫生的必要性。因此，从 19 世纪 40 年代起，美国早期的公共卫生运动逐渐拉开帷幕，而预防黄热病和霍乱自然是这场运动的重要目标，但目标绝不仅如此。鉴于此，本章主要旨在从运动参与者的角度勾勒出美国早期公共卫生运动的发展线索。

第一节 早期公共卫生运动的代表人物及其主张

美国早期公共卫生运动开始的重要标志是，不少富有革新精神的社会精英在各自所居城市率先提出改善城市环境，改进城市公共卫生，降低城市死亡率的主张。这些公共卫生运动的参与者人数不少，代表人物是纽约市的格里斯科姆和波士顿的沙塔克。

一 格里斯科姆及其报告

1809 年，格里斯科姆出生在纽约市的一个贵格会家庭，他的父亲在纽约市人脉极广，颇具权势，是当地的头面人物，集慈善家、教育家于一身，甚至独资开办私立学校。格里斯科姆在父亲创办的学校完成基础课程后，进入父亲就职的罗格斯医学院，师从当时富有名气的医生约翰·戈德曼（John D. Godman）和瓦伦丁·莫特（Valentine Mott）。1830年，罗格斯医学院关闭后，他前往宾夕法尼亚大学医学院继续求学。大学毕业后，他返回纽约，在纽约防治站（New York Dispensary）谋得一份差事。1842 年，他被任命为东部防治站（Eastern Dispensary）的主治医生，不到一年又成为纽约医院的主治医生。格里斯科姆的职业生涯顺风顺水，他本人在纽约医学界的地位也是首屈一指，参与创办纽约医学与外科学会和纽约医学院。然而，必须指出的是，他之所以成为美国公共卫生史上难以绕过的重要人物，不是因其医术精湛，妙手回春，而要归因于他在担任纽约市督察期间的作为。

格里斯科姆深受虔敬主义（Pietism）的影响，一生积极投身社会改革，主张改进贫困人口的医疗状况、收集生命统计数据、戒酒、改善城市公共卫生，以及底层民众的生活状况。[①] 1842 年，他被任命为纽约市督察，负责清理街道，检查各类建筑，收集死亡报告，执行消防条例等社会公共事务。担任市督察期间，格里斯科姆逐渐掌握了关于纽约贫困人口的高死亡率和恶劣的城市卫生状况等信息，开始在城市公共卫生的议题上发声，并提出不少洞见，这些见解反映在他撰写的《1842 年纽约市督察报告》之中。这份报告也被蜚声学界的医学史专家达菲誉为"纽约公共卫生的里程碑"[②]。格里斯科姆由此遐迩闻名。

《1842 年纽约市督察报告》对纽约市的死亡数据展开了细致分析和深入研究，相关评论长达 55 页。相比之下，前任督察威廉·沃尔特斯提交的《1841 年纽约市督察报告》仅有 3 页关于当年统计数据的评论内容，

---

① 参见 Charles E. Rosenberg and C. S. Rosenberg, "Pietism and the Origins of the American Public Health Movement: A Note on John H. Griscom and Robert M. Hartley"。

② John Duffy, *A History of Public Health in New York City 1625 – 1866*, p. 303.

两相比较更加凸显出格里斯科姆对待公共卫生事务的尽职尽责。为了有效改善城市卫生状况，格里斯科姆在 1843 年 4 月又向市长罗伯特·莫里斯（Robert Morris）提交了一份具体建议，要求替换 17 名卫生督导员（Health Warden）和 12 名医疗检查员（Medical Inspector），使这些职位免受党派控制。莫里斯将上述建议提交市议员委员会（Board of Aldermen），后者任命一个特别委员会，调查它们的可行性。经过数周审议，委员会认为"当前实行这些措施乃是不合时宜之举"①。格里斯科姆的建议之所以被否决，一个非常重要的原因是，纽约市政府内部存在腐败，政治恩惠的现象屡见不鲜，这些建议无疑触动了不少掌权者的利益，必然遭到强烈反对。不过，尽管格里斯科姆行动受挫，随后还失去了督察的职务，但他仍未放弃改善纽约城市卫生的理想。1845 年，格里斯科姆出版了题为《纽约劳动人口卫生状况》的报告，以引起更多民众对城市卫生重要性的关注和理解。

《纽约劳动人口卫生状况》深受英国著名公共卫生改革家查德威克所撰《大不列颠劳动人口卫生状况调查报告》的影响，这明显反映在调查报告的标题上。这位英国的公共卫生改革家利用上述报告开启了英国公共卫生运动的先声，最终促使英国颁布一系列公共卫生立法。不过，《纽约劳动人口卫生状况》不是照搬照抄这份英国的卫生报告，而是在《1842 年纽约市督察报告》基础上的扩充完善，系统地体现了格里斯科姆在公共卫生问题上的深入思考。《纽约劳动人口卫生状况》主要讨论了四个方面的内容：一是纽约市贫困人口的住房状况；二是城市卫生与个人健康的关系；三是开展公共卫生改革的必要性；四是改善城市公共卫生的具体措施。

首先，报告详细阐述了贫困人口住房的两大弊病。一是通风不良。不少纽约市业主将房屋长期租给二房东，以获取收益。这样，业主就不必为租户变动，以及收取租金而费心。不过，二房东为了牟取暴利，往往将房屋划分为数个小房间出租，户外空气无法进入隔间，室内空气也难以排出。二是卫生堪忧。造成这一弊病的重要原因在于，贫困人口收入偏低，勉强糊口，无暇顾及住房卫生，而二房东唯利是图，对恶劣的

---

① John H. Griscom, *The Sanitary Condition of the Laboring Population of New York*, preface.

住房卫生更是熟视无睹。这两大弊病集中体现在作为住宅的地下室。地下室光照不足，空气流动不畅，且比廉价公寓更加潮湿。同时，租住者在冬日里通常会关上地下室的门窗，阻止外界冷空气进入，以便保持室内温度，进而加剧了通风不良。另外，地下室有时还会陷入雨水倒灌的困境。总之，贫困人口恶劣的住房状况令人不忍直视。

其次，报告关注卫生与个人健康的紧密关系。作者写道："富人可能不知道生命规律，也不知道维持生命的最好方法，但他们居住的大房子通风良好，食物也顺应健康生活。他们拥有获取更多舒适和奢侈品的手段，这正是其延年益寿之因，或许他们自身也未能发现这一点。"[1] 为了具体论证卫生与健康之因果联系，格里斯科姆结合具体案例予以说明。[2] 关于排水不畅对民众健康的影响，他援引了英国城市圣玛格丽特的情况。当地拥有居民2.2万人，排水不畅地区的人均寿命是13.5岁，排水通畅地区的人均寿命为22.5岁。论及不洁空气对个人健康的潜在威胁，格里斯科姆比较了不同空气质量下的民众健康状况。在他看来，城市空气质量大大低于农村，在狭小逼仄的公寓内，空气质量也大大低于通风良好的住宅，若是长期吸入不洁空气，自然会削弱人的体质。佐证之一是，他的某位朋友膝下育有数名子女，在乡下留守的孩子身体非常健康，几乎不生病，而待在城里的孩子仅每年夏季的医药费就高达20—30美元。对于地下室对居住者健康的负面影响，报告也列举了一些案例。一名原本家住沃克街的女性搬到地下室居住后，很快染上风湿病，丧失工作能力。通过上述实例，报告旨在强调，排水不畅、空气不洁、房屋拥挤，以及通风不良等城市卫生问题是导致疾病或过早死亡的重要原因之一。

再次，报告还阐明了改善城市公共卫生的必要性。一方面，改善公共卫生具有实实在在的经济意义。格里斯科姆强调，民众的身体健康不仅事关自身精神状态和家人幸福，也会对社会和国家的发展产生深远影响。换言之，当个体生病时，其收入锐减，家庭经济负担加重；当大量

---

[1]　John H. Griscom, *The Sanitary Condition of the Laboring Population of New York*, p. 4.

[2]　John H. Griscom, *The Sanitary Condition of the Laboring Population of New York*, pp. 5, 7, 9 – 10.

民众染病时，国家或城市不仅要花费巨资，改善恶劣的公共卫生，而且还需应对劳动力减少的挑战。对于民众健康的经济价值，他还引用了马萨诸塞州教育家霍瑞斯·曼的话语作为证据支撑。曼曾指出："所有用于维持或改善公共卫生的投资，都会因生产力的提高，而得到超额回报。人民享有的健康和活力是一项最为重要的国家财富。所有农场工作者和制造商一定感同身受，当工人生病或者无力劳动时，若他们必须出钱供养，这种感受便会更加强烈。这就是国家与民众的关系。"① 显然，在他看来，改善公共卫生不仅意味减轻国家照顾病人带来的经济负担，节约社会资源，而且富有活力、身体健康的民众可以产生更多的社会财富。另一方面，改善公共卫生也涉及民众道德的维持和提高。格里斯科姆认为，恶劣的公共卫生状况不仅会使疾病丛生，而且更容易引发民众的道德堕落。为了说明这种观点，他特别阐述了住房拥挤与道德堕落的关系。②

最后，报告具体提出了改善城市公共卫生的建议。一方面，改革城市卫生部门。当时，纽约卫生部门主要由外部卫生警察（External Health Police）和内部卫生警察（Internal Health Police）构成。驻守在检疫站的卫生官员（Health Officer）和城市的住院医生及卫生委员（Health Commissioner）组成卫生委员会（Health Commissioners）。这个委员会再加上由市长、议员和议员助理组成的卫生局构成外部卫生警察。内部卫生警察包括城市督察、城市督察助理、卫生局助理和18名卫生督导员（Health Wardens）。前者组织得当、富有效率，而后者则存在不少问题：一是他们基本上没有受过医学教育；二是不少人无法胜任卫生事务，面对流行病，他们心怀恐惧，害怕接触病人，甚至不敢进入病人住所。基于此，格里斯科姆对内部卫生警察提出三点要求：第一，务必掌握相关的医学知识，能够准确判断哪些物质会污染空气，进而引发疾病。换言之，他们应该熟知瘴气致病的原理，了解瘴气对健康的影响。第二，定期对任何可疑之地展开彻底检查。第三，能够及时准确地向上级部门报告各城区卫生状况，能够及时提出合理的措施，并高效地实施疫苗接种等预防措施。至于具体的卫生部门改革，他也提出几点建议。其一，废

---

① John H. Griscom, *The Sanitary Condition of the Laboring Population of New York*, p. 39.

② John H. Griscom, *The Sanitary Condition of the Laboring Population of New York*, p. 23.

除卫生督导员办公室（通常由 18 名卫生督导员构成），把城市分成 12 个区域，每区任命一个医术高超、能力出众的医生负责，授予其"卫生督察"的职位。其二，卫生区的划分最好与防治站的分布重合，这样同一地区的卫生督察和医生便是同一人，这既可以更好地追踪城市垃圾等污秽之物，又能减轻医生的工作量。其三，就职责而言，卫生督察除履行原卫生督导员的职责外，还应承担两项义务：一是为确保所有人接种疫苗，每年对所有城市家庭展开一次检查，随时为求助者提供免费的接种服务；二是执行市长、市议员、市议员助理，以及城市督察的命令。如此，内部卫生警察被由 12 名卫生督察，连同城市督察及其办公室助手组成的"纽约市卫生警察"替代，而城市督察则是卫生警察的最高长官。[1]

　　报告还建议颁布住房卫生条例。具体内容如下：第一，纽约市的所有公寓、房间、庭院、大街小巷或其他居住之所，不得拒绝卫生督察的检查。若某个房屋因潮湿黑暗、肮脏污秽、通风不良或位于地下等原因而不宜居住，卫生督察应立即向城市督察报告。如果情况属实，城市督察会通知业主或二房东，要求限期整改。除非整改效果满足卫生督察的要求，否则相关房屋不得用作住宅。第二，若由于地面的散发物或其他原因，某些住宅或地下室危害公共卫生，卫生督察须向城市督察报告。若报告属实，城市督察会通知业主或二房东，要求限期打扫和清理房屋。如他们拒不遵守，卫生督察有权第一时间在上述场所展开清洁和消毒，业主或二房东不仅要承担费用，而且须支付罚款 50 美元。第三，如果业主或二房东不满卫生督察或城市督察的做法，可向市长或卫生局上诉，市长或卫生局可推翻或确认城市督察的决定。[2] 可见，这些内容的最大特色是，将清洁住房的责任放在业主或二房东身上，而不是租客，同时赋予卫生官员执行有关清洁住房的权力。

　　综上所述，这份报告包含很多独具特色的理念。首先，贫困阶层中间疾病多发，甚至不少人过早死亡，通过改善公共卫生，很大程度上可以消除这种现象。显然，这蕴含着美国早期公共卫生运动的原则和目标。[3] 其

---

①　John H. Griscom, *The Sanitary Condition of the Laboring Population of New York*, pp. 42 – 45.

②　John H. Griscom, *The Sanitary Condition of the Laboring Population of New York*, pp. 46 – 47.

③　George Rosen, *A History of Public Health*, New York：MD Publications, 1958, p. 238.

次，它颠覆了关于社会环境、疾病与道德关系的认识。当时，多数人相信道德堕落是引发污秽、贫困和疾病的根源，而这份报告强调，包括住房拥挤在内的不良社会环境，是造成疾病丛生、道德败坏的根源。换言之，发病率和死亡率高的贫困人口是恶劣生活环境的受害者，而不是令生活环境恶化的原因。最后，它强烈主张卫生机构摆脱党派政治的控制，充分有效地发挥其卫生职责，反对长期以来卫生官员任命过程中存在的政治恩惠。尽管格里斯科姆在报告中提出的建议在当时未能付诸实施，却为未来大规模的公共卫生运动奠定了基础，拉开了美国早期公共卫生运动的序幕。

二　沙塔克与《1850 年马萨诸塞州卫生委员会的报告》

沙塔克（1793—1859）于 1793 年出生在马萨诸塞州阿什比的一个鞋匠家庭，是家中的第五个孩子，整个童年在新罕布什尔州的新伊普斯维奇度过。他 4 岁丧母，20 多岁时，父亲和两个妹妹死于肺结核，家庭成员的过早离世也是沙塔克后来关注公共卫生和疾病预防的因素之一。1817 年至 1832 年间，他先后任教于特洛伊、奥尔巴尼和底特律等地。1833 年，他定居康科德，1834 年迁往本州的剑桥市，后来又搬到波士顿，成为一名出版商。不过，商人只是他的众多身份之一，他曾对历史和家谱充满浓厚兴趣，1835 年撰写了一本关于康科德镇历史的书籍。同时，他还投身于统计学研究，1839 年成为波士顿统计学会会员，该组织后来演变为美国统计协会。1842 年，在沙塔克和美国医学协会（American Medical Association）的努力下，马萨诸塞州通过一项法案，建立了出生、死亡和婚姻登记制度。该州很快成为其他州效仿的榜样，纽约州、新泽西州和康涅狄格州迅速借鉴了这种统计制度。1845 年，沙塔克在波士顿开展了一次人口调查，并以官方文件的形式发表了《1845 年波士顿人口普查》。这份波士顿人口普查报告不只是统计当地人口数量，也包含了沙塔克在改进公共卫生方面的主张。① 总之，《1845 年波士顿人口普查》不仅为美国准确记录统计数据提供了坚实基础，而且成为《1850 年

---

① Lemuel Shattuck, *Report to the Committee of the City Council Appointed to Obtain the Census of Boston for the Year 1845*, Boston: John H. Eastburn, 1846, pp. 176 – 177.

马萨诸塞州卫生委员会的报告》的序曲。[①]

　　作为美国统计协会成员，沙塔克曾多次敦促马萨诸塞州立法机关在全州范围内展开卫生调查。1849 年，当他成为州议员后，这项建议才被付诸实施。1849 年 5 月 2 日，他被任命为卫生委员，同另外 2 名卫生委员一道，共同负责卫生调查，并将调查结果向州议会报告。次年 4 月，沙塔克等人向立法机关提交调查报告。该报告除正文外，还有 218 页的附录，包括各类法律法规、国内外人士的通信、某些地方卫生调查报告，以及卫生图书馆的书籍清单等。这就是为人熟知的《马萨诸塞州卫生委员会的报告》。

　　《马萨诸塞州卫生委员会的报告》在形式上是卫生委员会的集体成果，实际上是由沙塔克独自操笔撰写的。报告正文主要分为三个部分。第一部分详述了欧洲历史上公共卫生的进展和美国国内的公共卫生状况；第二部分提出了 50 条改善公共卫生的具体建议；第三部分主要论证了上述 50 条建议的必要性。后两部分集中反映了沙塔克在公共卫生方面的观点。[②] 沙塔克提出的 50 条建议大致分为以下八大类：

　　第一，建立从州到地方的常设卫生部门。就州的层面而言，马萨诸塞州应设立州卫生局。作为州公共卫生事业的中枢机构，州卫生局可以统筹全州范围内的卫生事业，指明卫生事业的正确发展方向，进而最大限度避免地方各行其是而导致的工作失误，减少不必要的费用。其职责包括：把握人口普查的方向；监督州卫生法规的执行；检查公共部门指出的卫生问题，并提供解决之法；向州政府提出涉及公共建筑的卫生建议；权限范围内，指导地方卫生局的工作；预防疾病和促进公共卫生。另外，州卫生局应由 2 名医生、1 个法律顾问、1 位化学家或自然哲学家、1 名土木工程师和 2 名其他职业的人员构成。从地方层面来讲，各城镇应设立地方卫生局。成立地方卫生局的意义在于，它有权监督本地卫生事务，减轻市议员的沉重负担，以更加统一、更加有效、更加经济和更有效率的方式协调所有部门。为改善城市公共卫生，地方卫生局需承担以

---

①　George Rosen, *A History of Public Health*, p. 241.

②　Lemuel Shattuck, *Report of the Sanitary Commission of Massachusetts 1850*, Cambridge：Harvard University Press, 1948.

下职责：一是尽可能准确地查明城镇卫生情况和居民健康状况，发布地方卫生法令，严格实施卫生规定；二是消除或缓解住宅或地下室过度拥挤带来的卫生弊病；三是定期挨家挨户地走访，第一时间发现疾病，将其扼杀在萌芽之中，防止其进一步恶化，演变为流行病；四是管理公墓、埋葬场，以及死者葬礼；五是制定关于商船检疫的法令；六是根除或减少酗酒引发的卫生问题；七是预防或减轻外来移民造成的卫生问题，具体做法是运用一切合法手段，阻止穷人、残疾人和罪犯等外来移民入境，并采取措施提高外来移民的卫生条件，促使他们养成热爱卫生的习惯和良好的生活方式。

第二，全面系统地展开生命统计工作。生命统计工作的重要内容之一是展开人口普查，它具有三个重要目的和作用：一是政治目的。按照美国宪法和州宪法的规定，人口数量是确定联邦国会和州议会议员名额的依据。二是社会目的（科学目的）。作为一种社会存在，人口特征受生存环境的影响，随着地点和时间的不同而发生变化，人口普查可显示出其中的多样性或差异。三是卫生目的。特定地区居民的准确信息是判断其卫生状况的首要因素，也是必不可少的因素。为了有效实现卫生目的，沙塔克主张人口普查务必过细展开，详尽到被统计者的种族、性别、年龄、家庭、职业、出生地、教育背景、住宅状况、收入来源、健康状况等，如此便可清晰地反映出各种因素对民众健康的影响。生命统计工作的另一个重要内容是考察民众的出生、结婚和死亡信息。如果说人口普查是了解某地卫生状况的首要因素，那么准确掌握当地出生、婚姻和死亡的数据则是基本要素。通过两者，不仅可以比较两地的公共卫生状况，而且能够反映同一地区在不同时期的公共卫生状况。因此，城镇要完善和实施关于出生、结婚和死亡的登记法令，而展开调查的一大难题是，当时社会对病因和死因的分类和诊断尚不明确。鉴于此，沙塔克主张将疾病病因分为三类：一是空气原因；二是本地原因；三是个人原因。空气原因包括气候、季节、天气、温度、湿度、瘴气等。本地原因指民众的生活环境，污水、排水不畅、不洁空气、潮湿的住宅等。个人原因包括遗传、体质、饮食、职业和习惯、体力劳动、脑力活动及接触病人等。这种做法显然可以进一步提高生命统计的准确性和可靠性。

第三，改善城镇卫生状况。报告认为，马萨诸塞州的人口增长主要集中在城镇，而非乡村，城镇卫生设施和资源难以满足众多人口的基本生活需要，结果城镇民众的寿命和体质普遍大幅下降，因此务必令城镇空气清洁，供水纯净，配备运转良好的排水系统，修筑道路，保证城内卫生。具体而言，改善城镇卫生须从以下方面着手。在通风方面，街道应是宽阔的阳关大道，以便空气自由流通，而小巷和其他场地的布局也不得妨碍空气流动。在供水方面，不论住宅被分割成多少单间出租，所有单间都应具备独立供水。同时，所有厕所也须配备供水设施，以便冲刷排泄物，清洁厕所。更重要的是，城镇供水必须满足所有民众的日常需要。在排水方面，兴修排水沟和下水道，将城镇污水、死水冲走。在住房方面，修建学校、教堂和其他公共建筑时，选址、结构、供暖和通风都应考虑健康问题。同时，富人和慈善者有必要为穷人提供更好的住房。除上述建议外，报告还提出，火炉、工厂等制造的烟尘常困扰附近居民，且有损健康，必须采取措施，阻止烟尘污染。

第四，保持个人健康。在沙塔克看来，每个人务必根据适当方式，保持个人卫生，以保证身体健康。所有人吃饭、穿衣、睡觉，甚至沐浴时，都应注意遵守适时、适当和适量的原则。同时，体育锻炼和劳动不得过度，保证充足的休息和睡眠，以恢复精力。若按照上述方式行事，民众感染霍乱等流行病及散发性疾病的概率就会大大降低。

第五，展开卫生教育，普及卫生知识。针对普通民众，本州所有城镇应成立卫生协会，收集和传播关于公共卫生和个人卫生的信息，所有教派的神职人员每年务必同教众就公共卫生问题至少展开一次讨论。另外，有必要向民众宣传医学知识，指导他们预防疾病，增强体质、避免过早衰老。对于护士群体而言，卫生教育的必要性更是不容小觑。[①] 在沙塔克的眼中，展开专门的护理培训显然是不可或缺的。

第六，记录家庭成员的身体健康状况，保存病历。在沙塔克看来，记录家庭成员身体健康状况的重要性在于，州的卫生健康是由一个个家庭的卫生健康共同决定的，准确了解家庭成员的身体健康状况，探究影响健康的因素，自然大大有助于卫生部门采纳合理的卫生计划，进而从整体上改善民众的健康状况。另一方面，医生有必要保留病人病历。医

---

① Lemuel Shattuck, *Report of the Sanitary Commission of Massachusetts 1850*, p. 224.

学发展是建立在对大量病例研究的基础之上，如果病例的基数不够丰富，那么以此为基础形成的医学理论可能是错误的，医学实践自然也会面临重大风险。因此，保留大量病历有助于深入展开对疾病的观察研究，进而推翻旧的、错误的医学理论和医学实践，产生新的、正确的医学知识。

第七，禁止销售和使用假冒伪劣或危害公共卫生的食品和药品。当时，制假售假是美国社会的常见现象，这尤其体现在药品上。沙塔克在报告中写道："当前最大的罪恶之一便是广告促销的专利药品和其他灵丹妙药的药效。如果人们意识到它们的庞大销售额，意识到它们对身体健康的损害，意识到它们带来的过早死亡，便会惊诧万分。制造商与销售商图谋暴利，贪得无厌，手段卑劣下流，而为缓解痛苦，病人会心甘情愿去购买。"① 针对这种现象，报告要求规范食品、饮料和药品的生产和销售，保证民众健康。

第八，关于两类传染病的建议。报告指出，就天花而言，它是一种可怕的传染病，但接种痘苗几乎可以完全消除它的潜在危害。在相同条件下，未接种痘苗者的感染率非常高，而接种痘苗者几乎不会感染，预防措施的重要性不言而喻，本州所有城镇都必须创造条件，为居民定期接种痘苗。就肺结核而言，马萨诸塞州每年有 3000 个左右的死亡病例，有必要长期细致地观察和调查肺结核的病因。

另外，报告还从多个角度具体阐释了采纳上述卫生措施的必要性。简言之，一是富有实用性；二是有助于经济发展；三是契合道德革新；四是顺应时代需要。

首先，这些卫生措施富有实用性。这具体表现在三个方面：第一，掌握本州居民准确的健康状况是制定正确高效的卫生法令之可靠保障，避免出现仓促立法的现象；第二，对医生而言，获得民众的健康信息对于搞清楚各种疾病的病因和发病率具有重要意义，医生可以利用这些信息作为事实依据，构建出更加完善的医学理论，并找出更加合理的治疗方法；第三，就普通民众而言，当身染疾病，面对生死考验时，他们容易轻信于人，为人蒙蔽，求助于庸医骗人的灵丹妙药，结果往往人财两空。在民众中间宣传医学知识可令他们形成对生命、健康和疾病的正确

---

① Lemuel Shattuck, *Report of the Sanitary Commission of Massachusetts 1850*, p. 219.

认识，进而挽救生命，预防疾病，并减少或避免病人的痛苦。

其次，这些措施有助于经济发展。报告指出，一国的财富取决于劳动力数量。健康者从事劳动，可创造出大量的社会财富，而身体虚弱、疾病和过早死亡导致不少人丧失劳动能力，不仅难以创造财富，还会导致财富流失。一方面，城镇必须为病人提供医疗照顾，保证其正常生活；另一方面，若病人病故，城镇还需照料他的遗孀和儿女。总之，疾病不仅影响财富生产，而且常令病人及家属沦为社会负担。因此，改善公共卫生，降低疾病发生率可以有效解决社会财富流失问题，推动经济发展。这种观点显然与格力斯科姆的看法如出一辙。

再次，这些措施是道德革新的手段。报告强调疾病对道德的负面影响："疾病的间接影响远比致命的直接影响更为深远。……受其影响之人变得不适合劳动，且仇视劳动。他们寻求权宜之计，以逃避辛苦劳动。"[1]鉴于此，报告认为，这些卫生措施不仅可以预防疾病，而且能够提高民众的道德水准，"是我们为繁荣、道德和宗教提供的绝佳侍女"[2]。

最后，这些卫生措施顺应了时代需要。沙塔克认为，过去半个世纪，世界历史上出现了众多具有重大意义的进步，不少新发现和新理论相继引发多场技术革命。蒸汽机改变了水上交通方式，大幅提高运输速度，大幅缩短运输时间。电磁定律使得异地之间的通信交流瞬息完成，重大事件发生之时，便几乎可以传遍全国。同样，这个时代也需要一场公共卫生革命。一方面，医学在过去数年取得了巨大进步，但不少医学理论无疑是有很大缺陷的，对于疾病防治无能为力，因此收集和保存病人病历和死亡案例，进而考察和研究疾病病因和死亡规律，有助于推动新的医学理论发现；另一方面，展开公共卫生改革，查明疾病病因会造福人类。过去五十年，接种天花痘苗拯救了成千上万人，若能揭示包括霍乱、痢疾、猩红热、斑疹伤寒，以及肺结核等疾病的病因，无数民众将会免受这些疾病的困扰。

综上所述，《1850年马萨诸塞州卫生委员会的报告》从卫生机构、生命统计、城镇卫生、个人卫生、民众健康状况和病历、卫生教育、禁止

---

① Lemuel Shattuck, *Report of the Sanitary Commission of Massachusetts 1850*, pp. 267–268.

② Lemuel Shattuck, *Report of the Sanitary Commission of Massachusetts 1850*, pp. 270.

制假售假、防治传染病等方面提出了 50 条改进公共卫生的措施。这些措施如果付诸实践，无疑可以起到改善城市卫生之效，不过当时在美国社会却未获重视。对此，美国学者芭芭拉·罗森克兰兹（Barbara Rosenkra-ntz）谈到了原因，在她看来："沙塔克的报告被束之高阁，绝非源于它异想天开，而要归咎于它无关紧要。沙塔克的计划根植于虔敬传统，即健康、清洁与道德之间的关系。卫生调查最终令他认识到自然社会环境的腐败影响，他的建议虽切合实际，但在疾病与贫困被视为对罪恶之惩罚的时代，没有丝毫说服力。"[1] 不过，这份报告在美国公共卫生史上还是留下了浓墨重彩的一笔。20 世纪初，美国公共卫生领袖温斯洛（Charles-Edward A. Winslow）曾评价道："它是来自 1850 年的一份令人惊叹的文件，向 1948 年的我们提供了不少教益。约翰·弗兰克、查德威克、西蒙、塞奇威克、查平都在公共卫生领域撰写过经典之作，但据我所知，在公共卫生史上，它在清晰完整和对未来展望方面极为引人注目。"[2] 罗斯也强调："这份报告是社区卫生行动发展史上的重要里程碑。它概述了健全的公共卫生组织的基础，其中的多数建议在随后百年里得以实现。……沙塔克的最大成就在于吸收了前辈和同时代人的观念和实践，使它们在一个广泛而连贯的组织模式内契合美国的情况，并由此制定了一套完整的卫生政策。"[3] 正是由于这份报告在公共卫生领域的重要意义，沙塔克被誉为美国公共卫生的"预言者"和"建筑师"。[4]

三　其他代表人物及其主张

除格里斯科姆和沙塔克以外，19 世纪上半期美国还涌现出一大批致力于公共卫生改革的有识之士，他们的关注焦点有所不同，但都主张改善城市的公共卫生状况。其中包括本杰明·麦克雷迪（Benjamin Mc-cready）、罗伯特·哈特利（Robert Hartley）及艾德文·斯诺（Edwin

---

① Barbara Gutmann Rosenkrantz, *Public Health and the State: Changing Views in Massachusetts, 1842 – 1936*, Cambridge: Harvard University Press, 1972, p. 36.

② Lemuel Shattuck, *Report of the Sanitary Commission of Massachusetts 1850*, p. ix.

③ George Rosen, *A History of Public Health*, pp. 242 – 243.

④ "Lemuel Shattuck (1793 – 1859): Prophet of American Public Health," *American Journal of Public Health Nations Health*, Vol. 49, No. 5, 1959.

Snow）等。

麦克雷迪 1813 年出生于纽约，是苏格兰人、爱尔兰人和胡格诺派的后裔。青年时期，他师从医学院（College of Physicians and Surgeons）教授约翰·贝克，1835 年以优异成绩毕业，并获得医学学位。1837 年，他发表题为《美国的贸易、行业，以及职业对疾病的影响》的医学论文，被纽约医学会（New York Medical Society）评为年度最佳医学论文。这是美国关于职业病研究的开山之作，讨论了 31 种职业对疾病的影响。这些职业主要分为四类：一是户外工作者，如务农者、运河和铁路建设者，以及从事海事活动；二是在封闭环境中工作的纺织工人；三是工匠与商人；四是技术员和文艺工作者。① 同时，作者还指出，酗酒和住房拥挤是损害城市劳工健康的重要因素，建议资本家运用资金，改善城市住房，否则若传染病大肆流行，他们也难以置身事外，势必与劳工阶层同担恶果。② 麦克格雷迪的研究成果在当时未能引起广泛的社会反响，主要原因是发表在一个不大出名的医学刊物，且讨论的卫生健康问题暂未恶化到足以引起公众关注的程度。③

哈特利 1796 年出生在英国，3 岁跟随商人父亲移居美国。青年时，他成为长老会信徒，负责挨家挨户分发宗教出版物，正是此时，他发现城市穷人不得不忍受肮脏的卫生条件。1829 年，他帮助成立纽约市禁酒协会，成为该协会的创始人之一，并于 1833 年担任秘书之职。随后，他才真正开始将目光聚焦在公共卫生事务。1836 年至 1842 年，他撰写了一系列文章，揭露城市牛奶质量问题。这些文章的主要内容是，纽约的牛奶供应产自圈养在肮脏、通风不良的畜栏里的奶牛，后者的饲料是酒厂泔水，牛奶供应被污染是城市死亡率上升的重要原因。④ 除了关注牛奶供应等食品卫生问题，他还致力于改善穷人的住房条件。19 世纪 40 年代中

---

① Benjamin William McCready, *On the Influence of Trades, Professions, and Occupations in the United States, in the Production of Diseases*, Baltimore: The Johns Hopkins Press, 1943, p. 12.

② John Duffy, *The Sanitarians: A History of American Public Health*, p. 95.

③ Benjamin William McCready, *On the Influence of Trades, Professions, and Occupations in the United States, in the Production of Diseases*, p. 29.

④ 参见 Robert Milham Hartley, *An Historical, Scientific and Practical Essay on Milk as an Article of Human Sustenance*, New York: Jonathan Leavitt, 1842。

期，他开始担任纽约改善穷人状况协会（The New York Association for Improving the Condition of the Poor）的秘书，正是这段工作经历令他注意到纽约穷人的住房问题。在哈特利看来，纽约拥挤、肮脏和通风不良的房屋不仅于民众健康和社会道德有损，还会腐蚀人的尊严和宗教情感，有必要展开住房改革。① 这种观点得到改善穷人状况协会的呼应。1847 年，协会年度报告指出："我们应高度重视这项改革，它是其他改革的基石，需要迅速着手；成千上万人的健康和道德受周围环境的损害，运用适当手段改善环境，可以显著提升他们的生活品质和身体健康，缓解城市当前存在的众多罪恶。"② 于是，哈特利等人求助资本家，希望后者慷慨解囊，建设模范公寓，为穷人提供优质住房。不过，这项计划因资金短缺而最终化为泡影。

斯诺也是美国公共卫生运动的先驱之一。1820 年，他出生在佛蒙特州的庞弗雷特，后来前往罗得岛州的布朗大学求学，1845 年毕业后定居普罗维登斯。1852 年，他成功推动该州通过一部有效的登记法（以马萨诸塞州登记法为原型），成为州登记委员会的成员。同时，他还被任命为普罗维登斯市的城市登记官，在其任职期间，该市建立起全国最完善、最富有效率的登记管理制度。1854 年，普罗维登斯再度出现大规模的霍乱疫情，这引发了斯诺对疾病与污秽环境之间关系的思考，他随即撰写报告，谴责政府忽视卫生事务。1856 年，普罗维登斯成立以斯诺为首的市卫生监督办公室。作为该办公室负责人，他提出了不少改善城市公共卫生的建议，取得了一些成效。首先，城市应修建排水系统和供水系统，有效清除城内垃圾，禁止城中养猪；其次，对于霍乱和天花等疾病，应采取隔离措施和严格检疫，同时大力推广痘苗接种也尤为必要。值得一提的是，在他的呼吁下，普罗维登斯成为美国第一个将接种天花痘苗作为入学条件的城市。1876 年，斯诺被选为罗得岛医学会会长，并协助建

---

① 详见 Charles E. Rosenberg and C. S. Rosenberg, "Pietism and the Origins of the American Public Health Movement: A Note on John H. Griscom and Robert M. Hartley," pp. 31 – 32。

② New York Association for Improving the Condition of the Poor, *The Fourth Annual Report of The New York Association for Improving the Condition of the Poor, for the Year 1847*, New York: Leavitt, Trow and Company, 1847, p. 23.

立美国公共卫生协会。①

　　总体而言，19 世纪 50 年代以前，美国公共卫生运动的参与者通常独立行动，少有联系，分别在所居城市提出改革城市公共卫生的建议。不过，随着黄热病和霍乱疫情的不断发生，强度有增无减，他们逐渐认识到团结协作的重要性，开始集思广益，群策群力，共同致力于改善美国的公共卫生状况。全国检疫与卫生大会的召开和美国公共卫生协会的成立便是公共卫生专家们相互合作的结晶和证明。

第二节　全国检疫与卫生大会的概况

　　19 世纪以降，黄热病出现在美国南部的频率越来越高，流行强度更胜以往，并在 50 年代达到流行高峰。作为预防疾病输入的重要手段，各地的检疫差别不小，要么检疫期大相径庭，要么执行力度各不相同，甚至部分地区根本不愿采取检疫。这种局面带来的结果是，检疫不仅难以发挥阻止黄热病输入的作用，而且对地区之间的贸易往来造成严重的负面影响。当然，这一弊病逐渐被不少公共卫生专家发现，他们主张采取措施，纠正美国检疫的缺陷，充分发挥它的应有价值。措施之一便是召开全国检疫与卫生大会。1856 年，费城市卫生局邀请沿海港口城市共同举办全国检疫大会（后更名为全国检疫与卫生大会），旨在形成全国统一的检疫制度。自 1857 年起，全国检疫与卫生大会每年举办，讨论主题也从检疫逐渐扩展到其他公共卫生领域。美国内战爆发后，全国检疫和卫生大会中断，前后共召开 4 次。

一　1857 年全国检疫大会及其成果

　　1857 年，第一届全国检疫大会得以顺利举办，离不开费城卫生官员威尔逊·朱厄尔（Wilson Jewell）的倡议和幕后工作。当时，作为费城卫生局成员的朱厄尔深感现行检疫法令存在着缺陷与不足，希望改变美国

---

　　①　关于艾德文·斯诺在公共卫生方面做出的贡献，参见 James H. Cassedy, "Edwin Miller Snow: An Important American Public Health Pioneer," *Bulletin of the History of Medicine*, Vol. 35, No. 2, 1961。

的检疫现状。1856 年秋，受 1851 年巴黎国际卫生大会的启发，他建议费城卫生局，召集"明智而见多识广"的代表，共同讨论检疫问题。10 月 29 日，费城卫生局任命由朱厄尔等 3 人组成的委员会与纽约、波士顿、巴尔的摩和新奥尔良等城市的卫生局联系，邀请它们派代表于次年参加在费城召开的全国检疫大会。至于这次大会的目标，朱厄尔在邀请函中开门见山地指出，现行检疫法令具有诸多弊端，一些州过严地执行检疫，严重阻碍地区之间的贸易往来；另一些州的检疫措施则形同虚设，聊胜于无，以致在防止黄热病等传染病传播方面无济于事。因此，若要解决检疫混乱为商业造成的困难，有必要在所有港口实施统一的检疫制度。[①]

1857 年 5 月 13 日，第一届全国检疫大会召开，比原定日期晚 1 个月。会议参加者共 73 人，主要来自沿海城市的卫生局、贸易委员会和医学协会等 26 个不同机构。其中，6 名代表来自巴尔的摩和费城的贸易委员会，22 名代表为卫生官员，其余代表是卫生局或医学协会的医生。可见，参会者具有专业知识背景，而非仅对检疫问题感兴趣的门外汉。[②]

在大会开幕式上，朱厄尔作为主办方代表发言。他把本次大会称为"美国历史上第一次卫生改革大会"，同时充满诗意地赞扬了这次会议对于此前"孤军奋战"的公共卫生改革者之深远意义。[③] 另外，朱厄尔简要介绍了波士顿、普罗维登斯，以及纽约等地的检疫法令。在波士顿，市长和议员组成的市卫生局可制定和执行检疫法令。1853 年黄热病流行期间，波士顿规定，所有来自疫区港口的商船或者出现黄热病的商船都须接受隔离检疫，而载有易腐物品的任何商船必须卸货，对货物展开彻底清洁，不过，波士顿的检疫不算严格，只要乘客和船员从港口医生处获得健康证书，便可自由活动，当然也可以下船登岸，进入城市。相比之下，普罗维登斯的检疫更加严格。市政府有权颁布检疫条例，而市议员组成的卫生局有权任命卫生官员，由其负责执行检疫。普罗维登斯的检疫条例规定：第一，除来自北纬 48 度以北的国家和地区外，来自外国港

———————————

① *Minutes of the Proceedings of the Quarantine Convention: Held at Philadelphia by Invitation of the Philadelphia Board of Health*, *May 13 – 15, 1857*, Philadelphia: Crissy and Markley, 1857, p. 7.

② John Duffy, *The Sanitarians: A History of American Public Health*, p. 405.

③ *Minutes of the Proceedings of the Quarantine Convention: Held at Philadelphia by Invitation of the Philadelphia Board of Health*, *May 13 – 15, 1857*, p. 5.

口和切萨皮克湾的所有商船，不论其运载的货物类型，都要接受隔离检疫，经卫生官员检查，确认安全后，方可进入城市；第二，来自疫区港口的商船不得在本市码头卸货。经卫生官员检疫后，货物才可卸入驳船，运进城市；第三，若商船在航行期间或到港时出现病例，那么它在检疫期间不得进港，船上的肮脏衣物和被褥在检疫期间也不得运进城市，同时还须接受清洗和消毒；第四，检疫期间，所有乘客和船员务必待在船上。对于所有违反检疫条例的行为，以及进入距离检疫医院 50 码以内之人都会被处以重罚。当然，他还概述了特拉华州、纽约市、威明顿市及新奥尔良市等其他地区的检疫规定。朱厄尔介绍这些城市的检疫条例，目的是"展示不同地区检疫措施的特性和多样性，作为参照物，代表们通过比较，可以更好地判断不同措施的优劣"①。换言之，这种做法主要旨在启发与会者思考，并研究出一套更加高效、统一的检疫制度。

根据大会议程，与会者就检疫问题展开充分讨论，在不少具体问题上达成了共识。它们主要集中在五个方面：一是关于现行检疫的效用和不足。多数情况下，检疫可阻止霍乱、黄热病、天花，以及斑疹伤寒等疾病输入，即便已输入，它在某种程度上也足以降低其流行强度，缩小扩散范围。不过，多数州的现行检疫效率低下，且弊端丛生，有必要通过科学的研究和观察，修改当前的检疫制度，最终制定一套适用于所有港口的统一的检疫法令。二是黄热病、霍乱等疾病的输入方式和流行条件。疾病输入可能是通过以下途径：第一，肮脏污秽的商船，特别是货仓积满污水的商船；第二，破布、棉花等货物，尤其是它们被承运时，出发港口正流行传染病；第三，污秽的床上用品、行李和衣物；第四，密封或通风不良的货舱中的空气。不论疾病如何输入，除非某地具备有助于产生这种疾病的环境，否则它们即便输入，也只会影响到少数人，不会发展成流行病。三是关于防止疾病输入之法。就商船而言，5 月 1 日至 11 月 1 日期间，除非船舱经过彻底通风或者完全排空舱底污水，否则商船都不得进入港口；对于可产生或传播疾病的货物、行李或衣服而言，应对它们展开消毒；至于抵达港口的病人，应为他们提供优质的食宿条

---

① *Minutes of the Proceedings of the Quarantine Convention：Held at Philadelphia by Invitation of the Philadelphia Board of Health*，*May 13 - 15*，*1857*，p. 13.

件和治疗；至于肮脏或者易染病的乘客，应彻底通风和净化他们的衣服、床上用品和其他物品，当他们进入城市，应采取适当措施，防止他们集中到狭窄、不卫生或通风不良的住宅。四是关于检疫条例执行者的任用资格、权力与责任。各地应任命一名负责执行检疫条例的官员，同时也可招募数名助理，协助工作。官员任命的唯一依据是，能够充分履行检疫职责，这也是连任的决定性因素。此外，这名官员必须享受高薪，这样才可以全神贯注于检疫工作。五是关于涉及检疫的其他问题。例如，对所有入境移民展开彻底检查，保证他们全部接种天花痘苗；建立隶属于卫生局和检疫站的气象监测站，定期发布气象记录；采用更有效的方法，对商船进行通风和净化，增加船员和乘客的舒适度。① 上述共识表明，这些公共卫生专家一致强调检疫对于阻止黄热病、霍乱等传染病输入的作用和价值。不过，他们在涉及检疫的某些具体问题上仍存在分歧和争议，这也预示着相关讨论还将继续，于是大会决议下一年再度举行会议，继续深化讨论。

二 1858 年全国检疫与卫生大会的概况

1858 年 4 月 29 日，第二届全国检疫与卫生大会在巴尔的摩如期召开。与第一届全国检疫大会相比，本次大会的与会人数有所增加，来自全国 12 个州的 86 名代表云集一堂。就大会组织安排而言，巴尔的摩的肯普（Kemp）任大会主席，波士顿的约翰·莫利亚蒂（John Moriarty）、巴尔的摩的伊顿（Eaton）、查尔斯顿的盖拉德（Gaillard）任副主席，纽约的哈斯维尔（Haswell）、巴尔的摩的麦秋（Mckew），以及诺福克的弗格森（Ferguson）担任大会秘书。

在大会开幕式上，大会主席肯普高度评价了上一届全国检疫大会。② 同时，他也点明，与第一届全国检疫大会一样，本次大会的主要目标是制定一套检疫和卫生法令，以保护民众健康，同时减少对商业往来的妨

---

① *Minutes of the Proceedings of the Quarantine Convention：Held at Philadelphia by Invitation of the Philadelphia Board of Health*，*May 13 - 15，1857*，pp. 40 - 43.

② *Minutes of the Proceedings of the Second Annual Meeting of the Quarantine and Sanitary Convention*，Baltimore：John D. Toy，1858，p. 8.

碍。为了阐释这一目标的重要性，他强调流行病的危害。他宣称："无论何时，烈性流行病都是令人恐惧的灾难，尤其是当它席卷所有阶层，把商贩和居民送入坟墓，令城市沦为荒漠。流行病带来的恐慌不仅限于当地，而且可蔓延至与其联系密切的异地，出于恐惧，后者的无知居民通常会采取极端措施，以至于妨碍自身利益。"① 19世纪50年代，黄热病在美国流行的频率和流行强度达到高潮，这里的"烈性流行病"所指大概便是黄热病。

会议期间，巴尔的摩代表贝利的提议得到采纳。大会决定成立由马里兰州的赖利（Riley）、宾夕法尼亚的朱厄尔、马萨诸塞州的怀特曼（Wightman）、罗得岛的斯诺、佐治亚州的阿洛德（Arnold）、南卡罗来纳州的盖拉德、新泽西州的艾萨克·尼克尔斯（Isaac Nichols）、哥伦比亚特区的福斯（Ferguson），以及弗吉尼亚州的弗格森等人组成的商业委员会（Business Committee），负责考虑和报告应该采取的必要措施，以实现大会目标，争取沿海城市政府、卫生局、贸易委员会及医学界的合作。商业委员会主席朱厄尔表示，医学界在疾病病因上的意见分歧令本次大会难以实现既定目标，检疫制度改革固然可以起到保护沿海城市健康的作用，也有助于贸易发展。然而，矫正现存检疫制度缺陷的最佳时机尚未成熟，还需进一步展开广泛调查，并在社会上传播调查结果，只有这样才能最终实现理想结果。

鉴于此，商业委员会在大会上提出，成立外部卫生委员会（检疫委员会）和内部卫生委员会。外部卫生委员会负责准备涉及检疫事务的报告，提交下一届全国检疫与卫生大会，同时借助国会或史密森学会（Smithsonian Institution）的影响力，在社会上广泛传播起草的报告。具体而言，这份报告需包含以下四项内容：一是检疫历史；二是检疫能否取得预期效果，若不能，阐明原因；三是如何改革可令检疫更加有效，同时最大程度降低其负面影响；四是统一的检疫制度是否可行，若可行，如何实现。外部卫生委员会成员包括宾夕法尼亚的朱厄尔、波士顿的莫利亚蒂、布鲁克林的华纳·克利夫兰（Warner Cleveland）、南卡罗来纳的

---

① *Minutes of the Proceedings of the Second Annual Meeting of the Quarantine and Sanitary Convention*, p. 9.

威廉·雷格（William J. Wragg）、弗吉尼亚的威廉·塞尔登（William Selden）等人。①

内部卫生委员会负责调查城市卫生，并在下一届大会上提交报告。城市卫生报告要关注以下五个方面的问题：一是关于城市的生育、婚姻和死亡登记制度；二是关于消毒剂的特性与效果；三是关于城市供水、污水处理系统、垃圾处理的重要性；四是关于卫生措施对城市的重要性；五是关于天花痘苗接种问题，以及重新接种痘苗的价值。内部卫生委员会由华盛顿特区的托马斯·米勒（Thomas Miller）、罗得岛的斯诺、巴尔的摩的丘·比伯（Chew Bibber）、佐治亚州的阿诺德（R. D. Arnold）、纽约的格里斯科姆、波士顿的亨利·克拉克（Henry Clark）及费城的约翰·贝尔（John Bell）组成。② 内部卫生委员会的成立，意味着全国检疫与卫生大会的焦点不再仅聚焦于检疫问题，与会代表开始关注公共卫生的其他领域。最后，这次大会还决定下次会议的时间定在次年4月底的星期三，地点设在纽约。

三　1859年全国检疫与卫生大会的进展

1859年4月27日，第三届全国检疫与卫生大会如期在纽约举行。大会主席是格里斯科姆、副主席是马萨诸塞州的弗雷德克·林肯（Fredk Lincoin）、罗得岛的斯诺、纽约的约瑟夫·史密斯（Joseph Smith）、新泽西州的尼克尔斯等十二人，秘书由纽约的哈斯维尔、新泽西州的加布里埃尔·格兰特（Gabriel Grant）、马萨诸塞州的克拉克等六人担任。

按照上届全国检疫与卫生大会的决议，外部卫生委员会和内部卫生委员会分别向本届大会提交了近百页的报告，这两份报告遂成为这次大会代表讨论的重要文本。不过，从大会议程和辩论来看，核心议题仍集中在检疫问题。外部卫生委员会的报告主要分为两个部分：第一部分详述现行检疫制度的缺陷。就检疫自身而言，检疫对于防止接触传染病的

---

① *Minutes of the Proceedings of the Second Annual Meeting of the Quarantine and Sanitary Convention*, p. 16.

② *Minutes of the Proceedings of the Second Annual Meeting of the Quarantine and Sanitary Convention*, p. 22.

输入效果明显，面对其他疾病则无能为力。堪忧的是，医学界对疾病分类问题存在歧见，特别是关于某种流行病是否属于接触传染病，这令检疫的适用范围难以确定。另外，若要充分发挥检疫的作用，离不开内部卫生制度的配合。对此，外部卫生委员会也坦言："若要充分发挥检疫的作用，还须制定一套全面、系统的内部卫生制度。……若缺乏合适的内部卫生措施，仅将检疫制度作为防止疾病输入的手段，结果恐怕难孚众望。"① 就执行层面而言，检疫也面临不少挑战。首先，现行检疫制度主要针对来自疾病流行地区的商船，而非所有商船。它规定，在疾病多发季节，来自某些港口的商船须从当地卫生官员或当地的美国领事处取得健康证书，证书上务必载明其出发时港口是否存在接触传染病或传染病。同时，严格检疫来自疾病流行地区的商船，并对其展开净化消毒。如此，来自非疫区的商船未被纳为检疫对象，而它们承载的乘客或海员在航行期间也可能身染疾病，这就难以保证将恶性疾病彻底拒之门外。其次，检疫设施存在缺陷，检疫流程不规范。比如，扣押商船的场所、检疫医院和其他建筑的选址不当；检疫医院或住宿场所接收乘客、船员时，未能及时关注其健康状况。最后，现行检疫法令的执行也具有诸多困难。一是出于商业考虑，某些城市会在实施检疫时故意"放水"。一旦某个城市执行严格检疫，那么它与疫区之间的贸易额便会急剧减少，只要其他城市采取宽松检疫，就能拓展贸易，赚得盆满钵满。二是严格检疫可令乘客无法在港口登岸，但却难以保证他们不会寻找他途，想方设法利用鲜为人知的登岸路线，逃避检疫。三是货物处置问题。如果检疫时对船上货物不闻不问，任由腐烂变质，不仅会损害货主和本地商人的经济利益，更会恶化船上的卫生，但若将货物妥善保管，并展开消毒，这不单会成本高昂，还需要兴建大批仓库。② 总之，检疫在适用范围和执行等多个环节上均存在亟待解决的问题。

　　第二部分是关于建立有效的检疫法令的建议。鉴于检疫的上述问题，

---

　　① *Proceedings and Debates of the Third National Quarantine and Sanitary Convention*, New York: Edmund Jones, 1859, p. 303.

　　② *Proceedings and Debates of the Third National Quarantine and Sanitary Convention*, pp. 340 – 343.

外部卫生委员会认为，有效的检疫法令务必满足两项原则：一是可有效阻止"污染物"的输入；二是在所有地区具有相同效力。根据这两项原则，该委员会提出具体建议。一方面，美国港口彻底中断与疫区港口之间的联系。具体办法是，向美国驻外领事递交一份疾病清单，若当地暴发的流行病包含在疾病清单之中，他们务必第一时间上报联邦政府。随后，联邦政府将信息转发全国港口，各港口接到消息后，立即实施检疫，禁止任何来自疫区港口的商船进港。① 另一方面，制定一部适用于各州，且具相同效力的检疫法令。这部检疫法令的起草工作由一个委员会专门负责，然后争取各州立法机关通过这项法案。同时，为提高该法案的影响力，应与美国医学协会密切合作。② 显然，上述建议主要是针对检疫执行的环节，重在加快全球卫生信息的收集和传播，扭转各地在检疫方面步调不一的现状。

外部卫生委员会的报告得到大部分与会代表的认可。不过，就黄热病是否属于接触传染病及检疫价值的问题，代表们各执一词。关于前者的争议较小，结论是没有证据表明黄热病可通过人际传播，只要严防污染物输入，即使取消对黄热病感染者的检疫，也无伤大雅。关于后者的分歧颇多，主要原因有二：一是医学界尚未搞清黄热病、霍乱等疾病的性质和传播方式；二是实施检疫势必或多或少有损于商业往来，扰乱经济活动，甚至危害社会秩序。

综合代表们的意见，大会最终就检疫问题做出四点决议：第一，检疫的执行不应局限于温暖月份，必须贯穿全年；第二，应制定一套合理、系统的海上卫生法令，确保严格执行，减少当前检疫制度的弊端，提升乘客与船员的舒适感；第三，任命一个委员会，寻求执行上述决议的最佳方案；第四，任命一个委员会，调查适用于黄热病、霍乱、斑疹伤寒和天花的检疫原则与措施，务必考虑到各地的自身特点。

尽管大会主要讨论的是检疫问题，但不少代表们的言论和主张表明城市内部卫生已成为他们关心的事务。内部卫生委员会指出："早期忽视

---

① *Proceedings and Debates of the Third National Quarantine and Sanitary Convention*, pp. 348 – 349.

② *Proceedings and Debates of the Third National Quarantine and Sanitary Convention*, p. 360.

旧世界大城市内部卫生造成了严重后果，这让我们从中得到警示，吸取教训，竭力避免灾难。……让我们采取措施，使公众认识到准确和有效登记、使用消毒剂、合适的排水系统、充足的纯净水和纯洁空气，以及鼓励接种的重要性和价值。"① 可见，这份报告显然已点明内部卫生的重要性。参会代表们对此更加深信不疑。格里斯科姆表示："就内部卫生而言，它需要教育民众，对每个户主展开教育，对每个亲属进行教育。你们能为人类所做的最大贡献，莫过于制订一项公共卫生教育计划。"② 上述言论表明，格里斯科姆不仅意识到内部卫生措施的重要性，而且强调在公众中间展开公共卫生教育不失为一条改善公共卫生的良策。纽约的维耶莱坦言："我完全赞同格里斯科姆作为大会主席的讲话。虽然大会讨论的多是检疫，但它实际上仅是次要问题。我同意上一份报告的说法，它说除非我们在保护城市卫生方面安排得当，否则最严格的检疫规定也将毫无用处。"③ 正是在这些代表的推动下，大会通过一项决议，任命数个委员会，调查城市卫生，并将调查报告提交下届全国检疫与卫生大会。具体而言，决议包括以下内容：第一，任命三人委员会，负责报告城镇的饮食质量和食品生产设施的状况，提出合适计划，并对商店、市场和屠宰场做出合理安排；第二，任命由 6 名成员组成的城市清洁委员会，提出处理城市垃圾和粪便的计划；第三，任命一个委员会，专门报告与禁售危险药品相关的法律；第四，任命一个委员会，提出改善个人卫生和公共卫生的建议。④ 总之，如果说 1859 年全国检疫与卫生大会虽把目光仍集中在检疫事务，但已开始重视城市卫生问题，那么这种趋势将在下届大会上更加凸显。

四 1860 年全国检疫与卫生大会及其决议

1860 年 6 月 14 日，第四届全国检疫与卫生大会在波士顿召开。波士顿的雅各布·毕格罗（Jacob Bigelow）任大会主席，副主席包括佐治亚州

---

① *Proceedings and Debates of the Third National Quarantine and Sanitary Convention*, p. 370.

② *Proceedings and Debates of the Third National Quarantine and Sanitary Convention*, p. 16.

③ *Proceedings and Debates of the Third National Quarantine and Sanitary Convention*, p. 214.

④ *Proceedings and Debates of the Third National Quarantine and Sanitary Convention*, p. 211.

的阿诺德、纽约的史蒂文斯（A. H. Stevens）等 12 人，波士顿的加尔文·埃利斯（Calvin Ellis）和布鲁克林的琼斯（J. B. Jones）等 4 人任秘书。根据上届检疫与卫生大会的决议，一系列报告被提交，成为大会讨论的主要议题，它们包括《检疫报告》《登记报告》《关于限制有毒药品销售的法律报告》《城市卫生报告》《高温消毒的报告》。除未就《关于限制有毒药品销售的法律报告》达成一致外，大会代表基本上认同了其他报告的内容。

《检疫报告》提出采取可运用于黄热病、霍乱、斑疹伤寒，以及天花的检疫措施。它主要包括两点内容：一是建设和完善检疫医院，第一时间隔离病人。具体而言，检疫医院应靠近码头，卫生清洁，空间宽敞，通风良好，且具备消毒床上用品和衣物的条件。疾病感染者一旦抵达港口，要迅速将其转送检疫医院，且不同疾病的感染者要安置在不同病房。二是建立检疫仓库，适当处理污染物。检疫仓库的建设需要满足特定条件：一方面，它的位置必须与城市至少保持两英里的距离，以免疾病传播到后者；另一方面，它须配备消毒设备，更要保证自然通风。此外，这份报告还提出了一项海上卫生法案。① 其中，最引人注目的条款有两项：第一，检疫对象不应是个人。检疫主要聚焦于鼠疫、黄热病、霍乱、斑疹伤寒及天花，它们多是通过贸易往来输入的，与人无关。不过，若是某人未接种天花痘苗或密切接触过天花感染者，则必须接种，获得免疫后，方可离开。第二，商船务必持有健康证书。健康证书的内容是商船的卫生状况，分为清洁证书（Clean Bill）和恶劣证书（Gross Bill）两类，前者是商船干净卫生的证明，后者则表示它的卫生状况不佳。持有清洁证书的商船无须接受检疫，而持有后者的商船则是重点检疫对象。值得注意的是，若某商船持有清洁证书，但实际卫生恶劣，也必须接受检疫。

开展出生、结婚和死亡登记，不仅可获得地方人口变动的完整数据，进而方便法律或族谱调查，还可为卫生调查提供事实依据。不过，展开登记工作面临不少障碍，尤其是出生登记。多数州的登记法要求父母、

---

① *Proceedings and Debates of the Fourth National Quarantine and Sanitary Convention*, Boston: Geo. C. Rand and Avery, 1860, pp. 172 – 181.

医生向登记官上报新生儿信息，否则会遭受处罚，但该规定通常徒具虚名，效果难彰。首先，多数父母对登记法一无所知，即使有所耳闻，为了避免麻烦，也不愿遵守；其次，不少医生出于为维护孕妇隐私或未得到相应报酬，也不愿上报新生儿；最后，有些婴儿出生时不是由医生接生，而是私人接生。鉴于此，《登记报告》提出了改进出生、结婚和死亡登记的办法。在出生登记方面，为了准确采集城市出生信息，各州最好效法罗得岛，奖励登记官的工作，每登记 1 名出生婴儿，可得到 10 美分的奖金。这种做法是将登记官的职责与利益捆绑起来，提高他们展开调查的积极性。在结婚登记方面，新人应在证婚人面前书写和签署结婚证书，并经相关官员确认，记录在案。这种结婚登记程序可减少仓促结婚的现象，预防未成年人私自结婚，更重要的意义是，更加翔实地记录每一桩婚姻。另外，死亡登记应遵守两项原则：一是未得登记官允许，禁止掩埋尸体或将其移出城市；二是除非提供死者的详细信息，包括真正死因，否则登记官不得签发掩埋许可。① 它们的好处在于，精简死亡上报的程序，剔除不必要的规定，同时卫生官员可在第一时间掌握本地区的流行疾病。

《城市卫生报告》主要强调城市排供水和铺路等事务的重要性。具体而言，通过铺设道路，下渗到土壤的水分减少，同时土壤为路面覆盖，不受太阳直射，这两者可有效抑制有害气体或瘴气的产生，从而降低死亡率。另外，充足的城市供水可用来冲刷人口集聚带来的大量城市垃圾，而运行良好的下水道是高效处理城市污水的重要途径。② 显然，这份报告主要基于瘴气论，笃信城市卫生与居民健康状况的密切联系，城市卫生的改善自然带来居民健康的提升。

除上述报告得到普遍认同外，这次会议还取得了一项重要成果。代表们一致决定，次年在辛辛那提召开年度大会，重点讨论筹备一个正式的公共卫生组织。不过，1861 年美国内战不期而至，全国检疫与卫生大

---

① *Proceedings and Debates of the Fourth National Quarantine and Sanitary Convention*，pp. 201 – 205.

② *Proceedings and Debates of the Fourth National Quarantine and Sanitary Convention*，pp. 242 – 246，253.

会也由此被迫中断，正式的公共卫生组织的建立还必须再等待 12 年。

第三节 美国公共卫生协会的
成立及其工作重心

1860 年，全国检疫与卫生大会决议，次年年度大会将聚焦筹备一个正式的美国公共卫生组织，以更好地团结力量分散的公共卫生改革者，群策群力，共同致力于改善美国的公共卫生。然而，美国内战的爆发令这一构想往后拖延了十几年。不过，美国的公共卫生改革者自然不会轻言放弃。

一 美国公共卫生协会的成立

1872 年 4 月，来自多座城市的 10 名公共卫生专家在纽约会面，旨在"携手建立关于传播卫生知识、并高效运用卫生原则和卫生法律的合理计划"[①]。上述公共卫生专家多数曾参加过 1860—1864 年的全国检疫与卫生大会，比如斯诺、以利沙·哈里斯（Elisha Harris）、斯蒂芬·史密斯（Stephen Smith）。这次会面的讨论结果是，有必要建立一个常设的公共卫生组织，该组织的筹备工作由史密斯负责，同时邀请各州和各城市的代表，参加 9 月份在新泽西州朗布兰奇市举办的会议。

9 月 12 日，来自纽约州、宾夕法尼亚州、路易斯安那州、罗得岛州、康涅狄格州、俄亥俄州、伊利诺伊州及华盛顿特区的代表在朗布兰奇的海洋旅馆召开会议。这次会议通过了史密斯提交的公共卫生组织规划书，宣布美国公共卫生协会正式成立，同时还选举史密斯为公共卫生协会主席，斯诺为副主席，哈里斯任秘书。根据协会章程，它的宗旨是"促进卫生科学的发展，推动公共卫生机构和公共卫生措施的实际应用"。另外，协会章程还对会员资格做出限制。若要入会，申请者须对卫生和相关科学的研究或实际运用具有浓厚兴趣或献身精神，同时须经三分之二的正式成员投票通过。

---

① Secretary of the Association, "Introductory Note," *Public Health Reports and Papers*, Vol. 1, p. ix.

美国公共卫生协会成立后，迅速开始对城镇海拔、建筑通风、城市供水、生命统计、卫生法律、城市卫生，以及传染病和检疫等涉及公共卫生的问题展开深入细致的调查，涵盖面相当广泛。值得注意的是，至少在成立之初，霍乱和黄热病是协会重点关注的公共卫生事务，这明显体现在美国公共卫生协会的年度报告中。以1873年该协会的第一份年度报告为例，它包含以霍乱为主题的论文15篇，黄热病论文5篇，检疫论文5篇。这些论文数量足以表明，美国公共卫生协会对黄热病、霍乱的重视程度。

二　美国公共卫生协会对黄热病的重视

19世纪70年代是美国南部黄热病的流行期，以1873年和1878年的流行强度最高，流行范围最广。作为南部灾祸，黄热病当然也受到美国公共卫生协会的高度关注。这一时期的协会年度报告收录了大量涉及黄热病的文章。部分协会成员探究了本地黄热病的来源。路易斯安那州卫生局秘书拉塞尔通过考察1873年新奥尔良的黄热病流行，发现第一例黄热病感染者来自哈瓦那。[①] 前孟菲斯市卫生局主席约翰·厄斯金指出，1873年孟菲斯的首个黄热病病例是威廉·戴维斯（William Davis），来自新奥尔良。同时他还强调，孟菲斯恶劣的城市卫生加剧了黄热病的传播和流行。[②] 两者主要揭示黄热病在特定城市的流行情况。

有些成员还详细记录军队中的黄热病流行情况。美国陆军军医施特尔恩贝尔格详述了1873年至1875年间，彭萨科多地区军队中的黄热病流行及应对措施。[③] 美国陆军军医哈维·布朗描述的是，1873年干龟群岛的黄热病流行对当地驻军的影响。[④] 这些黄热病的流行记录自然可以为研究这种疾病的分布等问题提供了便利。

---

① S. C. Russell, "Some Account of Yellow Fever as It Appeared in New Orleans," *Public Health Reports and Papers*, Vol. 1, pp. 430 – 436.

② John H. Erskine, "A Report on Yellow Fever as It Appeared in Memphis in 1873," *Public Health Reports and Papers*, Vol. 1, pp. 385 – 392.

③ G. M. Sternberg, "Yellow Fever in Pensacola in 1873 – 1875," *Public Health Reports and Papers*, Vol. 2, 1876, pp. 468 – 485.

④ Harvey E. Brown, "Yellow Fever in Dry Tortugas," *Public Health Reports and Papers*, Vol. 2, pp. 486 – 488.

实际上，作为协会成员的美国医学协会主席托纳在以往记录的基础上，系统梳理了美国黄热病的流行史和分布状况。他指出，黄热病多出现在沿海城镇，从未深入内陆地区，也从未远离水道，同时其分布受纬度和地形地貌因素的影响，低温、海拔高和相对干燥的地区往往不会出现黄热病流行。此外，他还编制表格，详细记录 1668 年以来美国城镇出现黄热病的年份、开始时间、结束时间、死亡人数和当地海拔等内容。① 托纳对黄热病流行史和分布的考察自然有助于深化公共卫生专家对这种疾病的认识。

当然，不少遏制黄热病流行的建议也在年报中被提出。结合此前新奥尔良应对黄热病的经验，怀特表示，消毒是预防黄热病的有效措施，有必要利用石炭酸溶液喷洒住宅、庭院及大街小巷等区域，也可使用这种溶液或沸水消毒被褥和衣物。② 查塔努加市登记官范德曼在协会年会上公开宣读题为《田纳西州查塔努加的黄热病：它的起源、发展及实用预防办法》的报告。据他观察，城市卫生、气温和降水等因素与黄热病具有相关性，越肮脏的地区，黄热病感染者越多；地势越低、排供水状况越恶劣的地区，黄热病的负面影响越明显。鉴于此，范德曼认为，内陆城镇可通过兴修下水道、保证城市充足供水、清理粪便、封闭水井、执行严格的卫生条例等措施防止黄热病的传播和蔓延。至于沿海城镇，国家有必要制定一套适用全国的检疫制度，同时各地检疫官员必须恪尽职守，不受利益集团影响，严格执行。③ 塞尔登向美国公共卫生协会提交了一份名为《关于黄热病预防问题的思考》的报告。他认为，产生黄热病的种子（Seed）或毒素可在热带或亚热带地区长期滋生和繁殖，在其他地区只能生存于夏季。换言之，黄热病无疑是从热带或亚热带地区输入到其他地区。基于这种认知，他相信适当的检疫措施必定卓有成效，不过现行检疫的缺陷影响了它的效用。一是卫生官员难以准确判断商船是

---

① J. M. Toner, "The Distribution and Natural History of Yellow Fever as It Has Occurred at Different Times in the United States," *Public Health Reports and Papers*, Vol. 1, pp. 358 – 383.

② C. B. White, "Disinfection in Yellow Fever, as Practiced in New Orleans," *Public Health Reports and Papers*, Vol. 3, 1877, p. 155.

③ J. H. Vandeman, "Yellow Fever as It Existed in Chattanooga," *Public Health Reports and Papers*, Vol. 4, 1880, pp. 210 – 222.

否存在黄热病毒素。若所在乘客感染黄热病，那么这艘商船自然被黄热病毒素污染，但如果乘客均未染病，便难以确定商船是否安全。二是消毒剂的效用问题。消毒剂对于预防黄热病是否有效尚无定论，即便有效，若商船拒不卸货，商船消毒也不现实。另外，如果从 4 月份至霜冻期间，把来自黄热病疫区的商船拒之门外，自然可免受疾病输入之虞，但这也会严重影响本国与西印度群岛的贸易。鉴于此，适当的检疫措施必须既能有效预防疾病输入，又必须考虑对贸易造成的负面影响。具体来说，高效的检疫措施务必满足下列条件：第一，与西印度群岛贸易往来密切的城市要建立一个站点，距城市 10—20 英里即可。商船须在站点卸货，然后承载返程货物。第二，来自黄热病疫区的车辆务必把乘客送至距城市 10—15 英里的车站，然后他们自行换乘，前往目的地。第三，不得把行李堆积一处，且它们进入城市前，必须通风，后者也适用于汽船。① 总之，成立初期，公共卫生协会注意考察黄热病的流行、预防等方方面面的问题，这足以彰显它对这种疾病的关注程度。当然这种关注不仅集中在黄热病身上，霍乱也是它的目光聚焦之处。

三 美国公共卫生协会对霍乱的关注

1873 年，美国暴发的霍乱疫情，即刻引起美国公共卫生协会的注意。当年的协会年报收录了不少卫生官员撰写的本地疫情报告。纽约市卫生督察安东尼朗·贾德森利用报纸和医生手稿等资料，描述了 1873 年密西西比河流域路易斯安那、密苏里及俄亥俄等州的 200 余城镇的霍乱流行状况。② 路易斯安那州卫生局主席怀特的《关于新奥尔良霍乱流行的报告》通过观察该市前 25 个霍乱病例，发现黑人感染率和死亡率远高于白人。同时，这份报告还附上新奥尔良市地图，并标注了死亡病例的具体位置。③ 美国陆军助理军医伊利·麦克莱伦基于对肯塔基州 18 个县市霍乱

---

① William Selden, "Views on the Subject of Prevention of Yellow Fever," *Public Health Reports and Papers*, Vol. 4, pp. 286 – 289.

② A. B. Judson, "Report upon the Course of Cholera through Two Hundred Towns and Cities in the Mississippi Valley," *Public Health Reports and Papers*, Vol. 1, 1875, pp. 224 – 252.

③ C. B. White, "Report of Cholera in New Orleans," *Public Health Reports and Papers*, Vol. 1, pp. 188 – 199.

流行状况的细致考察，指出肯塔基州霍乱传播的 3 条路线。一是俄亥俄河的水上航运；二是路易斯维尔和纳什维尔铁路的陆上运输；三是旅行者行经的山间公路。① 上述卫生官员记录霍乱的动机和目的不单单是还原霍乱流行情况，更是重在探究霍乱的传播路径和死亡率等重要问题。

当然，相比之下，美国公共卫生协会特别重视霍乱的预防。一些协会成员提出了应对霍乱的卫生措施。哈里斯强调，空气、水和食物是霍乱的传播媒介，而通风不良、粪便，以及下水道和厕所的散发物则是产生霍乱的重要原因。换言之，霍乱流行与地方卫生状况存在因果联系，霍乱需借重恶劣的卫生状况，方能发展为流行病。因此，严格执行公共卫生条例，改善公共卫生是有效预防霍乱流行的重要手段。② 史密斯发表一份题为《供霍乱疫情期间使用的预防和救助措施》的报告，主要提出三点预防建议：一是挨家挨户检查。史密斯认为，腹泻是霍乱的前期症状，若及时治疗，病人可痊愈，不会恶化为霍乱。这种做法旨在第一时间发现腹泻病人，及早治疗，预防病情加重。就具体操作而言，城镇成立检查队，由 1 名主管、数名助理和若干检查员，同时将城镇分成若干区域，各区域分配一支检查队。一旦霍乱出现，或腹泻病人短时间内快速增加，检查员便立即开始检查，他们随身携带药物，第一时间治疗病人。二是在合适地点建立安置所，为那些住房不卫生的家庭提供临时住处。三是霍乱医院最好规模较小，靠近霍乱多发地，以降低传播概率。③ 其实，协会对霍乱预防的关切还不仅限于此。

除了提出上述预防措施，该协会还重视借鉴国外霍乱预防经验。1873 年的协会年度报告收录了加拿大自治领医学会主席威廉·马斯登的文章。他提出适用于霍乱检疫的系统方案，基本原则是短时间内不接触疑似霍乱感染者，彻底消毒个人物品。具体而言，将霍乱检疫站分为 3 个部门。第一是负责治疗染病乘客的医院。它由 3 个不同类型的医院和

① Ely Mcclellan, "An Account of Epidemic of Cholera during the Summer of 1873," *Public Health Reports and Papers*, Vol. 1, pp. 200 – 223.

② Elisha Harris, "Practical Conclusions Concerning Cholera," *Public Health Reports and Papers*, Vol. 1, p. 349.

③ Stephen Smith, "Local Measures of Prevention and Relief to be Adopted during the Prevalence of Epidemic Cholera," *Public Health Reports and Papers*, Vol. 1, pp. 306 – 316.

康复医院构成，前者包括霍乱医院、诊治腹泻的医院，以及普通医院。第二是检疫部门。它针对的是未感染霍乱，但曾身处出现霍乱的商船的乘客。检疫部门对他们实施4天的隔离检疫，健康者会被移送健康部门，而证实染病者则会被转移到医院。另外，它还负责对商船上的货物或行李物品进行消毒。第三是健康部门。它主要负责对已接受4天隔离检疫者，继续实施为期6天的隔离检疫。其间，若显示健康，他们可离开检疫站；若证实染病，会第一时间被送到医院。另外，来自疫区的商船应停泊在检疫部门所在的区域，而来自非疫区港口或未出现霍乱的商船可停泊在健康部门所在的区域，卫生官员有权根据具体情况，决定是否对商船实施检疫。乘客及其物品只能在检疫部门所在的区域登陆，也只能在健康部门所在的区域重新上船。[①] 值得注意的是，各部门之间需设置不少于100英尺宽的隔离带。正如考察霍乱的流行一样，把霍乱的防治建议纳入年报之中，也是美国公共卫生协会重视这种疾病的重要体现之一。

小 结

19世纪上半期，受黄热病和霍乱等流行病的触动，公共卫生专家开始呼吁关注城市公共卫生的问题。最初，他们通常独自奋战，向各自所在城市阐明改革城市卫生的必要性，并提出一系列卫生改进的建议，力图降低城市死亡率，格力斯科姆和沙塔克甚至还主张改革城市卫生机构，为后来的公共卫生改革指明了方向。到了50年代，随着黄热病疫情的威胁日益凸显，公共卫生专家和卫生官员集聚卫生力量，组成了非正式的公共卫生组织，即全国检疫与卫生大会，共同商讨制定更加有效的检疫制度，以及改善城市卫生之法。到了1873年，正式的公共卫生组织——美国公共卫生协会正式成立，美国早期的公共卫生运动进入一个新阶段。

美国早期公共卫生运动的意义在于向社会宣传了改善城市卫生、改革城市卫生机构的必要性，同时，作为运动参与者的公共卫生专家长期致力于推动城市的卫生改革，取得了不少成果。就后者而言，正是得益

---

① William Marsden, "Plan of a Hospital and Cleansing Establishment for the Treatment of Cholera," *Public Health Reports and Papers*, Vol. 1, pp. 184 – 187.

于他们的积极呼吁和走访游说，面对霍乱和黄热病的冲击，一些城市率先展开了城市卫生设施建设，为其他城市树立了榜样，进而促使它们争先效仿。

第 五 章

黄热病、霍乱与美国城市卫生改革

　　殖民地时期，不少城镇已开始关注城市公共卫生，它们把目光主要集中在清理街道垃圾，部分城镇甚至雇用清道夫，负责定期收集街道垃圾，并将之运至城外。除美化城市的考虑外，保持街道清洁的重要原因是，动植物腐败散发的气味在当时被认为是流行病产生的根源。立国以后，这种做法在美国得到延续，但随着城市人口的膨胀，城市卫生日渐恶化，单是清理街道垃圾难以有效改观城市化和工业化带来的卫生困境，若要展开城市卫生设施建设，则必然要占用本可以运用于城市其他事务的大量财政资金，这带来的结果自然是反对者众，而支持者寡。不过，面对黄热病和霍乱的威胁，并在公共卫生专家的倡导和呼吁下，有些城市决心花费巨资，率先开展这项工作，竭力消除在当时看来有助于黄热病和霍乱滋生和传播的城市卫生问题。其中的典型代表是芝加哥、纽约和孟菲斯，这些城市进行了轰轰烈烈的城市排供水改革和住房改革，开启了美国城市卫生设施建设的先河。

第一节　霍乱与 19 世纪中期芝加哥排供水改革

　　19 世纪中期，芝加哥频受霍乱流行之害，霍乱死亡率也在全国城市中排名第一。按照当时的主流医学理论，污水与霍乱疫情的暴发关系密切。在这种背景下，芝加哥开始展开城市排供水改革，试图改进排水设施，提高城市的供水质量，进而遏制霍乱流行，降低霍乱等疾病的负面影响。

一　芝加哥早期的供水与排水状况

芝加哥位于密歇根湖南端，地处北美大陆中心地带，地理位置十分优越。不过，相较于费城、纽约等城市，芝加哥兴起的时间并不算太早，属于"后起之秀"。它晚至1833年才建立村镇，后在1837年升格为城市。随着1825年伊利运河开通和1836年连接密歇根湖与密西西比河的伊利诺伊—密歇根运河的开凿，芝加哥逐渐成为东西部之间贸易往来的重要集散地，城市规模不断扩大，居民人数迅速增长。19世纪中期，美国的铁路建设如火如荼，芝加哥的铁路交通也得到迅猛发展，甚至成为中西部乃至全国的铁路交通中心，这进一步刺激了芝加哥市的发展。城市发展和人口增长固然令人欣喜，不过它们也对城市基础卫生设施提出了更高要求。其中，首先摆在芝加哥面前的是，必须向居民提供充足的纯净水，同时解决污水排放问题。供水不足，城市便难以保证居民的正常生活，发展也就成为无本之木，无源之水，缺乏有效的排水措施更是会危及居民的生命健康。

芝加哥位于密歇根湖的西南岸，地势低平，仅高出湖面数英尺。密歇根湖是北美第二大湖泊，长度为320英里，最大宽度80英里，最大深度840英尺，面积2.6万平方英里。显然，芝加哥享有得天独厚的优质水源。有人曾做出这样的评价："它不需要建造昂贵的输水管道，不需要建造人工水库，也不需要为抗旱做任何准备。大自然把水杯送到了芝加哥的嘴边。密歇根湖是这座城市无与伦比的繁荣源泉之一。"[①]　其实，芝加哥早期的城市供水并非来自密歇根湖，而是芝加哥河。这条河流的两个支流，贯穿芝加哥市中心，将其分为三个城区，这方便了芝加哥市各城区居民就近取水。至少在19世纪30年代，芝加哥河清澈见底，非常纯净。1833年10月，查尔斯·克利弗（Charles Cleaver）在芝加哥河北部支流的一次钓鱼远足中发现，即使在深达6英尺的河水里，他亦可清楚地看见河底的鱼虾。[②]　可见，那时的芝加哥河河水适合作为城市水源。然而，芝加哥的供水质量随后很快恶化。芝加哥居民缺乏正确的排污观念，

---

①　G. P. Brown, *Drainage Channel and Waterway*, p. 11.

②　G. P. Brown, *Drainage Channel and Waterway*, p. 93.

相信饮用经稀释的污水于健康无碍，故通常将各类垃圾、动物尸体直接抛入芝加哥河，这条河流逐渐污秽不堪，成为垃圾聚集地。学者布朗指出，芝加哥人口数量达到3万时，这条河流已成为露天下水道。"在春季，暴雨和洪水常令水泵的效率大打折扣，涓涓细流首先往东，然后往西流去。所谓的小河通常是停滞不前的支流，也是不少滋扰的来源，危害民众健康。"①当芝加哥河被垃圾污染，河水自然也不大适合饮用。

除芝加哥河以外，水井是芝加哥城市供水的另一个重要来源。水井一般由私人挖掘，归私人所有。不过，芝加哥官方也曾慷慨解囊，试图在兴修水井方面发挥作用。1834年11月10日，作为村镇的芝加哥投入95.5美元，在卡斯和密歇根街的拐角处挖掘了一口公共水井，该水井供应芝加哥北区的部分居民，未覆盖南区。② 不过，芝加哥的地质状况并不适合利用水井取水。它位于一片砂土层上，下面还有一层不透水的蓝色黏土层，厚度在100英尺左右，这为挖掘和使用水井带来了两点不利影响：一是水井深度有限，一般在6—12英尺之间；二是洗碗水等家庭污水经常随意泼洒在庭院或街道，后者往往是水井的所在之处，而污水可在砂土层自由流动，自然会污染井水。1884年，伊利诺伊州卫生局在《卫生时报》上引用了一位芝加哥早期居民马丁的话："生活用水来自水井，它们位于个人住宅、空地或街道。洗碗水、洗澡水和厨房垃圾通常泼洒在后院。一段时间后，井水开始出现味道，先是略有咸味，后来咸味加重，接着越来越明显，最后令人厌恶。最终，水井散发出类似厕所的臭味。"③ 芝加哥河水质日益恶化，同时本地水井的固有缺陷又严重影响井水水质，这催生出一个新行业，即从密歇根湖中取水售卖。贩水者利用大桶在密歇根湖中取水，然后用马车运到城中售卖，每桶水的价格不定，一般在5—10美分之间。④ 这种取水贩卖的做法固然可以在一定程度上缓

---

① G. P. Brown, *Drainage Channel and Waterway*, p. 13.

② G. Koehler, *Annals of Health and Sanitation in Chicago*, Chicago: Published by Board of Education of the City of Chicago, 1901, p. 1468.

③ George A. Soper, John D. Watson and Arthur J. Martin, *A Report to the Chicago Real Estate Board on the Disposal of the Sewage and Protection of the Water Supply of Chicago*, Chicago, 1915, p. 49.

④ George A. Soper, John D. Watson and Arthur J. Martin, *A Report to the Chicago Real Estate Board on the Disposal of the Sewage and Protection of the Water Supply of Chicago*, p. 50.

解部分居民的用水需要，但随着城市发展和人口增长，它的价值日益下降，人们也逐渐不再满足于依靠贩水者售卖的桶装湖水，而是主张大规模利用密歇根湖湖水作为城市供水。

1836 年 1 月 18 日，伊利诺伊州议会通过一项特别法案，决定成立芝加哥水力公司（Chicago Hydraulic Company），授权这家私人公司通过铺设管道的方式向城市供水。受 1837 年经济危机影响，直到 1840 年，它才真正开始运营。① 芝加哥水力公司修筑了一条深入密歇根湖 150 英尺的铁管，利用一台 25 马力的蒸汽抽水泵将密歇根湖湖水抽到莱克街和密歇根大道拐角处的一个蓄水池里，蓄水池面积 25 平方英尺，高 80 英尺，然后铺设由原木制成的、长达一二英里的输水管道与铁管道相连，进而将湖水引入芝加哥市。② 这是芝加哥第一次利用管道为城市提供大规模供水，一定程度上满足了当时居民用水和商业用水的需要。1841 年，芝加哥水力公司甚至还与芝加哥市议会达成协议，为该市提供消防用水。③ 不过，芝加哥水力公司的供水也存在不少问题：一是冬季管道不时冻裂、蓄水池时常故障等原因造成城市供水中断；二是湖中供水管道的位置略低于湖面，适逢旱季，湖水下降，供水不足；三是供水范围是南区和西区，北区未被列入；四是供水费用昂贵，五口之家的年度水费为 10 美元，同时入户管道的安装费用由私人承担，因此众多居民难以承受水费，不得不继续使用井水和河水。④ 1850 年，芝加哥水力公司将供水管道的长度延伸至 9.25 英里，却仅向五分之一的芝加哥居民供水。⑤ 由此可见，芝加哥水力公司的成立和运营也未从根本上解决城市供水难题。

鉴于芝加哥供水系统的上述问题，民众开始呼吁建立公共供水系统。1851 年 2 月 15 日，伊利诺伊州议会批准成立芝加哥城市水力公司（Chicago City Hydraulic Company），这是一家准市政性质的机构，由三个分别来自芝加哥市北区、南区和西区的委员组成的芝加哥供水委员会（Board of Water Commissioners of the City of Chicago）管理。1851 年 6 月 16 日，供

---

① A. T. Andreas, *History of Chicago*, Vol. 1, New York：Arno Press, 1975, p. 185.

② G. Koehler, *Annals of Health and Sanitation in Chicago*, pp. 1471 – 1472.

③ A. T. Andreas, *History of Chicago*, Vol. 1, p. 186.

④ 董俊：《19 世纪中期芝加哥供排水系统的建设与城市发展》，第 19 页。

⑤ G. Koehler, *Annals of Health and Sanitation in Chicago*, p. 1475.

水委员会开始正式工作，它统计了须供水的家庭数量：北区 1550 户，西区 1506 户，南区 2742 户，总计 5798 户。随后，供水委员会任命威廉·麦卡尔平（William Mcalpine）为总工程师。根据麦卡尔平的建议，委员会迅速拟定供水方案：一方面在芝加哥市各区分别建设一个蓄水池；另一方面将抽水管道安置在延伸至湖中 600 英尺的位置，以便获取纯净水源。总工程师麦卡尔平相信，一旦建成，这个供水系统可轻松满足芝加哥市的未来发展，即便 1875 年的芝加哥人口数量达到 16.2 万人。[①] 1852年，芝加哥城市水力公司在克拉克街铺设了直径为 4 英尺的供水铁管。1854 年 2 月，芝加哥大道的自来水厂投入使用，它包括一个蓄水池，容量约 50 万加仑，并带有 8.75 英里的供水管。同年，一座位于芝加哥大道和塞奇威克街，另一座位于摩根和门罗街的蓄水池正在建设之中。[②] 1854年 10 月 1 日，水管主线路竣工。截至 1854 年 12 月 31 日，芝加哥城市水力公司已铺设 30.5 英里的供水管道，花费工程款 393045.32 美元。[③]

　　自来水厂投入使用的前 4 个月，每天供水 9 小时，周日不供水，除非出现火情。随后，自来水厂全天 24 小时供水。需要注意的是，在这个供水工程中，抽水管延伸至湖中 600 英尺的计划草草收场，因为湖水汹涌，难以将抽水管与湖中木质水槽连接，最终将抽水管安置在湖岸附近，这也为后来的城市供水问题埋下了隐患。由于岸边的抽水管口距离湖面的深度仅为几英寸，暴露在汹涌的湖水之中，沙子经常从抽水管进入水泵，有时大量昆虫甚至会聚集在过滤网上，把抽水管道口彻底堵死。1855 年，为保护抽水管口不受它们影响，芝加哥城市水力公司修建了一段防波堤，即在湖中抽水管道口深挖，从湖泊更深处取水。[④] 总之，19 世纪 50 年代，由于芝加哥城市水力公司的出色表现，密歇根湖的自来水进入了芝加哥的千家万户。不过，麦卡尔平对这个供水系统显然是期望过高，它最终未能一劳永逸地满足城市需求。随着芝加哥继续大跨步的发展，进一步改进供水系统也迫在眉睫。

---

① A. T. Andreas, *History of Chicago*, Vol. 1, p. 187.

② G. Koehler, *Annals of Health and Sanitation in Chicago*, p. 1479.

③ A. T. Andreas, *History of Chicago*, Vol. 1, p. 188.

④ A. T. Andreas, *History of Chicago*, Vol. 1, pp. 187 – 188.

19 世纪上半叶，芝加哥的城市供水固然时常困扰着当地居民。不过，城市排水更令他们忧心忡忡。上述已提到芝加哥的地质特征，它位于砂土层上，下面还有一层密不透水的黏土层，导致家庭污水和厕所污水易于渗入邻近水井。除此之外，它的另一个消极影响是，适逢雨天，地面必然一片泥泞。曾有学者做出这样的解释：“底层土太接近地面，以至于雨水难以流走，不得不蒸发或渗入土壤。”① 为解决城市排水难题，芝加哥居民和市政府曾多次出谋献策，并付诸实践。

关于芝加哥城市排水的早期实践主要包括以下案例。② 1844 年，威廉·奥格登（William Ogden）和约翰·温特沃斯（John Wentworth）在芝加哥市南区建造了一条被称为“温特沃斯—奥格登渠”的排水沟，将这一区域的污水排入芝加哥河。1847 年 2 月 16 日，伊利诺伊州议会立法机关授予芝加哥市议会修建、维护当地下水道的权力。1849 年，芝加哥市不再建设石砌人行道，而是开始在主街道铺设木板。它希望在实现铺设道路的同时，利用不同街道的地势差，进而使街道本身起到排水之效，具体做法是通过人工挖掘的方式，使邻近街道之间形成 18 英寸的高低差。这率先应用于伦道夫街、大湖街和南水街。不过，这种排水方案很快被证实是徒劳无益，根本起不到排水之效。主要原因有两个：一是木板容易被积水腐蚀；二是地面高度与芝加哥河水位高度相差无几，无法有效利用重力排水。

1850 年，芝加哥市又在克拉克街、拉萨尔街和威尔斯街修建了排水管道，花费 2871.9 美元。管道由橡木板制成，呈三角形，每个大号管道长 1000 英尺，小号管道长 967 英尺。这些管道安置的深度低于密歇根湖的最低水位，故经常出现湖水倒灌的现象，无法承担排水功能，遂成为消防用水管道。1852 年 6 月 23 日，伊利诺伊州议会授权由亨利·史密斯（Henry Smith）、乔治·斯诺（George Snow）、詹姆斯·里斯（James Reese）、乔治·斯蒂尔（George Steel）等人组成的委员会在规定区域内选址，建设和维护沟渠、路堤、涵洞、桥梁和道路。为实现上述目的，

---

① A. T. Andreas, *History of Chicago*, Vol. 1, p. 190.

② 关于芝加哥市早期改善城市排水的做法，详见 A. T. Andreas, *History of Chicago*, Vol. 1, p. 190。董俊：《19 世纪中期芝加哥供排水系统的建设与城市发展》，第 23—25 页。

它还可征用必要的土地和物资。两年时间内,该委员会花费 10 万美元,用于改善城市排水状况,取得了明显效果,大片沼泽地变为良田,不少之前不宜居住之地成为安居之所。到 1854 年,商业区的主要街道已铺设长达 4.5 英里的排水管道,直接汇入芝加哥河。

综上所述,在城市发展初期,芝加哥的人口规模相对不大,污水排放量有限,上述排水尝试在很大程度上改善了城市排水状况,有助于提升城市公共卫生水平,保护居民健康。不过,它们也暴露出芝加哥排水系统建设中的一个天然障碍:芝加哥地势低平,与芝加哥河的水位高度几乎齐平,这为城市排水带来极大的不便和困难。当城市继续发展,城市人口密度继续增加,污水排放量持续上升,这种困难日益凸显,亟待解决。

二 霍乱与 19 世纪中期芝加哥的排供水改革

19 世纪中期受霍乱疫情的刺激,芝加哥开始了下水道工程建设。为了改善城市排水,19 世纪初期,芝加哥做过多番尝试,取得了一定成效,不过城市污水仍然广泛存在,很大程度上为疾病的流行创造出有利的社会环境。1849—1854 年,芝加哥连续 6 年暴发霍乱疫情,造成民众大量死亡,其死亡率位居全国各大城市之首。1849 年,芝加哥的霍乱病死者人数为 678 人,占城市总人口的三十六分之一。其中,7 月 25 日至 8 月 28 日出现 1000 例霍乱感染者,314 人病死。1850 年 7 月,芝加哥市再次爆发霍乱,从 7 月 18 日到 8 月 21 日,416 名感染者死亡。1852 年,芝加哥的霍乱病死者 630 人。1854 年的霍乱疫情尤为严重,占芝加哥总人数 5% 的居民死于霍乱。总体而言,1849—1852 年,芝加哥共有 1944 人死于霍乱,每 64 人中就有 1 人死于霍乱;1849—1854 年,芝加哥居民的霍乱死亡率为 48.92‰。[①] 当时,医学界多信奉"瘴气论",认为霍乱是由瘴气引起的,而污水是瘴气的重要来源之一。同时,在普通民众看来,城市污水与霍乱疫情也存在密切联系。受霍乱疫情的刺激,芝加哥开始

---

① G. Koehler, *Annals of Health and Sanitation in Chicago*, pp. 1474 – 1478; G. P. Brown, *Drainage Channel and Waterway*, p. 49.

积极探索建立一个综合性的、更加有效的排水系统。① 其实，早在 1850 年，有人在报纸上已发出呼吁。②

面对改善城市排水状况的呼声，1855 年 2 月 4 日，伊利诺伊州议会通过法案，设立由市议会任命的污水管理委员会，第一届委员会成员来自不同的市政部门，包括威廉·奥格登（William Ogden）、韦伯斯特（Webster）和西尔维斯特·林德（Sylvester Lind）。这项法案规定了污水管理委员会的职责，具体包括：第一，全面负责芝加哥市排水事务，不仅包括地表水和污水排放，还包括保证地下室的干燥；第二，建造下水道前，制订一项详细计划，保证以后的下水道建设可在这项计划的基础上展开。第三，规定私人下水道和公共下水道连接的地点、形式、材料和建设方式，并确定连接的方式和计划；第四，根据自身判断，可在城市的任何地方建设下水道，并以适当形式将私人下水道和公共下水道连接起来。③ 污水管理委员会成立不久，便向公众征集排水系统建设方案，共收到 39 份建议。此外，委员会还雇用了一位全美最优秀的工程师埃利斯·切斯布罗（Ellis Sylvester Chesbrough）负责此事。

切斯布罗对芝加哥市排供水工程建设产生了深远影响。切斯布罗 1813 年 7 月出生于马里兰州巴尔蒂莫尔县的清教徒家庭。他从小家境贫寒，不得不在 9 岁时就开始工作。1828 年，切斯布罗的父亲在巴尔的摩和俄亥俄铁路公司雇用的一家铁路工程公司找到工作，他随后也子承父业，在巴尔的摩附近从事测量工作。其间，他先后曾跟随多位知名工程师工作，很快掌握许多土木工程的基本要领，如平整路基、挖掘隧道和测量。1846 年，切斯布罗被任命为波士顿自来水厂西区的总工程师。任职期间，他又逐渐成为水利工程建设专家。1850 年，切斯布罗担任波士顿自来水厂的唯一负责人，1851 年成为波士顿市的首席城市工程师。④ 1855 年，芝加哥污水处理委员会任命其为总工程师。1861 年，污水处理委员会、供水委员会和其他部门合并组成的公共工程委员会成立，他又

---

① G. P. Brown, *Drainage Channel and Waterway*, p. 49.

② A. T. Andreas, *History of Chicago*, Vol. 1, p. 190.

③ G. P. Brown, *Drainage Channel and Waterway*, p. 50.

④ Louis P. Cain, "Raising and Watering a City: Ellis Sylvester Chesbrough and Chicago's First Sanitation System," *Technology and Culture*, Vol. 13, No. 3, 1972, pp. 354 – 355.

被指定为这一机构的总工程师。

1855 年 11 月 26 日，芝加哥污水管理委员会介绍了四种城市排水方案：一是污水直接排入芝加哥河及其支流，然后流入密歇根湖；二是污水直接排入密歇根湖；三是污水排入人工蓄水池，然后抽出来，作为肥料；四是排入芝加哥河，然后通过待建的运河流入伊利诺伊河。切斯布罗对后三种方案持反对意见。就第二种方案而言，反对理由有三：第一，需要的下水道长度过长，建设成本过高；第二，面对暴风雨天气，难以保证下水道出口不受影响，或者不会被沙子和冰块堵塞；第三，如下水道出水口靠近抽水泵，将会影响到供应给居民的湖水。就第三种方案而言，反对意见也有三点：首先，将污水作为肥料的收益不一定高于将它排入人工蓄水池，并抽出的成本。其次，难以设计适中容量的蓄水池。若蓄水池容量过小，则无法容纳城市污水；若容量过大，必然需要更多的人力、物力，占用更大的土地面积，造成成本过高。最后，若利用污水作为肥料的地区位于城市上风向，且距离城市较近，那么它将会对城市健康造成危害。至于第四个方案，问题主要在于伊利诺伊河与芝加哥的距离太远，修建一条运河的造价过高，远远超出芝加哥市所能承受的范围。① 可见，成本过高是切斯布罗对上述三种方案持否定态度的关键原因。

与上述三个方案比较起来，切斯布罗推荐第一种排水方案。他指出了 9 点理由：第一，在发挥同样作用的条件下，它的建设成本更低；第二，维护成本更低；第三，清除地面死水的同时，防止动植物在街道或空地腐烂，城市卫生会立即得到改善；第四，与其他计划相比，它出现严重故障的可能性微乎其微，即使需要修理，也相对容易；第五，通过河流将污水排入湖中，这比其他计划更能妥善解决臭气问题；第六，净水源源不断地注入河流和下水道主干道，是目前可资使用的最佳除臭剂和有毒气体吸收剂；第七，可以依靠固定水源和常规方式，净化河流或冲刷下水道；第八，随着城市发展，这一系统可按照城市发展的要求朝着各方向延伸；第九，向河流主干道注入一股持续不断的水流，通过冲

---

① Board of Sewerage Commissioners, *Report and Plan of Sewerage for the City of Chicago*, Chicago: The Office of Charles Scott, 1855, pp. 6 - 8.

刷支流可弥补下水道坡度不足。① 显然，在切斯布罗看来，这种方案在效用、成本和未来拓展方面更具优势。

当然，对于第一种排水方案，芝加哥民众中间也不乏意见分歧者，这些人认为，在温暖干旱的季节里，这种排水方式可能危及城市环境，也可能淤塞河道，阻碍航行。切斯布罗对这类观点予以反驳。他指出，将密歇根湖的湖水引入河道，足以阻止有害气体的散发。另外，排入下水道的物质远比附近的土壤重量轻，当水流平缓时，它们可能会在一定程度上出现淤积现象，但适逢雨季，淤积物就会被洪流冲走。② 正是切斯布罗的强烈推荐，芝加哥的新排水系统才得以建立。

1855 年 12 月 31 日，考虑到建设成本及排水系统的后期延展性，芝加哥污水处理委员会采纳了切斯布罗推荐的排水方案，即将污水先排入芝加哥河，然后输入密歇根湖。委员会决定将下水道建设划定在以下范围：北至迪维辛大街（Division Street），西至鲁本街，南达北街，东到密歇根湖。③ 按照规划，除湖滨区外，芝加哥西区和北区的污水排入芝加哥河，然后流入密歇根湖。南区的排水方式则有所不同，南区的分界线是斯泰特街（State Street），斯泰特街以东地区主要是住宅区，污水直接排入密歇根湖，斯泰特街以西的地区是商业区，拥有大量包装厂、酿酒厂和酒店，污水先排入芝加哥河。④ 需要注意的是，不同于以往的排水尝试，这项排水系统不光是可以排走雨水，保持路面干燥，还会从建筑物和街道上收集生活污水和粪便。

在下水道建设过程中，遇到的最大难题是芝加哥地势过低。具体而言，芝加哥地势异常平坦，芝加哥河岸仅高出河面 3—4 英尺，而铺设在街道地下的砖制下水道管道直径在 3—6 英尺之间，这样下水道的高度甚至低于河面，污水无法顺利排出城市。当时，不少工程师主张将下水道铺设在路面之上，然后在管道周围覆盖填充物，这样做可能造成排水不

---

① Board of Sewerage Commissioners, *Report and Plan of Sewerage for the City of Chicago*, p. 21.

② Board of Sewerage Commissioners, *Report and Plan of Sewerage for the City of Chicago*, pp. 6 – 7.

③ Board of Sewerage Commissioners, *Report and Plan of Sewerage for the City of Chicago*, p. 5.

④ Louis P. Cain, "Raising and Watering a City: Ellis Sylvester Chesbrough and Chicago's First Sanitation System," p. 360.

畅，甚至会在雨天时引发水流倒灌，淹没整个城市。不同于其他工程师，切斯布罗提出了一个创造性的解决方案，建议将芝加哥现有街道抬高12—16英尺。这一主张遭到不少芝加哥民众的口诛笔伐。一份报纸嘲讽道，这一计划可谓是滑天下之大稽，好比有人想通过拉扯鞋带把自己提起来。① 最后，市议会力排众议，允许将街道抬高11英尺。

随着下水道的铺设，街道抬高工作也随即展开，不过抬高街道也遇到了不少障碍。一些老旧的框架建筑（Frame Building）相对容易拆除，空地也随之被垫高，问题多出在市中心的砖制建筑。由于街道垫高，砖制建筑的一楼就变成了地下室，这自然引起房主的强烈不满，他们纷纷阻挠街道垫高工作。此时，一种抬高砖制建筑方法的问世在一定程度上消解了民众的反对。这一方法由乔治·普尔曼（George Pullman）发明，在建筑物的地基处安置厚重的原木来承接墙的重量，接着在下面安装一系列的螺旋起重机，当在同一时刻转动这些螺旋起重机时，整栋建筑就会迫于压力被抬高到一个新的高度，而剩下的空间则用石块和砖块填满。芝加哥第一栋被抬高的建筑便是特雷蒙特酒店，工程师设法将2000个螺旋千斤顶放在这座建筑物下面，并雇用了500名工人。当时，一名外地游客目睹了芝加哥抬高建筑的情形，他写道："我以前从未见过任何房屋移动它们的位置，这一天之内却见了9栋。"② 街道抬高工作不仅是新建下水道工程的重要一环，而且是保证新下水道系统正常运行的关键。

为了更加有效地排空城市污水，切斯布罗还主张疏浚芝加哥河，作为下水道系统建设的重要组成部分。尽管此前芝加哥河曾被疏浚过，但它仍无法承担处理城市污水的需要。切斯布罗计划拓宽、挖深河道，对蜿蜒的河道改道取直。这项工作主要由约翰·查平（John Chapin）和哈利·福克斯（Harry Fox）负责。值得一提的是，福克斯曾提出一个颇有价值的建议，主张利用河道的疏浚物来填埋下水道四周。③ 疏浚芝加哥河的好处在于提高河流流量，保证通航，强化湖水对河流堆积物的冲刷

---

① Jennle Hall, *The Story of Chicago*, Chicago: Rand Mcnally and Company, 1911, p. 193.

② https://www.chicagotribune.com/nation – world/chi – chicagodays – raisingstreets – story – story.html, 2019年6月18日。

③ Louis P. Cain, "Raising and Watering a City: Ellis Sylvester Chesbrough and Chicago's First Sanitation System," p. 361.

作用。

　　总体而言，芝加哥城市污水系统建设基本上按照切斯布罗的计划进行。主要差异有以下三个方面：一是在北区和西区，每隔一条街修建一条下水道；二是放弃持续引入水流冲刷下水道的计划。为了尽可能节省清洗下水道的费用，切斯布罗提议采用一种由 2 匹马为动力、可装载 16 桶水的冲洗车。后来，这一方案得以改进，采用的是由 4 匹马为动力、可装载 60 桶水的冲洗车。具体办法是，把冲洗车的水倒入下水道口，冲刷一段下水道。三是南区和北区的一部分下水道污水直接排入密歇根湖。①

　　从 1856 年开始，污水处理委员会重视下水道建设，1856 年修建的下水道里程为 6.02 英里，1857 年为 4.86 英里，1858 年为 19.29 英里，1859 年为 10.45 英里，1860 年为 13.07 英里，5 年共铺设约 54 英里。② 建设下水道的价值也迅速显现。1861 年 4 月，切斯布罗提交的一份报告指出，下水道令附近街道比以前干燥得多，尤其在冬季末和大雨过后。下水道附近的土壤也更加干燥，地下室的潮湿程度明显降低。同时，芝加哥的死亡率也呈现下降趋势。1846 年，芝加哥的死亡率是 23‰，1849 年上升到 53‰，1854 年变为 53.9‰，此后稳步下降，1860 年仅为 18.8‰。③ 显而易见，下水道系统建设不仅起到了改善城市卫生的作用，而且有助于降低城市死亡率。当然，这一排水系统也存在缺陷。污水最终流入密歇根湖，湖水面临被污染的风险，而后者正是芝加哥的水源。当排污量保持在一定范围内，湖水具有自净能力，尚适合居民使用，但随着城市规模进一步扩大，排污量急剧上升，湖水被污染显然就不可避免。

　　其他改善芝加哥排供水系统的工程是湖底隧道的建设与伊利诺伊—密歇根运河的修建。芝加哥早期的供水系统将密歇根湖湖水作为城市水源，很大程度上满足了城市的生产生活需要，而城市供水量的提升一定程度上也意味着污水量的增加。为了将城市污水排出，保证城市卫生，

---

　　① G. P. Brown, *Drainage Channel and Waterway*, pp. 59 – 60.

　　② John Moses, *History of Chicago*, Vol. 2, Chicago and New York: Munsell and Company, 1895, p. 65.

　　③ G. P. Brown, *Drainage Channel and Waterway*, p. 61.

阻止霍乱疫情的再次暴发，芝加哥从 1855 年开始修建了综合性的排水系统，把城市中的污水先排入芝加哥河，然后流入密歇根湖。需要注意的是，密歇根湖是芝加哥的水源，随着芝加哥城市人口增多，污水排放量上升，密歇根湖在 19 世纪 60 年代也逐渐出现被污染的迹象。当时，芝加哥河南部支流上的布里奇波特（Bridgeport）拥有众多屠宰场和包装厂，它们向这条河流倾倒各类垃圾和动物内脏，致使河流在仲夏时节就会散发出令人难以忍受的恶臭，河水由此变为黏稠状。[1] 1864 年，市政工程委员会在年度报告中指出："相比过去两三年，今年河流的状况几无变化，有时散发刺鼻的气味，它是接收酿酒厂污秽物的容器，河岸边的牛圈和猪圈、屠宰场等向其中丢弃大量动物尸体和植物垃圾。"[2] 芝加哥河的污水最终流入密歇根湖，而城市供水管道入口又安置在密歇根湖岸边，城市供水质量迅速恶化，甚至外地游客也不屑于饮用芝加哥的水，并叫嚷他们无论如何也不愿住在芝加哥，因为这里的水太肮脏，气味太难闻。[3]

除了污水以外，城市供水还受到湖中鱼类的影响。当寒冷天气来临，数以万计的小鱼聚集在抽水泵所在的湖岸边，并从这里进入城市蓄水池，然后活蹦乱跳地从水龙头里出来。"城市里的每一滴水都沾染着鱼的味道，以至于人们不得不往高脚杯里多看一眼，确保自己没有生吞一条活鱼。"[4] 对此，伊利诺伊州州长布罗斯有着生动地描述："我们的麻烦并没有结束。面对暴风雨，同以前的工程一样，从湖岸抽出的水非常浑浊。在春天和初夏，不可能将小鱼挡在水库外面，而且不受欢迎的鱼苗在人们的脸盆里嬉戏、死在或卡在水龙头里的情况并不鲜见。"[5] 其实，城市污水排放和湖中鱼类不仅恶化了城市的用水质量，还对芝加哥的城市形象造成负面影响，致使民众蒙受屈辱。有鉴于此，芝加哥市迅速采取措施，努力解决城市供水污染问题。这项措施就是挖掘湖底隧道，将城市供水水源入口向湖中进一步延伸，提高供水质量。另外，考虑到芝加哥河的垃圾堆积问题，芝加哥市主张通过深挖伊利诺伊—密歇根运河，引

---

① Wallis, *The Tunnels and Water System of Chicago*, p. 9.

② G. P. Brown, *Drainage Channel and Waterway*, p. 71.

③ Wallis, *The Tunnels and Water System of Chicago*, p. 10.

④ Wallis, *The Tunnels and Water System of Chicago*, p. 10.

⑤ G. P. Brown, *Drainage Channel and Waterway*, p. 32.

入湖水冲刷芝加哥河，改善城市排水系统，改善河流污染状况。

1859 年，污水管理委员会的委员爱德华·汉密尔顿（Edward Hamilton）提议将一根直径 5 英尺的铁管伸入湖中一英里的位置，以便从这里获取不受河水污染的水源。汉密尔顿还就这项计划向污水管理委员会首席工程师切斯布罗征求意见。[①] 1861 年，切斯布罗也提出了五点改善城市供水的建议：第一，将入水口伸入湖中 1 英里；第二，修建长为 1 英里的湖底隧道；第三，在城北的温尼卡设立抽水站；第四，建设滤床；第五，设置沉淀蓄水池。这些做法的依据是污染物会留在湖岸，要从未受污染的地方取水。[②] 就上述五点建议而言，在温尼卡建造抽水站的成本过高，修建沉淀蓄水池的工程非常复杂，技术不成熟，而在密歇根湖的深水区铺设管道同样不易，且船龙骨和锚可能会破坏向湖中延伸的管道。切斯布罗认为，滤床的方案具有吸引力。一方面，伦敦的实践经验证明了它的效用。另一方面，滤床的建造成本仅为 7.5 万至 12.5 万美元。当然，他更推荐在湖底下挖掘隧道，这种方案既能直接提供取之不尽、用之不竭的纯净水，又是永久性工程，维护简单，成本仅为 12.6 万美元。[③] 1861 年，公共工程委员会收到了切斯布罗的报告，但该委员会的两名委员反对他的计划，这份报告因此被搁置。

随着城市供水的日益恶化，公共工程委员会逐渐认识到改善水质的重要性和紧迫性。1862 年，该委员会基本接受了此前切斯布罗在改善城市供水方面的建议，决定在密歇根湖湖底挖掘一条长达 2 英里的隧道。1863 年公共工程委员会的年度报告写道："本市目前最需要的是，获取更远处的、距离现有自来水厂 2 英里的湖水，它更加纯净。……通过精细研究，我们确信，运用当前掌握的知识，在湖底开凿一条直径为 5 英尺的隧道是切实可行的。"[④] 当芝加哥打算挖掘湖底隧道的消息传出，质疑

①　G. P. Brown, *Drainage Channel and Waterway*, p. 32.

②　George A. Soper, John D. Watson and Arthur J. Martin, A Report to the Chicago Real Estate Board on the Disposal of the Sewage and Protection of the Water Supply of Chicago, p. 51.

③　James C. O'Connell, Technology and Pollution: Chicago's Water Policy, 1833 – 1930, Ph. D. dissertation, University of Chicago, 1980, pp. 41 – 42.

④　Board of Public Works, *Second Annual Report of the Board of Public Works to the Common Council of the City of Chicago*, Chicago: Tribune Book and Job Printing Office, 1863, pp. 5 – 6.

之声不绝如缕。纽约和新英格兰很多人断言，想要完成这项工作不过是痴心妄想。他们宣称，除了纽约和波士顿，任何城市都不具备饮用纯净水的资格，若是芝加哥实施这个"疯狂的计划"，它肯定会倾家荡产。①

1863 年 2 月 13 日，州议会授予芝加哥市修建湖底隧道的权力。湖底隧道工程的核心目标在于，每日可向 100 万人口提供人均 50 加仑的纯净水。具体规划是，在岸上和距岸 2 英里的湖中分别修筑一口竖井，然后在两个竖井之间的地下挖掘一条直径为 5 英尺的隧道，连接彼此。湖中竖井的顶端位于湖面之下，湖水从这里流入隧道，进而进入城市输水管道。为了保证工程质量，控制成本，芝加哥市决定采用竞标的方式确定施工方。最终，宾夕法尼亚州哈里斯堡的杜尔和高恩以 315139 美元的价格拍下了工程施工权，表示愿意承担施工中的一切风险，并将竣工时间定在 1865 年 11 月 1 日。

1864 年 3 月 17 日，湖底隧道工程正式动工。施工过程中主要有两个棘手问题：一是若要贯通连接岸上竖井与湖中竖井之间的隧道，必须保证挖掘方向是一条直线，否则就会出现偏离。在地面上确定正确的挖掘方向不算困难，但在深达 69 英尺的地下判断方位则尤为不易。受磁场的影响，指南针等工具也失去作用。二是在地下工作，工人或多或少有些恐惧。他们的工作环境一片漆黑，而且时刻面临着隧道崩塌，被湖水淹没的危险。1865 年 9 月，隧道曾出现一条裂缝，湖水从裂缝中流入隧道。工人们惊慌失措地逃离隧道。② 上述两个问题令隧道工程完工延误，不过最终在 1866 年 11 月 30 日正式竣工。《伦敦时报》(The London Times) 的一位编辑曾参观过这条隧道，将其称为"现代最伟大的工程"③。可见，湖底隧道不仅迅速提高了城市供水的质量，而且这项工程也成为芝加哥的重要名片。

上文提到，芝加哥的污水排放系统将城市污水主要排入芝加哥河，随着城市规模扩大，人口增多，排放污水量增加，19 世纪 60 年代，芝加哥河已经成为令人恶心的臭水沟。其实，在芝加哥污水排放系统建设初

① Wallis, *The Tunnels and Water System of Chicago*, p. 20.
② Wallis, *The Tunnels and Water System of Chicago*, pp. 33，68 – 69.
③ Wallis, *The Tunnels and Water System of Chicago*, p. 33.

期,总工程师切斯布罗就认识到它的潜在问题,提出了避免河流污染的办法。1856 年 12 月,切斯布罗前往英国和欧洲大陆,考察当地的排污之法,以便进一步完善芝加哥城市污水处理系统。他对利物浦、曼彻斯特、拉格比、伦敦、阿姆斯特丹、汉堡、柏林、巴黎等城市展开全面考察,并在 1858 年 3 月,向污水处理委员会提交了一份详细报告。对于这份报告的价值,有人曾给予高度评价:"我们很难理解这份报告的重要性,它不仅影响芝加哥的命运,也影响本国其他城市的命运。然而,我们要记住,撰写这份报告时,美国还没有一个城镇拥有名副其实的下水道系统。……这也许是美国工程师手中关于该主题的第一个真正全面而详尽的研究。"[1]

这份报告的结论是,通过欧洲城市的经验,难以判断直接向芝加哥河排放污水的效果,但有必要使芝加哥河不积聚污水。[2] 为了保证芝加哥河的水质,他提出可利用伊利诺伊—密歇根运河来排污:"如果运河公司在温暖天气里没有输送大量湖水,以防河水恶化,那么它们显然会竭力抽水,解决这一问题。……面对强烈的商业需求,若是修建一条通往伊利诺伊河的运河,它会极大缓解芝加哥的困境,如同伦敦的截取计划。"[3]

在调查研究的基础上,切斯布罗提出了清理芝加哥河的计划。在 1863 年年度报告中,他提出了三项方案:第一,把城市污水排入伊利诺伊河;第二,将德斯普兰斯河(Desplaines)改道注入芝加哥河的南段,从而维持恒定水流,防止刺鼻气味产生;第三,在湖泊到芝加哥河北段和南段之间开辟运河,使水从湖泊流入芝加哥河,令河水保持纯净。在他看来,第一项方案的预算过高,以至于委员会无力承担,而第二项方案的问题在于德斯普兰斯河的供水不足,故第三项方案是理想选择,即通过直径 12 英尺的运河,以每秒 400 立方英尺的速度将湖水抽入河中,24 小时内即可改变芝加哥河的水质,成本约为 14 万美元。[4] 市政工程委

---

① G. P. Brown, *Drainage Channel and Waterway*, p. 59.

② The Chief Engineer of the Board of Sewerage Commissioners, *Report of the Results of Examinations Made in Relation to Sewerage*, Chicago: The Board, 1858, p. 92.

③ The Chief Engineer of the Board of Sewerage Commissioners, *Report of the Results of Examinations Made in Relation to Sewerage*, p. 94.

④ G. P. Brown, *Drainage Channel and Waterway*, pp. 69 – 70.

员会批准了这项方案，并要求市议会通过法令，授权市政工程委员会在第 16 大道挖掘运河，建立抽水厂，不过市议会对它的要求视若罔闻。

随着芝加哥河水质不断恶化，民众的抱怨之声此起彼伏，芝加哥市政府再也不能无动于衷。1865 年 1 月 9 日，市政工程委员会提出了三种整治芝加哥河的方案：一是修筑截流污水管道，防止污水进入芝加哥河，并在多个地点利用抽水泵抽取污水，将其输送到密歇根湖，进而最大程度地滤除河水的杂质；二是从芝加哥河的两个支流到湖泊之间修筑运河或带盖的下水道，并架设抽水装置抽取污水，或者将湖水引入其中，利用源源不断的水流冲刷芝加哥河；三是挖掘伊利诺伊和密歇根运河河床的高点，使其低于湖泊水位，以此向芝加哥河的主河道和南支引入大量湖水，进而达到净化芝加哥河的目的。截流污水管道的做法很少为欧洲城市所采纳，美国城市也从未实践过这种方案，它的效果尚待观察。第二个方案简单易行，成本相对低廉，且可随时维修，缺点是机器须不停运转，运河也需长期维护，后续费用高。相比之下，第三个方案更具实用价值。首先，它是唯一可自动净化芝加哥河干流和南部支流的方案，甚至还可以起到净化北部支流之效；其次，在不污染湖水的前提下，可把芝加哥河的污物冲走，且持续不断的水流可防止河水变得刺鼻；再次，芝加哥市仅承担工程支出，保证航道通行，运河的后续维护由州负责；接着，挖掘伊利诺伊和密歇根运河一举两得，运河本身同样需要加宽和改造，以便大型汽船通过；最后，如果运河加宽，可修建水闸，存储大量湖水。一旦水闸打开，强大的水流泄入芝加哥河，可起到冲刷的作用。① 因此，市政工程委员会强烈推荐采取深挖伊利诺伊—密歇根运河的方案。

1865 年 2 月 16 日，伊利诺伊州通过一项深挖伊利诺伊—密歇根运河的法律，内容如下：第一，芝加哥市获得深挖伊利诺伊—密歇根运河的权力，必要时可改变线路，以便有效地展开芝加哥河净化工作；第二，运河的输水能力不得低于 1836 年运河委员会采纳的计划所规定的水平，且深挖运河工作也不得妨碍航行；第三，若建设线路与当前运河线路有

---

① Board of Public Works, *Fourth Annual Report of the Board of Public Works to the Common Council of the City of Chicago*, Chicago: George H. Fergus, 1865, pp. 140–143.

所偏离，芝加哥市有权使用线路上的任何土地；第四，为建设这项工程，芝加哥市可使用不超过 250 万美元的经费。① 1871 年 7 月 15 日，挖掘伊利诺伊和密歇根运河的工程正式结束。芝加哥为深挖运河总共花费了3300883.71 美元。其中，发行的运河债券的折价额为 895682.61 美元，通行费损失总额为 43501.07 美元。② 尽管深挖伊利诺伊—密歇根运河花费巨资，但对于缓解芝加哥河河流污染，提高河水质量的作用显著。随着运河重新投入使用，"它马上产生强大的水流，约 36 个小时内改变了芝加哥河干流及南部支流的水质。据说，南部支流的水变得非常清澈，完全没有怪味，且北部支流水质的改善也有目共睹"③。对此，市政工程委员会评价道："它是芝加哥市有史以来最重要、最必要的公共改进措施。由于污水越来越多，出水口在河里，河水因而逐渐越来越脏，越来越令人恶心，绝对有必要提供一种消除河流污水的方法，这一点愈发明晰。我们坚信，就干流和南部支流而言，它是一个长期有效的缓解之法。"④ 上述评价显然是肯定了这项工程在净化芝加哥河上发挥的积极作用。

综上所述，在霍乱疫情的不断刺激下，芝加哥在 19 世纪 50 年代开始了城市排供水改革，力图改善城市供水，排除城市污水，以达到控制霍乱等流行病的目的。其实，在霍乱的冲击下，排供水系统建设仅是改善城市卫生的途径之一，另一个重要手段是展开住房改革。纽约市便是采纳后者的典型代表。

第二节　霍乱与 1867 年纽约《廉价公寓法》的颁布

19 世纪上半期，纽约的城市化进程加快，大批移民到来，人口飞速增长。这种局面导致城市的住房供不应求，住房卫生趋于恶劣，集中表

---

①　G. P. Brown, *Drainage Channel and Waterway*, p. 73.

②　G. P. Brown, *Drainage Channel and Waterway*, p. 91.

③　G. P. Brown, *Drainage Channel and Waterway*, p. 91.

④　G. P. Brown, *Drainage Channel and Waterway*, pp. 90 – 91.

现在廉价公寓（Tenement House）上。这一时期，纽约虽展开过改善城市住房状况的尝试，但多未见明显成效。1865 年的欧洲霍乱疫情与 1866 年的纽约霍乱疫情为 1867 年纽约《廉价公寓法》的颁布提供了关键动力，真正意义上开启了这座城市的住房改革。

一　19 世纪上半期纽约的住房问题

19 世纪上半期，纽约的住房问题主要集中在廉价公寓和地下室两类住房，前者的问题尤为突出。廉价公寓就是一种多户共居的住宅，它的出现源于两个原因：第一，19 世纪以降，人口自然增长、农村人口迁入及外来移民涌入三个因素致使纽约人口急速增加。其中，外来移民的数量相当巨大。1820 年至 1860 年间，纽约城市人口从 123706 人增加到 813699 人，另有 266661 人安家布鲁克林。其间，400 万移民来到美国，大部分以纽约市为第一站，截至 1860 年，已有 383717 名移民定居于此。[①] 移民的持续涌入导致住房需求上升，加剧了住房短缺问题。第二，面对住房短缺，房东和中介为了牟利，将私人住宅、学校和教堂等建筑改造成廉价公寓，甚至也会直接建设新的廉价公寓，以满足租户的住房需求，他们往往在廉价公寓内尽可能多地吸纳租户，却少去维护。据查尔斯·哈斯韦尔撰写的《一位纽约市八旬老者的回忆》记载，纽约市的第一个廉价公寓是由机械制造商詹姆斯·阿莱尔（James Allaire）和建筑工人汤普森·普莱斯（Thompson Price）在 1833 年 10 月建造的。它是一座四层建筑，也被时人称为"单层甲板"。[②] 廉价公寓的出现很大程度上满足了不少外来移民的基本住房需求，但也潜藏着不少弊病，随着时间推移，弊病也日益显现，主要表现在空间拥挤、卫生不洁和供水不足等。

人口密度大、空间拥挤是廉价公寓的最大缺陷。1853 年，改善穷人状况协会发现，不少廉价公寓人满为患，而樱桃街一座五层的廉价公寓甚至居住了 120 户，超过 500 人。[③] 1856 年，州议会廉价公寓立法委员会

---

①　Richard Plunz, *A History of Housing in New York City*, p. 4.

②　Charles H. Haswell, *Reminescences of an Octogenarian of the City of New York（1816 – 1860）*, New York：Harper & Brothers, 1896, p. 332.

③　Association for Improving the Condition of the Poor, *First Report of a Committee on the Sanitary Condition of the Laboring Classes in the City of New York*, New York：John F. Trow, 1853, p. 9.

曾对纽约市的廉价公寓展开调查。调查显示："超过 1200 座廉价公寓散布于 22 个区，每座公寓至少居住 10 户人家。在某些地区，70 余户共居。在另一些地区，超过 100 户同处一寓。某处一幢公寓楼里住着 112 户，有些户头上有 8 口，甚至 10 口人，他们住在一间通风不良的公寓。"① 廉价公寓往往是由住宅改建而来的，空间逼仄，且租户众多，这必然不利于内部通风，进而埋下了健康隐患。

廉价公寓租户多，空间小，容易出现卫生问题。1853 年，在纽约第五区，"多数公寓肮脏不堪，易于诱发疾病，降低个人道德品质，令人丧失节俭、体面和卫生的习惯"。在第六区，"公寓、庭院和水槽污秽不洁，令人恶心。几处地方积水，且堆积着腐烂物品，臭气熏天，使人难以忍受。此外，大部分屋顶漏水，每逢下雨，地基便会被污水淹没"。② 卫生不洁是廉价公寓的普遍现象，很大程度上要归咎于租户的经济状况和卫生习惯。

另外，廉价公寓面临供水困难。原州议会廉价公寓委员会成员杜格尼（Duganne）曾向州参议院特别委员会陈述廉价公寓的供水现状。他指出，公寓高层缺少供水，租户不得不沿楼梯搬水上楼，而通常安置在庭院或公共区域的消防栓，是他们获得供水的不二之选。另外，即使供水管道接入高层，它们在冬日里也会被冻结，甚至爆裂。③ 尽管供水管道的使用受到天气制约，但若是运用于廉价公寓，后者的供水状况必定大为改观。然而，房东通常拒绝为公寓租户接入供水管。一名纽约房东宣称："他们不懂使用方法，令水管冻结，自来水流失。有时，甚至水管爆裂，淹没房屋。租户只会浪费自来水。"④ 这位房东不愿为廉价公寓供水的理由似是而非，其真实目的无非是节省输水管道的安装费和维护成本，最大程度地攫取利益，这种做法自然也加剧了廉价公寓的供水

---

① New York State Legislature, *Documents of the Assembly of the State of New York*, *Seventy-Ninth Session*, Vol. 5, Albany: C. Van Benthuysen, 1856, p. 2.

② Association for Improving the Condition of the Poor, *First Report of a Committee on the Sanitary Condition of the Laboring Classes in the City of New York*, p. 10.

③ *Report of the Select Committee Appointed to Investigate the Health Department of the City of New York*, Albany: Charles Van Benthuysen, 1859, p. 205.

④ *Report of the Select Committee Appointed to Examine into the Condition of Tenant Houses in New York and Brooklyn*, Albany: Charles Van Benthuysen, 1857, p. 35.

难题。

作为住宅的地下室比廉价公寓的卫生环境更加恶劣。1864 年，纽约第十八区检查员描述了地下室住宅的卫生情况。他写道："某些地下室太过昏暗，以至于人在里面无法看书，除非是在白天的特定时间靠窗而坐，或凭借灯光。许多地下室的阴暗角落从未享受过一缕阳光。……一想到四户人家常挤在地下，言语便难以表达他们的悲惨处境。这种反常的生活方式自然有损生命。毋庸置疑，他们特别容易染上当地流行的任何疾病。"① 可见，地下室采光不足，湿度大，且通风不良，一旦传染病发生，便会成为易感染的场所。

地下室的另一个问题是不时遭遇渗水或雨水倒灌。1843 年夏，一场暴雨淹没了纽约的众多地下室，城东的地下室浸泡在半墙高的雨水之中。② 1864 年，纽约第四区卫生检查员报告："本区的地下室不仅十分潮湿，且易受海水侵入。涨潮时，水通常从地板渗出，积水很深。多数情况下，粪坑与地下室高度齐平，污水往往从墙壁渗出，流入卧室。四分之一的地下室弥漫污水的恶臭气味，居住环境于健康不利。"渗水或雨水倒灌势必进一步恶化地下室的卫生环境，威胁租户的身体健康，因而这位卫生检查员强调，地下室租户的发病率要远高于其他居民。③

总之，19 世纪上半期，廉价公寓和地下室住宅不适合安家落户，不过它们的租金相对便宜，备受贫困劳工的青睐。随着城市人口增加，廉价公寓和地下室住宅卫生环境的恶化，它的负面效应越来越明显，包括霍乱在内的各类疾病在廉价公寓和地下室内滋生和蔓延。同时，后者也成为社会上的鱼龙混杂之所，恶行频发。有鉴于此，纽约市开始试图解决城市的住房问题。

二　19 世纪上半期纽约改善城市住房的尝试

19 世纪之初，纽约市政府已经开始认识到城市住房拥挤的卫生隐患。

---

① Citizens' Association of New York, *The Report of the Council of Hygiene and Public Health of the Citizens' Association of New York upon the Sanitary Condition of the City*, p. 212.

② John H. Griscom, *The Sanitary Condition of the Laboring Population of New York*, pp. 8 – 9.

③ Citizens' Association of New York, *The Report of the Council of Hygiene and Public Health of the Citizens' Association of New York upon the Sanitary Condition of the City*, p. 55.

为了遏制城市住房乱象，州议会在 1804 年通过《管理纽约市内酒馆、食物供应处，以及寄宿处的法令》（A Law for Regulating Taverns, Victualling House and Boarding Houses in the City of New York），开始整顿城市住房。这项法令主要做出四项规定：一是包括旅馆老板在内的任何人，若要出租本地住房，须在 14 日内向城市督察办公室汇报姓名、住房数量及其地址等信息，若拒不上报，罚款 50 美元；二是出租本地住房前，须向督察官办公室申请执照，后者规定出租住房可容纳的租户人数；三是若实际租户数超过执照规定，每多 1 人，罚款 25 美元；四是城市督察官有义务视察城市住房。从 5 月 1 日至 11 月 1 日期间，每周至少视察一次，至于其他时间，每月至少视察一次。[①] 这是纽约首次通过立法，试图改善城市住房拥挤难题。不过，当时住房短缺，供不应求，这项法令最终难以严格执行，收效甚微。

19 世纪上半期，霍乱令纽约民众的脑海里蒙上了一层阴霾。1832 年、1849 年和 1854 年，纽约相继爆发严重的霍乱疫情，死者无数。其中，1849 年，近 5000 名纽约市民死于霍乱。1854 年，2509 人因不幸身染霍乱而殒命。霍乱往往率先出现在贫困者居住的廉价公寓，那里的流行强度也最强，这无疑恶化了贫困者的生存环境。不过，这种现象也很快促使纽约市政府认识到，恶劣的住房环境与霍乱等传染病流行之间的联系。在这种背景下，纽约展开了关于纽约住房情况的调查，改善城市住房状况的建议也纷纷涌现。

纽约市对城市住房的关注最早可追溯至 1834 年。时任纽约市卫生局顾问的格瑞特·福布斯（Gerrett Forbes）在卫生局年度报告中，介绍了本市死亡记录，并呼吁民众聚焦廉价公寓。[②] 随后，纽约市督察官格里斯科姆深刻揭示了纽约市住房问题的根源。在他看来，纽约住房问题要归咎于租房制度。他在《纽约劳动人口卫生状况》中强调："租房制度是大批贫困者孤立无援，养成不良生活习惯的主要原因之一。它的源头在于租

---

① *Minutes of the Common Council of the City of New York*: *1784 – 1831*, Vol. 3, New York: Published by the City of New York, 1917, pp. 550 – 552.

② Lawrence Veiller, *Tenement House Reform in New York*, *1834 – 1900*, p. 5.

户的屈从、二房东的敲诈勒索，而房东不必担心租户变动和收缴租金。"①
针对这些问题，他曾明确提出两点建议：一是房东有必要为贫困者提供
更加卫生、舒适的住房。他强调："空气可自由流动、室内布局利于租户
居住，且配备暖气、洗漱、排水，以及燃料和食物的建筑无疑会吸引投
资者。同时，这种建筑有助于增进幸福，保持健康，提升道德，提高租
户舒适感，维护良好的社会秩序，这些难以用金钱计算。"格里斯科姆不
是单纯地强调改进住房环境对租户的好处，更诉诸这种做法在增进房东
收益方面的价值，以更好地争取房东的支持。二是禁止把地下室作为住
房出租，同时房东或租户有义务维持室内外卫生，减少多人共居一室的
现象。他运用类比手法，论证改进住房环境的合理性。他写道："如果建
筑法涉及火灾的规定毋庸置疑，那么它也要保护居住者免受问题住房和
问题公寓的消极影响。如果建筑存在倒塌风险，危及居者或行人的生命
安全，法官有权要求拆毁。同样，当建筑危及生命健康时，也要考虑改
善它的内部状况。立法部门和行政部门要像关心公民财产一样，关心后
者。"② 可见，格里斯科姆的上述建议主要是为了保证居民身心健康。后
来，他还向州议会提出关于住房的立法建议。

关注城市住房从来就不是格里斯科姆等人的专属，纽约改善穷人状
况协会也是重视这项事务的慈善团体。1853 年 6 月 13 日，该协会成立一
个委员会，专门调查劳工阶层的住房卫生状况，同时负责制定切实可行
的补救措施。随后，该委员会向纽约改善穷人状况协会提交了一份长达
32 页的调查报告。这是美国历史上第一份关于廉价公寓的全面调查报告，
揭露了这种公寓存在的通病。这份报告认为，廉价公寓面临两大问题：
一是空间狭小，人口拥挤。具体而言，房东建设房屋时不注重面积大小，
目标是以最小的成本换取最大的回报，而置租户的生命健康和舒适于不
顾。因此，廉价公寓通常面积狭小，即使带卧室的房间也很少达到120 平
方英尺，而纽约市四分之三的劳工阶层是这类公寓的租户。二是通风不
良。在委员会看来，纯净空气是维持生命健康必不可少的重要因素，而

①　John H. Griscom, *The Sanitary Condition of the Laboring Population of New York*, p. 6.

②　Board of Assistant Aldermen, *Document No. 59*, *Communication from the City Inspector*, *with
the Annual Report of Interments for 1842*, 1843, pp. 175 – 176.

众多廉价公寓的设计和建造南辕北辙，似乎是为了阻止正常通风。另外，与格里斯科姆一样，该委员会认为公寓转租大大加深了廉价公寓的弊病。① 面对这些问题，纽约改善穷人状况协会也在思考改进之法。

为了最大程度地消除廉价公寓的弊病，该委员会提出了解决方案。一方面，它呼吁资本家和房东建设模范公寓（Model Tenement）。它认为，廉价公寓的缺陷"会令罪恶和贫困长期延续下去，济贫院和监狱人满为患，城市因而背负沉重的税负。反之，若资本家和房东为穷困者着想，施以援手，便可有效改善住房状况，于己有利，也于城市有利"。上述劝说资本家和房东参与模范公寓建设的理由义正词严，但若真要他们慷慨解囊，谈何容易，这个呼吁自然未能奏效。另一方面，制定法令，查封或改造不达标的廉价公寓。在委员会看来，若不采取专门立法，难以消除这些亟待矫正的弊病。它表示，法律可用于保护个人自由，但个人自由不应妨碍或危害公共健康。换言之，任何人无权在住房内制造瘟疫，从而污染附近的空气。② 委员会显然主张政府和社会共同处理城市住房问题。

对于上述解决方案，一些纽约民众持有异见。为此，该委员会详细阐述了它的好处。首先，该方案追求全体民众的利益，不仅不会损害有产者的权益，反而令其有利可图。当然，贫困者也会从中受益，他们可租到修缮过的公寓，且租金不会大涨。其次，它不会侵犯租户的权利。当住宅危及公共卫生，立即执行相关规定，消除潜在威胁，这才是明智之举。若是租户认识到不良生活方式的严重后果，他们不但会理解卫生规定的积极意义，甚至会主动提供帮助。再次，它不是免费福利，不会破坏贫困者的自力更生。相反，舒适健康的住宅环境只会催人奋进，提升人的品性。最后，它的具体执行由市督察官负责，不需引入新的执行机制，修改现有法令即可。③ 阐明这些建议的好处是为了争取更多民众的

---

① Association for Improving the Condition of the Poor, *First Report of a Committee on the Sanitary Condition of the Laboring Classes in the City of New York*, pp. 14 – 17, 23.

② Association for Improving the Condition of the Poor, *First Report of a Committee on the Sanitary Condition of the Laboring Classes in the City of New York*, pp. 28 – 30.

③ Association for Improving the Condition of the Poor, *First Report of a Committee on the Sanitary Condition of the Laboring Classes in the City of New York*, pp. 31 – 32.

理解和支持。

作为当时颇具影响力的慈善组织，纽约改善穷人状况协会自然不会止步于提出住房改革建议，而是把模范公寓的构想付诸实践。其实，早在 1847 年，纽约改善穷人状况协会已经为建筑商设计出一套模范公寓的建设规划。[①] 这种建设规划很大程度上兼顾采光和通风，但应者寥寥。既然建筑商不愿意涉足模范公寓的建造，改善穷人状况协会便欣然承担这项工作。1854 年 8 月 3 日，它组织成立工人之家协会，专门负责建造模范公寓。1855 年，纽约市第一座名为"工人之家"的模范公寓竣工，建筑费用超过 9 万美元。"工人之家"是由当时著名建筑师约翰·里奇（John W. Ritch）设计。它是一座六层建筑，位于第 14 区南部，北靠海斯特街，南接沃克街，东连伊丽莎白街，西临莫特街，占地 9964 平方英尺，共有 87 个三房住宅，可容纳 400 户。[②] "工人之家"模范公寓是改善穷人状况协会解决纽约廉价公寓问题的重要尝试。然而，一座模范公寓仅能起到示范作用，面对数以万计的廉价公寓和租户，该协会的力量毕竟有限，当然束手无策，而大规模的住房改革有待政府主导。

1853 年，纽约改善穷人协会的报告暴露了廉价公寓恶劣的卫生环境，也促使州议会开始采取行动。1856 年，州议会任命一个特别委员会，负责调查纽约公寓的卫生情况，并提出相关立法建议，以消除公寓的卫生弊病，保护租户的生命健康。委员会由杜格尼、约翰·里德（John Reed）、伊莱·柯蒂斯（Eli Curtis）、威廉·谢伊（William Shay）、塞缪尔·布雷武特（Samuel Brewert）5 位议员组成。3 月 14 日和 3 月 25 日，他们两度访问纽约，认真听取市民、房东、中介，以及建筑商等各方的意见，同时对纽约市的廉价公寓展开实地走访。4 月 4 日，他们向州议会提交了一份调查报告，描绘了一幅城市廉价公寓令人担忧的图景。[③]

正是这幅景象令委员会觉察到住房改革的必要性。在它看来，廉价公寓里的空气污秽不洁，容易滋生疾病，后者一旦蔓延，必然不会局限

---

① Richard Plunz, *A History of Housing in New York City*, p. 7.

② Robert H. Bremner, "The Big Flat: History of a New York Tenement House," *The American Historical Review*, Vol. 64, No. 1, 1958, pp. 54 – 55.

③ New York State Legislature, *Documents of the Assembly of the State of New York, Seventy-Ninth Session*, Vol. 5, p. 4.

在发源地和贫困阶层，而是无差别地向所有人群传播，致使众多家庭家破人亡。另外，它还认为，改进穷困者的住房条件可以有效减少罪犯和需要救济的穷人，进而减轻有产者的税负。有鉴于此，它建议州议会围绕下列住房改革目标，迅速展开立法行动。一是保证公寓通风和卫生，保护民众健康，遏制传染病蔓延，减轻公立医院和济贫院的负担；二是禁止出租地下室；三是为租户超过三家的公寓大厅、楼梯做出具体规定，以便火灾出现时迅速疏散；四是为每户提供足够的房间，防止卖淫和乱伦；五是禁止转租；六是通过提供干净舒适的住宅，预防酗酒。① 1856 年的调查过于仓促，很多具体细节尚未厘清，故该委员会还提议，继续走访纽约和布鲁克林地区的廉价公寓，为下届议会准备一份完善的住房改革议案。

　　基于 1856 年调查报告，1857 年 3 月，特别委员会向州议会提交了更加全面的调查报告，痛陈廉价公寓对社会秩序造成的恶劣影响："大城市拥挤的公寓内多隐匿着贫困、恶行及其根源。穷困者和罪犯生活在廉价公寓，他们多是小偷、恃强凌弱者、杀人犯等违法犯罪者。"② 在委员会看来，廉价公寓不仅是贫困者的栖身之所，更是犯罪的滋生地。针对廉价公寓之弊，它向州议会推荐一份名为《改善纽约贫困劳工所居公寓状况，并为此设立住宅委员会的法案》的议案。该议案的核心内容在于成立由三名纽约市民组成的住宅委员会，专门负责廉价公寓的相关事务。根据上述议案，住宅委员会的职权如下：第一，它有权检查普通住宅或三户以上共居的公寓，也有权检查大街小巷、庭院和地窖。若发现公寓因潮湿、昏暗、污秽、通风不良或天花板过低等原因而不宜居住，委员会可知会房东、中介或二房东，要求在规定时间内整改，否则不得居住。第二，它须掌握各区公寓的登记花名册，记录每家公寓的租户人数及其年龄、性别、肤色和职业。第三，它可指示房东、中介或租户全面清洁房间、走廊、楼梯、地板、门窗、墙壁、天花板等。第四，除非经住宅

---

① New York State Legislature, *Documents of the Assembly of the State of New York*, *Seventy-Ninth Session*, Vol. 5, pp. 7 - 8.

② *Report of the Select Committee Appointed to Examine into the Condition of Tenant Houses in New York and Brooklyn*, pp. 51 - 52.

委员会同意，房东或二房东不得将房屋转租。① 相比 1856 年的立法建议，这项议案明确了处理廉价公寓问题的具体机构。就议案内容而言，住宅委员会拥有广泛权力，若议案被议会通过，应可有效改善廉价公寓的卫生状况。不过，这项议案不为州议会重视，最终不了了之，而真正意义上的廉价公寓立法还需等到内战结束后。

三　霍乱与 1867 年纽约《廉价公寓法》的颁布

直到美国内战爆发，纽约的廉价公寓问题仍悬而未决，甚至出现恶化的迹象，一度引发社会动荡。这集中体现在 1863 年的征兵暴动。这次暴动是纽约工人因不满战时的征兵制度而掀起的激烈抗议。一位著名记者兼诗人威利斯（Willis）曾亲身经历过这场暴动。他怀着悲天悯人的心情写道：“高大的砖制街区和拥挤的房屋像是疾病和罪恶的巢穴。……冲突和暴乱发生时，我们行走在街头，亲眼见证上帝的审判，所有邪恶之人纷纷现身，种种罪恶和悲痛俱已暴露，所有潜藏的邪恶全部显现在地狱之火面前。简陋的廉价公寓集中了众多不和谐的要素，成为贫穷、疾病和犯罪的栖身之所。”② 上述描述表明，威利斯认识到廉价公寓与暴动之间的内在联系。其实，不光是威利斯，这场暴动也令不少纽约民众清楚地了解到廉价公寓的负面影响，廉价公寓改革的必要性和紧迫性更加突出。此时，纽约距离展开住房改革可谓是临门一脚，所缺乏的不过是另一股强劲的推动力。

1865 年欧洲的霍乱疫情为纽约开展住房改革提供了关键动力。当时，美国民众的主流看法是，霍乱流行与城市卫生联系密切，尤其是住房卫生。鉴于纽约恶劣的住房状况，10 月 12 日，《晚间邮报》呼吁住房改革，并警告，若不采取行动，“这场灾难已席卷南欧，现威胁着英格兰，将朝本国海岸袭来”③。这份报纸所言一语成谶，纽约在 1866 年的确暴发霍乱疫情，且相当一部分霍乱感染者是廉价公寓租户。对于霍乱疫情与住房

---

① Lawrence Veiller, *Tenement House Reform in New York*, *1834 - 1900*, pp. 12 - 13.

② Lawrence Veiller, *Tenement House Reform in New York*, *1834 - 1900*, p. 15.

③ *Evening Post*, October 12, 1865. 转引自 Edward Lubitz, *The Tenement Problem in New York City and the Movement for Its Reform*, *1856 - 1867*, Ph. D. dissertation, New York University, 1970, pp. 475 - 476。

卫生之间的关系，时人乔治·斯特朗坦言：

> 这场流行病是上帝对穷人不守卫生法则的审判。它似乎很快会演变为对富人忍受穷人不当行为的审判，对房东毒害那些住在通风不良、缺乏排水设施、阴暗的贫民窟的租户的指摘，就好像房东在数百租户的早餐面包里放上老鼠药。审判不仅针对廉价公寓的业主，也是针对整个社会。①

在斯特朗看来，恶劣的住房状况显然加剧了纽约的霍乱疫情。正是在这种观念的推动下，纽约着手城市住房改革。

1867 年，纽约州颁布的《廉价公寓法》从真正意义上开启了纽约的住房改革。该法案把"廉价公寓"定义为用于出租的建筑，且租户超过三家，彼此居住空间相互独立，内部可用来做饭，或租户超过两家，共用大厅、楼梯、院子、厕所。对于这类公寓，法案做出如下规定：第一，不论何种建筑，除非卧室门全部保留一个面积为 8 平方英尺的通风口或窗户，连接相邻房间或可接触外部空气，否则不得作为廉价公寓；第二，廉价公寓务必预留消防通道；第三，大厅顶部应安装适当的通风设备；第四，公寓应及时修缮，不得渗水，楼梯都应具有扶手；第五，廉价公寓须保证厕所数量充足，至少每20人配备1个厕所，公寓前的街道要有下水道，厕所排污管道与下水道相连；第六，除非不得已，否则污水池不得靠近住宅；第七，新建廉价公寓的庭院应分级排水，接入下水道；第八，除特殊情况外，未经卫生局许可，地下室不得住人；第九，若无卫生局的书面许可，地下室不得作为卧室；第十，廉价公寓必须配备垃圾桶，禁止存放易燃物品，禁止饲养除猫、狗外的动物；第十一，廉价公寓必须时刻保持不积灰尘、污物和垃圾；第十二，廉价公寓的显眼位置须张贴业主的姓名及地址；第十三，卫生官员随时可自由进出廉价公寓；面对疾病威胁或出于安全考虑，卫生局有权清空廉价公寓；第十四，建在同一地块的楼栋，应保证规定的楼间距；第十五，除阁楼外，住宅

---

① George Templeton Strong, *The Diary of George Templeton Strong*, Vol. 3, New York：Macmillan Company, 1952, pp. 96–97.

高度不低于 8 英尺，同时至少有一扇窗户与外界通风，或门上安置通风口；第十六，新建廉价公寓的每一层须配备烟道、壁炉和垃圾箱，并在房间或庭院提供自来水，大厅须与外界通风；第十七，违反规定者形同犯罪，处以 10 美元至 100 美元的罚款，或 10 天以内监禁，抑或两者并罚。第十八，卫生局有权制定关于地下室和通风的进一步规定。① 就法律内容而言，1867 年《廉价公寓法》对纽约廉价公寓的卫生、通风、排水及安全等问题做出细致的规定。当然，该法案也存在问题和缺陷。比如，法案未能明确限制廉价公寓占地的百分比。同时，要求廉价公寓保留 10 英尺距离的规定颇为草率，遗留了一个明显漏洞。法律指出，新建廉价公寓要与其他建筑物之间留有空地。结果，在没有其他建筑物的空地上，建造者随意地建造廉价公寓。② 即便如此，这部法律确实发挥了改善廉价公寓卫生状况的作用。更重要的是，它规定了纽约城市住房的卫生标准和设计标准，为后来美国的城市住房改革提供了重要参考。

正如霍乱推动了芝加哥的排供水改革，它同样刺激着纽约展开轰轰烈烈的住房改革，并把矛头对准卫生恶劣的廉价公寓。当然，除霍乱外，黄热病也具有触动城市卫生改革的作用，19 世纪后期孟菲斯的排供水改革便是一例。

第三节　黄热病与 19 世纪后期
孟菲斯的排供水改革

1878 年黄热病疫情是美国历史上最为严重的一场传染病，几乎波及整个密西西比河流域。这场疫情呈片状，集中出现在阿拉巴马、肯塔基、路易斯安那、密西西比和田纳西等州的 200 多个城镇，引起全国恐慌。值得注意的是，孟菲斯是疫情重灾区，遭受的负面社会影响相对更深。正如前文所述，孟菲斯的病死者数量众多，而且面对死亡威胁，孟菲斯民众心理受到极大冲击，重压之下，有人自寻短见，也有人几近疯癫。另外，黄热病疫情给孟菲斯的商业也带来重创，甚至有人趁机哄抬物价，

---

① Lawrence Veiller, *Tenement House Reform in New York*, *1834 - 1900*, pp. 17 - 19.

② Lawrence Veiller, *Tenement House Reform in New York*, *1834 - 1900*, p. 20.

牟取暴利，扰动社会秩序。无独有偶，孟菲斯在 1879 年再度暴发黄热病疫情。统计资料显示，截至 11 月 15 日，孟菲斯的黄热病感染者达到 1532 例，其中白人 853 例，黑人 679 例。死亡人数为 485 人，其中白人 379 人，黑人 106 人。[①] 面对接连出现的两场黄热病疫情，孟菲斯再也无法像此前那样，回避城市卫生问题。同时，当地还出现了有助于解决该问题的两个因素：一是商业利益集团认识到，改善孟菲斯的城市卫生，防止疫情卷土重来，符合自身的长远利益；二是 1879 年初《城市宪章》被废除，谢尔比郡税区得以创建，取代原孟菲斯市政府，3 名消防与警察委员同 5 名公共工程监察员承担起市长和市议员的职责，市政改革令权力集中，进而有助于就公共卫生达成一致意见。正是在这种背景下，孟菲斯随后开展了城市排供水改革，以图改进城市排水，提高城市供水质量。

值得注意的是，孟菲斯的排供水改革与 1879 年国家卫生局的卫生调查有直接联系。1878 年黄热病疫情暴露出政府治理的问题与不足，促使联邦政府改革联邦卫生机构，设立了国家卫生局。面对 1879 年黄热病疫情，10 月 13 日，国家卫生局成立特别委员会，时刻准备对疫情重灾区孟菲斯展开卫生调查。与此同时，田纳西州和孟菲斯也欢迎联邦卫生机构的介入。10 月 21 日，田纳西州卫生局率先请求国家卫生局施以援手。它表示，孟菲斯的地理位置特殊，与外界的贸易往来密切，若这里出现疫病流行，整个密西西比河流域都会受到威胁，可若要真正改善孟菲斯的公共卫生状况，必须制订一个全面系统的卫生计划，孟菲斯和州卫生局对此有心无力，期待国家卫生局在疫情结束后，赶赴孟菲斯，查明黄热病产生和传播的条件，并提出黄热病的预防措施。10 月 30 日，谢尔比郡税区主席波特（Porter）也向国家卫生局求援。[②] 面对州卫生局和谢尔比郡税区的请求，特别委员会很快便在孟菲斯展开挨家挨户的卫生调查。

11 月 27 日，特别委员会向国家卫生局提交了第一份卫生调查报告。

---

① G. B. Thornton, "Six Years' Sanitary Work in Memphis," *Public Health Papers and Reports*, Vol. 12, 1886, p. 113.

② *National Board of Health*, *Annual Report of the National Board of Health*, Washington, D. C.: U. S. Government Printing Office, 1879, p. 237.

这份报告重点介绍了孟菲斯的排供水状况。就城市供水而言，孟菲斯的 4744 个蓄水池和水井是城市主要供水来源。不过，3408 个蓄水池和水井处于污染范围之内，且大多蓄水池和水井存在缺陷。[①] 更为严峻的是，特别委员会抽检了 458 个蓄水池，167 个出现渗漏，82 个存在渗漏风险。另外，委员会还抽查了 19 口水井，其中 14 口含污水，1 口盐分过高，仅有 4 口适合饮用。[②] 从上述抽样调查的结果来看，孟菲斯的城市供水质量显然是难以令人满意。关于排水系统，卫生调查报告指出："孟菲斯几乎没有下水道系统，现存 4.5 英里长的私营下水道有 215 个连接口。自然排水设施丰富，却未得到充分利用或维护，且由于建盖房屋或者街道管理等原因，它们多被损坏，甚至完全损毁。土壤吸水性好，妨碍自然排水，进而令未铺设的大街小巷在雨天难以通行，也使得地下室变得潮湿。"[③] 上述内容仅点明孟菲斯城市排水的现状及不利因素。

其实，排水问题还不止于此。据时人康普顿后来描述："下水道坡度平缓，难以自我净化。暴雨的降临变化无常，有时间隔很久，以致很难及时排出有害的沉积物。"[④] 显然，康普顿强调城市排水不畅对城市公共卫生造成的负面影响。针对上述突出问题，特别委员会提出了以下建议：第一，城市应直接管理自来水厂，改变城市供水来源，确保时刻满足城市用水。供水应来自沃尔夫河入口处的密西西比河上游河段，或地下深层含水层，或从内陆取水。另外，应立即停止使用被污染的蓄水池和水井。第二，立即清理城市厕所，填上新土，禁止粪便污染土壤、水或空气。同时，城市应根据沃林推荐的方案，建设一套下水道系统，把污水排入密西西比河。[⑤] 特别委员会的建议主要旨在改善城市供水质量和提高城市排污能力，这也为孟菲斯随后的城市卫生改革确定了方向。

沃林是 19 世纪美国著名的土木工程师，曾担任国家卫生局特别委员会的顾问工程师。1879 年 11 月，美国公共卫生协会在纳什维尔召开会

---

①　*National Board of Health*, *Annual Report of the National Board of Health*, p. 252.

②　*National Board of Health*, *Annual Report of the National Board of Health*, pp. 259 – 260.

③　*National Board of Health*, *Annual Report of the National Board of Health*, p. 249.

④　J. W. Compton, "Underground Sewers," *Public Health Reports and Papers*, Vol. 5, 1879, pp. 42 – 43.

⑤　*National Board of Health*, *Annual Report of the National Board of Health*, pp. 239 – 240.

议，讨论孟菲斯的城市卫生问题。沃林提出了一套新型的下水道系统。按此前惯例，下水道要尽量宽大一些，以便排走雨水和生活垃圾。不过，这种下水道具有四个明显弊端：一是成本高昂。众多迫切需要处理污水的小城镇难以负担起建造费用，即便是在大城市，若能节省建设开支，也可用于其他城市事务。二是下水道越宽敞，内部通风越困难。三是若在雨水不足或干燥炎热的季节，下水道沉积物会腐败，散发难闻的恶臭。四是若下水道同时收集雨水和污水，那么最终还将面临废水处理的问题。[1] 鉴于此，韦林借鉴英国的做法，提议安装小型廉价的污水管道，同时利用地表排水沟排走雨水。至于分别处理排水和排污的逻辑，他解释道："正如道路与桥梁的关系一样，用于排走生活垃圾与工业污水的下水道明显不同于保护公私财产免受雨水影响的管道，后者应被视为一个纯粹的土木工程，与卫生仅存在间接联系。"[2]

此外，他还详细介绍了适用于中小城镇的下水道系统。第一，下水道管道应为直径6英寸。住宅排水管的直径为4英寸，下水道管道务必更大，才能确保排走生活垃圾，若是管道直径小于6英寸，不仅通风不良，还会妨碍下水道的冲刷功能。当然，管道直径也不要超过6英寸，否则不但会浪费资金，也会恶化内部空气。第二，每隔一定距离，管道上方应安置大容量的水槽，用于每日冲刷管道，防止污物沉积。第三，下水道应预装数量足够的检修口，盖上格栅，允许空气流通，相邻检修口的间距至少为1000英尺。第四，所有与下水道相连的住宅管道伸入下水道时，住宅管道的导入管之朝向应与污水水流方向一致，且呈漏斗状，以便将污水排入下水道底部，并将空气从顶部抽走。第五，下水道的走向变化应是渐进的曲线。[3] 为了说服中小城镇采纳这套下水道方案，他详细地阐述了它的效用及优势：首先，它可以及时排走街道上的粪便，避免这些污物堆积和腐败；其次，建造成本低，大小城市均可负担得起这项费用。[4] 正是基于这套下水道方案的好处，沃林大胆宣称，若它能够得以

---

[1]　George E. Waring, "The Sewering and Draining of Cities," *Public Health Reports and Papers*, Vol. 5, 1879, p. 36.

[2]　George E. Waring, "The Sewering and Draining of Cities," p. 35.

[3]　George E. Waring, "The Sewering and Draining of Cities," pp. 37 – 38.

[4]　George E. Waring, "The Sewering and Draining of Cities," p. 38.

采用，"即使是备受热病煎熬的城镇也不会再成为黄热病侵袭的地区"①。可见，沃林对这套下水道方案的排污能力信心十足。

对于国家卫生局特别委员会推荐的沃林方案，孟菲斯欣然接受，田纳西州议会甚至授权税区征收特别税，用于建设下水道系统。1880 年 1 月 21 日，孟菲斯的下水道工程正式开工。为节省经费，这项工程并未交由承包商施工，而是市政委员会全权负责购买建材、雇用工人、发放工资等事务。同时，孟菲斯还聘请沃林担任顾问，为工程提供技术支持，监督挖掘和管道铺设。按照沃林的规划，两条下水道干线分布于加约索河（Bayou Gayoso）两侧，污水排入狼河（Wolf River）。同时，在下水道线路上，每隔一定距离，安置一个容量为 112 加仑的罗杰斯·菲尔德冲水箱，后者由自来水厂供水，至少每 24 小时自动排水一次，冲刷下水道。1883 年之前，这项工程由沃林等人监工，工程进度快，第一年的铺设长度便达到 24.2 英里，截至 1881 年 12 月 31 日，下水道已具备 7799 个连接口。1883 年以后，税区接管下水道工程建设，并交由工程师奈尔斯·梅里韦瑟（Niles Meriwether）负责，到 1886 年底，孟菲斯已具有 43.39 英里的下水道和 35.09 英里的排水沟。② 孟菲斯的下水道铺设完工之后，城市排水得到显著改善，城市卫生也随之焕然一新。

当然，新下水道投入使用后，问题也逐渐显现，主要包括四个方面：一是维护成本高；二是雨水未能作为冲刷手段；三是冲水箱故障频出，难以成为可靠的冲刷工具；四是下水道检修口短缺。作为下水道工程的设计者，沃林也由此为人诟病。对此，不少人挺身而出，为他仗义执言。针对新下水道工程的批评意见，时人克劳斯（Croes）宣称："孟菲斯的这项工程在本国尤为引人注目，人们对试验结果满怀期待。略去检修口原不是'系统'的一部分。它是一种权宜之计，把最初成本降到最低限度，保证顺利完工。"③ 克劳斯通过追溯新下水道问题的由来，旨在表明它们与沃林并无直接关联。作为顾问工程师，沃林也不得不为自己辩护。

---

① George E. Waring, "The Sewering and Draining of Cities," p. 40.

② John H. Ellis, "Memphis' Sanitary Revolution, 1880 – 1890," *Tennessee Historical Quarterly*, Vol. 23, No. 1, 1964, pp. 65 – 66.

③ George E. Waring, *The Memphis System of Sewerage at Memphis and Elsewhere*, Concord: Republican Press Association, 1893, p. 5.

他坦言，孟菲斯下水道并非完美无瑕，仍存在精益求精的空间，不过若是施工时经费充裕，它必然会更加完善。另外，他也强调，这项工程总体上也算是差强人意。① 正如克劳斯和沃林所言，孟菲斯下水道之所以显出诸多问题，根源在于孟菲斯缺乏足够的建设资金。

孟菲斯下水道确实具有上述问题，不过它的作用和价值也不容抹杀。当时的不少工程师和医学期刊对这项下水道系统给予高度评价。博加特说道：

> 若这项工程没有达到预期效果，或仅在短期内有效，即使成本低廉也不划算。但若它能够有效运转多年，即便后来需要增加检修口，也会对城市健康有益。孟菲斯已经建立排水系统，且负担得起费用。据我所知，若不是这项工程，它可能越发荒废，不再宜居。②

博加特重在阐明孟菲斯下水道不仅成本适中，而且可以有效改善当地卫生环境。1881 年，一篇发表在《密西西比医学月报》的文章也着重表达了对这项工程的认可。作者指出："这项工程称不上尽善尽美，任何下水道或者人造工程都不会完美无缺，但是它已证明自身令人满意，孟菲斯也没有后悔采用。……总之，孟菲斯采用的沃林下水道方案已被证明表现优良，目睹之人多赞不绝口。"③ 这篇文章的作者坦承孟菲斯下水道系统具有瑕疵，但认为瑕不掩瑜，该系统可有效发挥自身功能。奥德尔是一名土木工程师，曾参与孟菲斯下水道修建。他曾为美国土木工程师协会（American Society of Civil Engineers）撰写过一篇论文，反映出其对这项下水道工程的看法。他在论文结语部分写道："鉴于排污系统取得的成效，可以说，新时代已然降临，排污之法在今后数年会发生重大变化。"④ 奥德尔强调的是，孟菲斯下水道系统对于变革美国排污方法起到的示范作用。另外，据沃林本人多年后的记述，他对孟菲斯下水道系统也十分满意："当时的工程实现了

---

① George E. Waring, *The Memphis System of Sewerage at Memphis and Elsewhere*, p. 5.

② George E. Waring, *The Memphis System of Sewerage at Memphis and Elsewhere*, p. 5.

③ "The Memphis Sewerage System," *Mississippi Valley Medical Monthly*, Vol. 1, 1881, pp. 235–236.

④ George E. Waring, *The Memphis System of Sewerage at Memphis and Elsewhere*, p. 4.

预期效果，改善了孟菲斯的卫生状况，并向世界表明这座被诟病的城市已焕然一新，有助于消除流行病的灾难性影响，促进孟菲斯的繁荣和发展。它还产生了另一个影响，彻底改变了小城镇的污水处理方法。"[1] 沃林的记述全面展现了孟菲斯下水道系统的积极意义。除了时人的赞誉外，当代学者埃利斯也认为，它是19世纪80年代孟菲斯最重大的公共卫生成就。[2] 由此，孟菲斯下水道系统的价值和意义可见一斑。

19世纪80年代，除了下水道系统建设外，孟菲斯政府也在努力改善城市供水状况。诚如上述所言，孟菲斯的城市供水最早主要来自浅井和蓄水池，但水井和蓄水池多存在渗漏，甚至面临被污染的风险，造成水质低劣。针对这种情况，早在1868年，孟菲斯的工程师就曾向市政府提交一份报告，要求改革城市供水。其中一个重要理由是，"它足以推动各阶层使用健康饮水，同时促使民众养成卫生习惯，令人舒适安逸。在传染病流行时期，其他城市的经验表明，它可以最大程度地保护人口稠密地区"[3]。这段话主要是从预防传染病的角度强调改革供水的必要性。另外，它还明确提出三项全新的供水方案：一是从狼河取水，取水点在罗利镇（Raleigh Town）以北的某个适宜之地；二是从密西西比河取水，取水点在孟菲斯市以北的某个地点；三是从密西西比河取水，取水点在哈奇湖附近。至于哪个是最佳方案，这取决于四个维度：一是水质；二是能否满足城市长期发展的需要；三是维护成本和管理费用；四是早期成本。在工程师看来，就水质而言，狼河拥有上乘水质，相比之下，随着城市的不断发展，密西西比河的水质恐怕会日益恶化。从城市长远发展的角度来看，狼河方案与哈奇湖方案几无差别，远强于另一项方案。在维护成本上，狼河方案最为经济，密西西比河方案稍高，哈奇湖方案最高。另外，狼河方案的早期成本最大。[4] 尽管这份报告条分缕析地向政府

① George E. Waring, *The Memphis System of Sewerage at Memphis and Elsewhere*, p. 3.

② John H. Ellis, *Yellow Fever and Public Health in the New South*, p. 115.

③ Chas Hermany, *Report of the Chief Engineer to the Water Works and Sewerage Commissioners Upon a Public Water Supply and a System of Drainage for the City of Memphis*, Memphis: S. C. Toof, 1885, p. 6.

④ Chas Hermany, *Report of the Chief Engineer to the Water Works and Sewerage Commissioners Upon a Public Water Supply and a System of Drainage for the City of Memphis*, pp. 8, 62 – 65.

详述了三项方案的得失利弊，但出于债务等问题的原因，孟菲斯市政府当时在改革城市供水方面无动于衷。

19 世纪 80 年代末的黄热病疫情令孟菲斯的供水改革显得愈发必要和紧迫。1880 年 6 月 17 日，商人托马斯·莱瑟姆（Thomas Latham）以 15.5 万美元的价格，购买了破产的孟菲斯自来水公司，然后进行重组，恢复运营。新孟菲斯自来水公司的水源与重组前相同，供水不足与水质低劣是困扰这家自来水公司的头号难题。面对城市供水的现状，越来越多的民众要求成立市政府直辖的自来水厂，着力改善水质。1885 年 7 月 23 日，纳税区议会成立以科尔顿·格林（Colton Greene）为首的委员会，专门负责获取纯净水源、建立自来水厂，以及建造水库等城市供水事务。经调查研究，1886 年 4 月 16 日，委员会最终做出决议："鉴于城市人口不断增加，一旦税区通过必要的立法，就应着手建设一个永久性供水工程。考虑到维护公众健康和未来拓展的重要性，它应该由城市来建造、控制和运营。"① 这份决议实际上拉开了孟菲斯供水改革的序幕。

至于如何改革城市供水，报告提出六种供水来源，并具体分析它们的优劣。这些方案如下：一是远距离供水；二是地表水；三是地下水；四是密西西比河水；五是霍恩湖湖水；六是狼河河水。在委员会看来，远距离供水指的是从距孟菲斯 12 英里外的地点取水，其成本高昂，远超城市财政所能承受。同时，井水也不适合作为城市供水，主要原因有三点：一是孟菲斯及其周边的地质状况令井水富含矿物质；二是井水容易枯竭；三是供水成本要大大高于地表供水。委员会认为，从路易斯维尔和纳什维尔铁路交叉口附近的沃尔夫河取水似乎是可行之法，它的水质优良，可供日常使用。而若把霍恩湖作为水源，它的好处在于蓄水量大，不过水质、分水线等问题仍须进一步考察。② 综合各项考虑，委员会的最终结论是，狼河方案是解决孟菲斯供水难题的真正答案。狼河方案的成本约为 95.2 万美元，第一年的预期收入超过 12 万美元，年度总支出 9.6

---

① Colton Greene，*Report on a Public Water Supply for the City of Memphis*，Memphis：S. C. Toof，1886，p. 5.

② Colton Greene，*Report on a Public Water Supply for the City of Memphis*，pp. 46 - 47.

万美元，纯利润不少于2.4万美元。① 由此可见，除了狼河的水质外，委员会推荐狼河方案主要是基于它的成本和收益。

按照委员会的说法，狼河方案可为孟菲斯提供充足的供水，但孟菲斯并未在第一时间采取行动。最终，孟菲斯城市供水难题的解决得益于一项新技术的出现。自1883年开始，博伦豪斯机械和湖冰公司（Bohlen-Huse Machine and Lake Ice Company）的高级监工格拉夫斯（Graves）不断进行自流井钻井试验。1887年5月，该公司在孟菲斯法院大街钻出一口深达354英尺的自流井，井水清凉。公司经理格雷夫斯把井水样本寄给化学家查尔斯·斯玛特，后者发现它的水质纯净，味道甘甜，且纯度高，不含杂质。7月30日，孟菲斯市政府与新成立的自流井供水公司（Artesian Water Company）签订供水合同，格拉夫斯立即下令钻探32口水井，并将其与地面水泵连接，进而把井水输往城市各处，自流井建成后，每日向城市供水达1000万加仑。② 至于孟菲斯供水改革的意义，一篇名为《向泥浆告别》的社论自豪地宣称："长久以来的愿望已化为现实，如今的孟菲斯民众拥有南方城市中最清澈、最纯净的供水。"③ 当然，城市供水改革的成功也令自流井供水公司尝到甜头。次年，这家公司便顺理成章地兼并了孟菲斯市自来水公司。

1879年以后，黄热病疫情很少现身孟菲斯，不少人把部分原因追溯到孟菲斯下水道系统的改进和城市供水改革。沃林部分支持上述观点。他指出："人们普遍认为，上述工作使孟菲斯从瘟疫区变为宜居城镇。我们永远无法确定，它对城市健康究竟产生什么影响。它很可能导致了上述情况，也可能恰好同时接连出现。但铺路和改善供水肯定产生了重大影响。"④

"上述工作"指的是下水道建设。在他看来，下水道系统的防疫价值尚不明确，不过新的供水方案的确有助于民众健康。对此，孟菲斯的死亡率变化趋势也可作为佐证。1878年以前，孟菲斯的人口死亡率是35‰，

① Colton Greene, *Report on a Public Water Supply for the City of Memphis*, pp. 9 – 10.

② John H. Ellis, "Memphis' Sanitary Revolution, 1880 – 1890," pp. 69 – 70.

③ John H. Ellis, "Memphis' Sanitary Revolution, 1880 – 1890," p. 70.

④ George E. Waring, *The Memphis System of Sewerage at Memphis and Elsewhere*, p. 4.

1886 年降至 23.8‰，1893 年进一步下降到 18.9‰。[①] 从数据来看，孟菲斯的排供水改革很可能是降低人口死亡率，减少黄热病暴发次数的重要因素之一。

小　结

19 世纪，在黄热病和霍乱的冲击下，有些城市率先通过城市卫生改革的方式，致力于改善城市卫生，防止疫情的再度暴发。早在 19 世纪上半期，芝加哥频受霍乱侵袭，而当时的城市排供水面临极大的问题。一方面，作为供水来源的芝加哥河和水井被严重污染，水质日趋恶化；另一方面，当地地势低平，排水不畅，且随着城市发展，人口集聚，排污量持续上升。鉴于此，芝加哥下大力气，革新了城市的排水设施和供水系统。在纽约，住房改革的呼声长期停留在纸面上，从未真正付诸实践，不过 1865 年欧洲霍乱疫情和 1866 年纽约的霍乱流行为城市住房改革的开展提供了关键动力。1867 年，纽约州颁布《廉价公寓法》，对纽约市廉价公寓的卫生、通风和排水等一系列问题做出了细致规定，一定程度上改善了住房卫生。19 世纪后半期，孟菲斯深受黄热病的影响，特别是 1878年黄热病疫情令其苦痛深重。面对疫情，它与芝加哥一样，花费巨资，力排众议，决心建造全新的城市排水设施和供水工程，以求有效遏制黄热病再度现身。上述城市公共卫生改革尽管是基于"瘴气论"，但对于预防疫病确实发挥了一定的作用，也为美国其他城市起到了示范效应的作用。

当然，面对黄热病和霍乱流行，不少美国民众和公共卫生专家在强调改进城市卫生设施必要性，呼吁和推动城市卫生改革的同时，也在反思现存卫生制度的缺陷与不足，主张革新美国的公共卫生机构，扩大这些机构的权力，制定全国统一的检疫制度，强化联邦的检疫权力，这些主张也逐步被部分州、城市，以及联邦所采纳，美国的公共卫生制度由此得以逐步完善。

---

① G. B. Thornton, "Six Years' Sanitary Work in Memphis," p. 449；John H. Ellis, *Yellow Fever and Public Health in the New South*，p. 164.

第六章

黄热病、霍乱与美国卫生制度的革新

1793 年费城黄热病疫情造成了诸多影响，1794 年费城卫生局的设立便是其中之一，它的职责是通过实施严格检疫，防止疫病输入这座城市。紧跟其后，美国不少城市也成立了类似的卫生局或卫生委员会。不过，它们多由城市建立，同时具有相同的弊病。具体而言，这些卫生局或卫生委员会多是在夏季临时组建而成的卫生机构，成员不固定，且权力有限。随着黄热病和霍乱的流行趋于频繁，它们自然难以应对，处理起来显得力不从心，这也不断引发和刺激民众和公共卫生专家们发出改革卫生制度的呼声，美国卫生机构改革的大幕由此真正拉开。1853 年新奥尔良地区的黄热病疫情推动了路易斯安那州卫生局的成立，这是美国第一家州卫生局，成为后来其他州设立卫生局的样板。1865 年欧洲霍乱疫情则为《纽约大都市卫生法案》的通过提供了契机，地方常设卫生机构自此出现。路易斯安那和纽约作为卫生机构改革的先行者，为随后其他各州和城市的卫生改革提供了借鉴。就联邦层面而言，黄热病和霍乱的反复出现促使联邦政府不断介入检疫事务，最终突破联邦二元体制的禁锢，分享原本由州和地方当局独占的检疫权。总之，黄热病和霍乱缓和了公共卫生领域长期存在的联邦权力与州权之间的矛盾，推动美国各级政府加快卫生机构改革，强化卫生机构的权力。

第一节　黄热病与 1855 年路易斯安那州
卫生局的成立

19 世纪以降，黄热病频繁"光顾"路易斯安那州，先后推动该州颁布多部检疫法令，以应对这种疾病的流行，不过这些法令要么过于严格，对商业往来不利而被废除，要么过于宽松，根本起不到预防黄热病流行之效果。在1853年和1854年新奥尔良黄热病疫情的刺激下，路易斯安那州通过新的检疫法令，成立州卫生局，为美国其他州设立州卫生局提供了先例。

一　黄热病与路易斯安州早期的公共卫生法令

路易斯安州公共卫生的发展最早可追溯到西班牙统治时期。作为西班牙的殖民地，当时的路易斯安那地区人口稀少，新奥尔良也不过是一座寂寂无名的小城镇。在这种背景下，城市公共卫生问题似乎显得不太紧迫，也不是一项太过重要的议题。然而，有不少有识之士认识到公共卫生对殖民地发展的重要性，他们主张通过卫生改革，改善地区卫生，提振地区形象。这一时期，清洁街道、海上检疫、改进排水等措施都在某种程度上得到运用。不过，限于西班牙殖民当局的不以为意和当地民众的漠视，路易斯安那地区公共卫生的发展缓慢。法国接管了路易斯安那地区之后，公共卫生状况并未发生明显的改观。

1804年的路易斯安那购买案把这一地区纳入美国的版图。随着地区归属问题的更迭，路易斯安那的公共卫生事务也发生变化。是年7月9日，新奥尔良成立市卫生委员会（Health Committee），接手西班牙人创立的检疫系统，并负责相关卫生工作。该委员会由5名成员组成，其中2人为医生，由州长威廉·克莱本（William Claiborne）任命。市卫生委员会的设立预示着路易斯安那州公共卫生事业的真正起步。19世纪上半期，路易斯安那州公共卫生的重要进展主要体现在三项卫生立法。它们的颁布均是以黄热病疫情为契机，旨在遏制黄热病再度来袭。这些立法集中体现了路易斯安那州应对黄热病等传染病的措施，也反映出该州处理公共卫生问题的态度。

第一个法令为1818年颁布执行。1817年，新奥尔良暴发较为严重的黄热病疫情，而市政府却束手无策，更是未能充分发挥检疫的作用，令大批民众殒命。鉴于此，路易斯安那州不得不采取行动。1818年3月17日，州议会通过《设立卫生局与卫生办公室，防止新奥尔良输入恶性、瘟疫性和传染性疾病的法令》。① 法令详述了新奥尔良卫生局的构成与职权、卫生局成员的职责，以及检疫等相关规定，主要包括以下内容：

一是设立新奥尔良卫生局。卫生局由 5 名成员构成，后者由州长提名和任命，其中 3 人须为医生，成员年薪是 1200 美元。根据实际需要，卫生局可雇用司库和检疫员等工作人员，协助执行卫生法令。卫生局的职权包括以下方面：第一，有权颁布关于管理检疫站及检查商船、乘客与货物的条例。第二，负责城市卫生事务，制定并实施有关规定。具体而言，卫生局应移除大街小巷、公路码头、河岸及庭院等处的腐败物，也有权进入包括住宅在内的任何场所，执行卫生规定。同时，征得州长同意，卫生局在 6 月至 8 月期间有权禁止驳船或其他类型的船只登陆本市，以阻止传染病输入。另外，每年 6 月 1 日至 12 月 1 日期间，卫生局每周开会不得少于 3 次。②

二是详细规定卫生局成员的职责。就住院医生而言，他必须待在检疫站或检疫区，负责经检疫筛查出来的病人。一方面，他要根据病人病情对症治疗，又要保证病人享有良好的治疗环境；另一方面，他要如实记录病人的相关情况，比如身染何病、何时入院、来自何方、去往何处、何时死亡、典型症状等。就顾问医生而言，他必须留守新奥尔良市区，根据卫生官员或卫生局成员的指令，探访城中病人，搞清疾病性质，以便采取适当措施，防止传染病蔓延。至于检疫员，他的职责是在住院医生的指导下，负责监督商船和货物的清洁工作。

三是关于商船检疫的规定。首先，不论何时，凡来自亚洲、非洲和地中海的港口、佐治亚州以南港口，以及西印度群岛等外国港口的商船，若载客超过 40 人或者航行途中出现病故者或病人，都应在规定地点接受住院医生和检疫官员的检查。从 5 月 31 日至 12 月 1 日，来自上述港口的

---

① "An Act to Establish a Board of Health and Health Office, and to Prevent the Introduction of Malignant, Pestilential and Infectious Diseases into City of New Orleans," in Louisiana State Legislature, *Acts Passed at the Second Session of the Third Legislature of the State of Louisiana*, New Orleans: J. C. De St. Romes, 1818, pp. 124 – 152.

② "An Act to Establish a Board of Health and Health Office, and to Prevent the Introduction of Malignant, Pestilential and Infectious Diseases into City of New Orleans," in Louisiana State Legislature, *Acts Passed at the Second Session of the Third Legislature of the State of Louisiana*, pp. 126, 128.

商船须接受检疫，检疫期不得少于 4 天。检疫期间，不论船员，抑或乘客，不得进入新奥尔良。同时，商船应彻底清洁和通风，船上的衣物被褥也要清洗、通风。至于来自上述港口以外的商船，5 月 31 日至 12 月 1 日期间，都应在规定地点接受住院医生和检疫官员的检查。若船长违反上述规定，将被处以 1000 至 1 万美元不等的罚款或 10 年以内的监禁。最后，不论何时，当抵港商船起航时，出发地流行黄热病或其他恶性疾病，或者航行期间，商船出现染病者或死亡病例，船长、货主应根据住院医师和检疫官员的要求和指导，第一时间卸货、清洁商船和货物，费用由前者承担。检疫结束前，货物不得进入新奥尔良。针对上述情况，5 月 31 日至 12 月 1 日期间，抵港商船的最低检疫期不少于 30 天，即使卸货后，检疫期也不得少于 20 天。若船长或货主拒绝遵守规定，将处以 1 万美元以内的罚款或者 10 年以内的监禁。①

　　四是关于检疫的其他处罚规定。基于卫生局的建议，州长有权下令，在特定时间内断绝与疫区的往来。命令一经发布，任何离开新奥尔良，却在规定时间结束前返回者，处以 500 美元以上，3000 美元以下的罚款。另外，凡是来自疫区，却试图进入新奥尔良者，处以 500 美元以上，3000 美元以下的罚款，或 3 个月以内监禁。②

　　从法令内容来看，路易斯安那州为新奥尔良建立了职权清晰、分工明确的卫生局。与同期其他城市的检疫措施相比，该法令的检疫规定相当严格，且检疫对象的范围极广，基本囊括所有抵港商船。这表明路易斯安那州确信，黄热病等传染病是由外部输入。另外，法令还对检疫时长，以及违反检疫的处罚措施做出明确规定，着力避免检疫规定成为一纸空文，进而充分发挥检疫的效用，这体现出路易斯安那州坚决遏制疾病输入的决心。当然，这项法令也有一些问题。它重点关注海上检疫，而忽视了城市内部卫生事务。

---

① "An Act to Establish a Board of Health and Health Office, and to Prevent the Introduction of Malignant, Pestilential and Infectious Diseases into City of New Orleans," in Louisiana State Legislature, *Acts Passed at the Second Session of the Third Legislature of the State of Louisiana*, pp. 128, 130.

② "An Act to Establish a Board of Health and Health Office, and to Prevent the Introduction of Malignant, Pestilential and Infectious Diseases into City of New Orleans," in Louisiana State Legislature, *Acts Passed at the Second Session of the Third Legislature of the State of Louisiana*, p. 132.

总之，1818 年法令的检疫规定清楚明晰，如若付诸实践，应可以在某种程度上起到预防疾病输入之效。然而，该法令一通过，商业利益集团和不少医学界人士便大加挞伐，他们坚持"瘴气论"，认为黄热病乃是源自本地恶劣的卫生环境，严格检疫不仅无济于事，还会严重损害本地的商贸发展。面对强大的反对声音，这条法令执行不久便在 1819 年被废除。

第二个是 1821 年颁布的法令。1818 年法令在州议会通过之后不久就被废除，然而黄热病并未销声匿迹，仍时刻威胁着路易斯安那州，尤其是新奥尔良地区，成为悬在当地民众头上的一把利剑。在这种情况下，路易斯安那州议会再度着手制定相关卫生法令，阻止黄热病的输入。1821 年，路易斯安那州议会通过了《防止传染病输入的法案》。① 概言之，1821 年法令主要包括以下内容：

首先，它对新奥尔良卫生局的编制、职权做出细致规定。新成立的新奥尔良卫生局由 13 名成员构成，其中 5 人为市议员，新奥尔良市长担任卫生局主席。另外，卫生局可雇用工作人员，包括 1 名住院医生、1 名卫生官员、1 名检疫员、7 名卫生检查员等。住院医生与检疫员的工资相同，均为 800 美元，卫生官员 2500 美元，卫生检查员每天 2.5 美元。②

卫生局的职责主要有如下六项：一是 11 月 1 日至 6 月 1 日期间，卫生局成员每周开会一次，在其他时间，须每日见面交流。二是卫生局应在密西西比河沿岸，靠近圣菲力浦的区域购置面积为 10 英亩以内的土地，用于建造"检疫区"，并在"检疫区"内为卫生官员和病人建造住宅，为货物建仓库。三是卫生局应在城郊建立一家慈善医院，负责接收从城市转移过来的病人，为病人提供医疗照顾。医院的每间病房有人数限制，务必保证内部空气纯净，同时每 5 个病人配备 1 名护士。四是一旦证实某位外地人身染恶性疾病，卫生局须将此人第一时间送往慈善医院，同时对其城内临时住所展开烟熏，并清洗床上用品和衣物。五是从 5 月

---

① "An Act to Provide against the Introduction of Infectious Diseases," in Louisiana State Legislature, *Acts Passed at the First Session of the Fifth Legislature of the State of Louisiana*, New Orleans: J. C. De St. Romes, 1820, pp. 68 – 92.

② "An Act to Provide against the Introduction of Infectious Diseases," in Louisiana State Legislature, *Acts Passed at the First Session of the Fifth Legislature of the State of Louisiana*, pp. 70, 72, 88.

至 10 月，卫生局每日至少利用 2 份新奥尔良报纸，公布当地死亡病例，注明死者姓名、年龄、出生地、病亡原因等内容；在其他月份，每周公布一次。六是卫生局应制定相关条例，限制公寓、旅馆可容纳的房客人数，保证内部空气洁净，同时对违反规定者处以 50 美元以下的罚款。关于卫生局的权力，主要体现在两点：第一，卫生局有权在检疫区内制定相关条例，保护正常秩序和治安，对违反者处以 10 美元以下罚款，3 天以内监禁；第二，卫生局有权发布命令，要求商船、公寓，以及住宅的所有者移除危及城市健康的物品，清洁住宅、公寓或商船，清空厕所粪便，填埋污水坑，销毁被污染的床上用品或衣物。①

其次，法令明确阐述了卫生局工作人员的资格和职责。若要成为住院医生，须在本州定居超过 3 年，且具有医生执照。住院医生的工作包括：第一时间探访黄热病或其他传染病感染者，并向卫生局上报探访结果；检查抵港商船，并向卫生局报告检查结果。若想担任卫生官员，须在本州定居超过 2 年，且具有医生执照。卫生官员的职责如下：检查船员与乘客的健康状况；检查污秽的商船或被感染的商船，要求它们卸货，并对商船进行清洗；扣留须接受检疫的商船和人员，向其他商船发放通行证；探访检疫医院的病人；向卫生局报告违反检疫法规的行为。至于检疫员，他的入职条件是定居本州 2 年以上，他主要负责购买食品，管理物资，为检疫医院雇用护士、劳工等，卸货及清洗商船。卫生督导员，他须是新奥尔良市或周边的居民。他的责任是遵守卫生局的命令，检查房屋、庭院及商船，并有权把任何人逮捕、监禁或转送到医院或检疫区。②

最后，法令还特别关注检疫。它规定，不论何时，只要商船在航行途中出现黄热病等传染病的感染者或病死者，抑或卫生官员认为商船污秽不堪，那么商船、乘客和船员均要接受检疫，检疫期至少 15 天，货物也要彻底清洗，若抵港商船的出发地在它启程时正流行黄热病或其他传

---

① "An Act to Provide against the Introduction of Infectious Diseases," in Louisiana State Legislature, *Acts Passed at the First Session of the Fifth Legislature of the State of Louisiana*, pp. 72, 74, 76.

② "An Act to Provide against the Introduction of Infectious Diseases," in Louisiana State Legislature, *Acts Passed at the First Session of the Fifth Legislature of the State of Louisiana*, pp. 76, 78, 80.

染病，商船、乘客和船员须接受至少 10 天的检疫。而且，在 5 月 1 日至 11 月 1 日之间抵港的商船，凡来自西印度群岛或美洲大陆南纬 15 度至北纬 24 度之间的区域，都要接受为期 5 天的检疫。另外，不论何时，也不论商船来自何地，若是它装载大量腐败的兽皮或动植物，且卫生官员认为后者可能引发疾病，这些商船应在销毁或运走上述物品后，接受 10 天的检疫。①

从上述内容看，相较于 1818 年法令，1821 年法令表现出两个特点：一方面，它明晰了卫生局在城市卫生方面的职权，令卫生局的卫生治理行动有了法律依据；另一方面，该法令在检疫方面的规定相对宽松。按照 1818 年法令，抵达新奥尔良的商船基本上都要接受检疫，而 1821 年法令将检疫对象限于以下四类商船：一是航行途中有人染病或病死；二是启程地流行黄热病等传染病；三是特定时间内，来自特定地区；四是装载大量易于腐烂的兽皮或动植物。其实，这部法令不仅缩小了检疫的适用范围，而且对检疫时长作出了更加具体的规定，这进一步增加检疫工作的可操作性。

总体而言，1821 年法令既强调关注城市卫生，又不放弃检疫措施，某种程度上反映出美国社会关于黄热病病因的认知分歧。1821 年法令之所以呈现上述特点，追根溯源是受到商业利益集团的影响。严格检疫无疑会遭到非议，甚至反对，以至于难以在议会通过，即便有幸通过，也万难实行。1821 年法令即是明证，它的检疫规定已较为宽松，却仍不时为人指责。1823 年，路易斯安那州州长罗伯逊表示："本州望借重检疫之力，降低黄热病的流行概率。若它如竹篮打水，难见成效，而黄热病仍是不速之客，那我们应果断放弃，消除它为贸易带去的不赀之损。"② 同样是出于商业利益考虑，1825 年，路易斯安那州议会作废 1821 年检疫法令，新奥尔良卫生局也因此不复存在。

第三个法令是 1848 年通过颁布的。1847 年，新奥尔良再度暴发黄热病疫情，死亡人数超过 2000 人，这又一次促使路易斯安那州议会考虑在

---

① "An Act to Provide against the Introduction of Infectious Diseases," in Louisiana State Legislature, *Acts Passed at the First Session of the Fifth Legislature of the State of Louisiana*, pp. 82, 84.

② Gordon Earl Gillson, *The Louisiana State Board of Health: The Formative Years*, p. 38.

新奥尔良和杰斐逊郊区实行检疫，并最终于 1848 年通过了《建立新奥尔良卫生局的法令》（To Establish a Board of Health in and for the Parish of Orleans）。① 该法令全文共八款，主要规定了卫生局的构成、成员的职责与薪资、卫生局的权利与义务等内容。1848 年法令的某些规定颇具价值。比如在城市卫生方面，新奥尔良卫生局可规定民众在街道堆放排泄物或垃圾的时段，以及承包商清理街道卫生的时间，若有人违反规定，将处以不低于 20 美元，不高于 100 美元的罚款。在埋葬问题上，卫生局有权要求奥尔良教区几处墓地的教堂司事按规定汇报死者，若后者未及时汇报，将遭到惩处。同时，卫生局须每年度向市议会汇报城市卫生状况，并提出相关建议。除此之外，与上述 1818 年法令和 1821 年法令相比，1848 年法令可算得上是一种倒退。这主要表现在两点：第一，它未做出任何检疫规定，背离了立法初衷；第二，关于城市卫生的规定也较为粗略。1848 年法令的缺陷也预示着路易斯安那州和新奥尔良的卫生制度改革还将继续。

二　1853 年黄热病疫情与路易斯安那州卫生局的成立

　　1853 年，路易斯安那州出现有史以来最大规模的黄热病疫情，以新奥尔良最为严重。尽管美国医学界对黄热病病因的认知仍存在分歧，不过多数新奥尔良民众在疫情期间倡导和支持严格检疫，以此作为保证自身安全的重要措施。当时，有些报纸陆续发表不少文章，强调黄热病不是路易斯安那州的本土病，而是由外部输入。《新奥尔良公报》（New Orleans Bulletin）曾指出，不久前，民众认同新奥尔良医学院的看法，认为黄热病起源于城市内动植物和沼泽的腐败，但如今普遍认为这种疾病是西印度群岛的海港、城镇，以及美国热带海岸地区的本土病，具有传染性，可以通过黄热病感染者、被污染的住宅、商船或商品，向健康人群传播。② 除《新奥尔良公报》外，《新奥尔良铜币报》的不少文章也公开

---

① Louisiana State Legislature, *Acts Passed at the First Session of the Second Legislature of the State of Louisiana*, New Orleans: The office of the Louisiana Courier, 1848, pp. 110 – 111.

② *Yellow Fever; Its Causes and Consequences: A Series of Articles Published in the New Orleans Bulletin, during the Epidemic of 1853*, New Orleans: Picayune Office, 1855, pp. 6 – 7.

支持包括检疫在内的卫生措施。其中一篇文章表示："城市要建立和执行最严格、最有力的卫生措施，确保城市清洁和空气纯净，并竭力遏制本地产生的疾病。同时，我们要有一个富有智慧的、系统的检疫制度，防止瘟疫从外国输入，进而保护民众。对我们而言，这才是明智之举。"①上述言论表明，正是基于黄热病具有接触传染性的医学观点，支持严格检疫的呼声在疫情期间不断高涨。在这种背景下，《新奥尔良公报》甚至还刊发了一篇关于检疫方案的文章。它的具体内容如下：一是在杰克逊堡下游建立检疫站，站内兴建一所可容纳500名病人的医院和一座可容纳1000名健康者的建筑，并设置码头、仓库，以便安排来自疫区港口的货物，同时要为检疫官员提供住所和办公室；二是检疫贯穿全年，而且从5月1日到11月1日，来自热带港口的商船不得进入本城；三是还应在利戈莱特河入口处建立一个小型检疫站，在5月1日至11月1日期间实行检疫。② 这些检疫措施相对零散，缺乏系统性，不过它昭示了不少美国民众对检疫的认同，这也为随后的路易斯安那州卫生改革奠定了群众基础。

　　1853年黄热病疫情行将结束之时，新奥尔良临时卫生局任命了由六人组成的公共卫生联合委员会，负责调查疫情的相关情况。1854年初，该委员会提交了一份调查报告，主要有三点结论：首先，1853年黄热病的源头可追溯到5月17日抵达新奥尔良的船舶"奥古斯德"号。其次，黄热病总是沿着旅行路线、从河岸逐渐传播到内地。不论何时何地，只要一个病例出现，其他病例便接踵而至，因而黄热病具有传播性（Transportability）。最后，新奥尔良的地理位置特殊，距离海洋90英里，商船可通过巴尔兹河、湖泊和阿查法拉亚河抵达，是"所有造访路易斯安那州的流行病的焦点"。鉴于此，它至少需要3处检疫站，方可防范疾病从海上输入。除了上述结论外，联合委员会还从贸易角度强调预防黄热病再度流行的必要性。报告指出："若这段记忆被遗忘之前，流行病再度降临，它的繁荣便会立时受损。新奥尔良的有识之士和政府有责任与我们

---

① *New Orleans Picayune*, August 31, 1853. 转引自 Gordon Gillson, The Louisiana State Board of Health: The Formative Years, p. 81。

② *Yellow Fever: Its Causes and Consequences*, pp. 42 – 43.

一道，通过执行合适的卫生条例，帮助恢复被毁坏的声誉和健康。"[1] 可见，在联合委员会看来，即使是出于经济考量，也要采取卫生行动。至于实行何种卫生措施，委员会认为，与本地居民相比，不服水土的外地人更容易染上黄热病，有必要借助检疫工具，阻止外来移民在夏季入境，以免后者成为黄热病的"猎物"。[2]

1853 年疫情结束后，不少报刊仍继续疾呼实行严格检疫。1854 年 2 月 10 日，《新奥尔良蜜蜂报》刊文指出："黄热病乃是一种输入性疾病。既是从国外输入，便可通过合理的卫生措施加以预防，因此州政府有责任制定检疫法令，切实解决长期困扰公众的问题。"[3] 面对强烈的社会呼声，路易斯安那州众议院在 2 月 28 日通过一项决议，认同了检疫的必要性："密西西比河河谷的所有民众都对检疫深感兴趣，检疫应当在一定程度上成为州的一项政务。经路易斯安那州和州众议院决议，州议员要与州政府一道，竭力争取拨款，在新奥尔良市以南、密西西比河上的某个位置建立检疫站。"[4] 此时，设立检疫站成为普遍共识，但限于会议时长及议会内部的反对意见，州议会最终未能成功制定检疫立法。不过，既然检疫的重要性已得到充分关注，检疫立法自然是指日可待。

其实，早在 1853 年 10 月，新奥尔良临时卫生局设立卫生委员会，后者由新奥尔良市市长克罗西曼（Crossman）、巴顿、艾克森（Axson）、麦克尼尔（McMeil）、西蒙兹（Simonds）等六人组成，专门调查下列涉及黄热病疫情的问题：第一，黄热病的病因和传播方式；第二，污水和排水及其对健康的影响；第三，检疫的可行性和检疫对于遏制流行病的作用；第四，城市的卫生状况。卫生委员会就上述问题对路易斯安那州、邻州及黄热病传播区域的医生和民众展开问卷调查，耗时 3 个月。随后，委员会成员又前往曾暴发黄热病疫情的地区实地走访。1854 年 12 月，新奥尔良卫生委员会终于发布调查报告。这份报告的结论是，黄热病并非传染性疾病，只会在肮脏的环境中传播，同时疾病与贫穷、污秽和酗酒

---

① *Report of the Joint Committee on Public Health*，New Orleans：Emile La Sere，1854，p. 6.

② *Report of the Joint Committee on Public Health*，p. 4.

③ *New Orleans Bee*，February 10，1854. 转引自 Gordon Gillson，The Louisiana State Board of Health：The Formative Years，p. 87。

④ Gordon Gillson，The Louisiana State Board of Health：The Formative Years，p. 89.

之间存在紧密联系。它指出："贫穷、污秽、酗酒、不幸和犯罪是罪恶之源。疾病发源于此，随着晨风，可传播到天涯海角。不论它在哪里找到食物，都可定居当地，不断滋生。因此，在人口密集处，钟鸣鼎食之家和茅椽蓬牖之民一样会成为它的受害者。"① 基于上述认识，卫生委员会认为，通过制定和实施适当的卫生法令和警察条例，可以有效预防黄热病，令新奥尔良安然无恙。为此，报告提出以下改善城市卫生的建议：一是在每年 3 月至 11 月，利用河水冲洗街道；二是对庞恰特雷恩湖附近的沼泽和堤坝展开彻底排水；三是砍伐道路和公园以外的植被；四是用方形木块铺设城市人行道，并用水泥黏合；五是购买自来水厂，把供水管延伸至城市所有区域，并在公共广场建喷泉；六是在广场、街道植树；七是填充戈姆利盆地，以建广场；八是在城市各个地区建造排水沟；九是屠宰场迁离城市；十是合理安排厕所；十一是城内不得举行葬礼；十二是从 5 月 1 日到 10 月 15 日，不得翻动城市及郊区的表层土壤；十三是建立卫生机构，并在距市区 8 英里外设检疫站，作为前者的分支部门；十四是天气转暖后，检查城市每家每户的卫生，寻找致病源。② 显然，与公共卫生联合委员会将预防重点放在检疫措施不同，卫生委员会寄希望于通过改善城市内部卫生，来防止黄热病再度出现。

当然，这份报告受到不少攻讦。莫顿·道勒（Morton Dowler）对这份报告大加贬低。他直言："这是一本令人乏味的小册子，充斥着荒谬、铺张和自我吹嘘，创下了官方科学文献编年史上的先例。"③ 他认为，报告建议的卫生措施乃是基于未必正确的病因学说，而且实施上述卫生措施无疑会加重城市的财政负担，实非明智之举。同时，黄热病是一种地方性疾病，不具有传播性，故检疫难见成效。道勒的观点代表了那个时代不少民众的看法，反映出混乱的医学认知，是长期以来阻碍路易斯安那州制定有效卫生措施的重要障碍。

---

① New Orleans Sanitary Commission, *Report of the Sanitary Commission of New Orleans on the Epidemic Yellow Fever of 1853*, New Orleans: Picayune Office, 1854, p. 384.

② New Orleans Sanitary Commission, *Report of the Sanitary Commission of New Orleans on the Epidemic Yellow Fever of 1853*, p. 452.

③ City Council of New Orleans, "Review on the Report of the Sanitary Commission of New Orleans," *New Orleans Medical and Surgical Journal*, Vol. 11, 1854, pp. 525 – 526.

需要指出的是，当卫生委员会正进行卫生调查时，黄热病又一次降临路易斯安那州，这自然在当地引发要求展开卫生改革的浪潮，检疫和改善城市卫生等措施的必要性也进一步深入人心。1855 年 1 月，新奥尔良召开为期 6 天的南部商业大会，路易斯安那、田纳西、密西西比，以及阿肯色等州派代表与会。这次会议成立检疫委员会，以路易斯安那州的詹宁斯为主席，显示出商界对公共卫生的关注。会议期间，针对南方数州在过去两年遭受严重的黄热病疫情，该委员会提出一项决议，并得到大会采纳。决议指出，考虑到商业利益、联邦繁荣及人类苦难等因素，北纬 33 度以南的大西洋沿岸各州，以及远至格兰德河河口的墨西哥湾各州必须根据自身判断，温暖季节在海港实行严格检疫，到会各州就检疫问题应在本季度内尽早立法。再者，检疫特别委员会被授权向相关州议会或者受黄热病威胁的城镇介绍检疫的重要性。最后，请求联邦政府把杰克逊堡授权路易斯安那州或新奥尔良使用，以建立检疫。① 可见，商业团体显然已认识到黄热病对南部贸易的巨大潜在威胁，从长远来看，检疫利大于弊，故主张南部各州制定和执行严格检疫措施，这无疑进一步消解了路易斯安那州展开卫生立法的阻力。

到了 1855 年，不光是商业团体，多数民众也奉检疫为金科玉律。《巴吞鲁日民主先驱报》刊文指出："毋庸置疑，公众和立法机构普遍认为，检疫至少可作为预防本州连年暴发恶性瘟疫的手段之一。"②《新奥尔良铜币报》也发表了一篇类似主题的文章。作者表示："立法机关务必要关注和采纳的首要措施是实行检疫。对此，公众一致赞同。如今，即使资历最高、最坚决的检疫反对者也承认，在港口实行检疫是恰当之举，并同意把检疫付诸实践。"③ 这些报道表明，检疫已成为不少民众心中应对黄热病的"灵丹妙药"。

1855 年 3 月 15 日，路易斯安那州议会以参议院 14：7，众议院 55：18 的投票数通过了一项覆盖全州的公共卫生计划，即《为保护本州而制定

① J. D. B. De Bow, *De Bow's Review*, Vol. 18, 1855, p. 630.

② *Baton Rouge Democratic Advocate*, February 1, 1855. 转引自 Gordon Gillson, The Louisiana State Board of Health: The Formative Years, p. 102。

③ *New Orleans Picayune*, February 27, 1855. 转引自 Gordon Gillson, The Louisiana State Board of Health: The Formative Years, p. 102。

检疫措施的法案》。① 这项法案共有 29 款，主要对州卫生局和检疫两方面问题做出具体规定。具体分为四项内容。

一是设立州卫生局。州卫生局由 9 名本州公民组成，其中 3 人由新奥尔良市议会任命，另外 6 人经州参议院提名，由州长任命。州卫生局的权力主要包括：有权设置检疫区，以州的名义获取土地；有权制定不抵触本法令，且有助于实行检疫的条例；有权要求移除危害新奥尔良健康的有害物品；有权向本州的警察或治安官签发逮捕令，逮捕或驱逐违反本法令的人员；有权制定检疫区内维护秩序的规章，对违反规章者给予处罚；有权招募照顾病人的护理人员和执行检疫规定的工作人员。②

二是关于州卫生局成员的职责和薪酬。卫生局主席负责监督该州各检疫站的工作，有权在卫生局休会期间向警察或治安官发出逮捕令，并向州检察长报告违反本法令的行为，年薪为 2000 美元。司库的工作是记录州卫生局会议议程及付款凭证和支出费用，年薪 550 美元。检疫站住院医生的职责是检查抵港商船，收取检查费，每周向州卫生局秘书提交一份检查名单及所收款项，扣押来自疫区或载有黄热病、霍乱等疾病感染者的商船之上的货物和人员，年薪 5000 美元。卫生局秘书的任务是处理账务，包括把收入存进银行、保存账目等。

三是关于检疫规定。全州设立 3 所检疫站，分别建在里戈莱特（Rigclettes）、阿查法拉亚河及密西西比河上。若某地出现疫病，基于州卫生局的建议，州长应宣布其为疫区，凡来自疫区，抵达新奥尔良、里戈莱特检疫站或阿查法拉亚检疫站的商船都应接受检疫，并确定检疫天数。另外，若出现下列情形，将处以 2000 美元以下罚款或一年以内监禁：第一，拒绝或未在指定检疫点停泊；第二，拒绝或未接受医生检查，向官员提供必要信息，以确定是否应进行检疫；第三，检疫期内，

---

① "An Act to Establish Quarantine for the Protection of the State of Louisiana," in Joseph Jones, *Acts of the Legislature of Louisiana Establishing and Regulating Quarantine*, New Orleans: J. S. Rivers, 1880, pp. 1 – 8.

② "An Act to Establish Quarantine for the Protection of the State of Louisiana," in Joseph Jones, *Acts of the Legislature of Louisiana Establishing and Regulating Quarantine*, pp. 2 – 3.

未把商船停在检疫区。①

四是关于违反本法令的处罚措施。首先，不论商船类型，若船长违反本法令或卫生局制定的条例，则被视为轻罪，处以500美元以下罚款和一年以内监禁。其次，未经住院医生许可，不得擅自承运被检疫商船的货物、乘客，也不得从检疫区接送货物、旅客，否则处以2000美元以下罚款或监禁。再次，未经住院医生许可，任何人不得在检疫期登船，否则罚款50美元。最后，商船领航员应向所遇返航商船的船长提供一份本法令摘录，若违反法令，协助乘客或船员上岸，罚款100美元。②

总体而言，1855年法令的检疫规定相对模糊，远不如1818年法令和1821年法令规定得那么具体。不过，它也具有不少显著特点。首先，检疫不再仅着眼于新奥尔良，而是覆盖路易斯安那州。这主要表现在除新奥尔良的检疫站外，另设两个检疫站。其次，州卫生局获得了不少卫生行政权力。它不仅可以制定执行检疫的条例，也可以制定维护检疫区秩序的规章，并处罚违章行为，而且有权签发逮捕令。再次，路易斯安州的检疫权力得到强化。州政府很大程度上掌握着州卫生局的人事任命权，三分之二的州卫生局成员由州参议院提名，州长任命。最后，这部法案创设了美国首个州卫生局，对其他州无疑具有引领和示范作用，在美国公共卫生史上也具有重要意义。值得注意的是，如果说1855年路易斯安那州卫生局的成立为其他州树立了样板，那么1866年纽约大都市卫生局的创设无疑是向其他城市提供了一个榜样。

第二节　霍乱与1866年纽约大都市卫生局的创设

19世纪上半叶，纽约的城市公共卫生状况逐渐恶化，这不仅是源于城市人口快速增长，令城市基础设施不堪重负，而且与不完善的城市卫

① "An Act to Establish Quarantine for the Protection of the State of Louisiana," in Joseph Jones, *Acts of the Legislature of Louisiana Establishing and Regulating Quarantine*, p. 5.

② "An Act to Establish Quarantine for the Protection of the State of Louisiana," in Joseph Jones, *Acts of the Legislature of Louisiana Establishing and Regulating Quarantine*, p. 7.

生制度联系密切。恶劣的城市卫生状况为霍乱等传染病大肆流行提供了有利的社会环境。面对城市卫生困境，纽约市民协会大声疾呼展开卫生立法的必要性。在1865年欧洲霍乱疫情的触动下，纽约州终于通过了《1866年纽约大都市卫生法案》，创设了纽约大都市卫生局，成为美国第一家常设的地方卫生机构。

一 19世纪上半叶纽约的公共卫生概况

19世纪初，纽约的城市卫生整体较好，主要体现在住房条件上。此时，纽约尚未兴建公寓，民众的住宅宽敞舒适，甚至不少还附带花园和果园。优越的城市卫生自然而然会降低本地死亡率，减少疫病流行。纽约当时的人口死亡率是25‰左右。在1798年、1805年和1822年，纽约确实出现过黄热病疫情，不过规模有限，未酿成大流行。① 当然，纽约的城市卫生也具有诸多问题。简言之，纽约少有排水设施，饮水多来自井水，后者常为街道、马厩或厕所的污秽物所污染。另外，街道铺设和住宅建设有时会堵塞河道，造成大片地面渗水或积水。

随着城市化进程不断加快，纽约的城市卫生呈现恶化趋势。就住房而言，到了19世纪60年代，纽约人口高达100万，人口增长令住房供不应求，为实现利益最大化，土地所有者兴建大量廉价公寓，同时争取以最少的费用建造最多的房间，结果必然是出租公寓往往昏暗、不通风，且不宜居住，而贫困者为谋生计，不得不节衣缩食，租住其中。同时，作为人口增长的重要来源，外来移民通常属于贫穷阶层，多具有不良的卫生习惯。总之，人口膨胀，超出城市卫生基础设施的负荷，是造成纽约卫生环境恶化的重要原因。

除人口急速增长外，城市卫生日益严峻还要归咎于城市卫生制度尚未完善，难以应对城市化带来的卫生挑战。换言之，纽约缺少一个富有效率的专业卫生机构。1866年以前，纽约的城市公共卫生主要由4个部门共同负责。一是以市长和市议员为成员的临时卫生局，工作是应对夏季流行病。二是卫生委员。他们由市长、城市督察、港口卫生官员等人

---

① Israel Weinstein, "Eighty Years of Public Health in New York City," *Journal of Urban Health*, Vol. 77, No. 1, 2000, pp. 123 – 124.

员组成。三是住院医生。他们主要负责探访孤苦无依的病人。四是城市督察办公室。城市督察的年度可支配经费达到100万美元，职责包括清洁街道，收集生命统计数据，任命卫生督察员，维护城市公共卫生。① 在上述部门中，城市督察办公室是承担主要公共卫生职能的部门。一些称职负责的城市督察曾对改善纽约城市卫生出过力。1804年至1810年，约翰·平塔德（John Pintard）提出下列卫生建议：一是保证供水充足；二是建设污水渠；三是禁止城内掩埋尸体；四是禁止居住在地下室；五是增加贝尔维尤医院的床位；六是提供准确的死亡记录等。1838年，敦内尔（Dunnell）率先倡导出生登记制度。1842年，格里斯科姆详细考察了纽约城市卫生，提出不少相关建议。1845年，阿彻（Archer）要求设立专门的城市屠宰场和传染病医院，同时他成功制定条例，要求展开出生登记。1860年，德莱万（Delevan）敦促纽约限制廉价公寓的居住人数，并提倡儿童入学前需接种天花痘苗。② 尽管上述城市督察关注到城市公共卫生的重要性，但城市督察办公室总体上未能有效履行卫生职责。具体原因在于，它任人唯亲，腐败横行，督察员通常缺乏医学背景。对此，格里斯科姆直言："1845年以后，城市督察不是由医生，而是门外汉担任。作为督察助理，22名督察员竟无一人是医生，他们不愿承担卫生责任，更关注自身事业，他们分别是商店管理员、木匠、杂货商、室内装潢师等，除非市民投诉，否则根本不会检查卫生。"③ 由外行组成的卫生部门自然难以处理城市化带来的卫生问题，令本已恶化的城市卫生环境雪上加霜。

　　在上述因素的共同作用下，城市卫生状况江河日下，纽约逐渐也成为传染病流行的"巢穴"，尤其是霍乱。1832年霍乱疫情造成3500名纽约市民死亡。1834年，霍乱再次流行，近1000人死亡，1849年霍乱疫情带走了这座城市的5000余条生命，1854年霍乱疫情令2500人殒命，

---

① Stephen Smith, *The City That Was*, New York: Frank Allaben, 1911, pp. 166–167.

② Charles F. Bolduan, "Public Health in New York City: A Retrospect," *Bulletin of the New York Academy of Medicine*, Vol. 19, No. 6, 1943, p. 429.

③ John Griscom, "Improvements of the Public Health, and the Establishment of a Sanitary Police in the City of New York," *Transaction of Medical Society of State of New York*, 1857, p. 122.

1866 年霍乱疫情又夺走了 1137 条性命。① 与霍乱流行相伴出现的是，人口死亡率显著上升。1860 年至 1865 年期间，纽约人口的年均死亡率为 38‰，比正常值高出 23‰，1865 年纽约人口总数将近 100 万，按照上述死亡率计算，每年约 2.3 万人本可存活下来。② 疫病流行和人口死亡率剧增无疑会激起纽约民众对公共卫生的关注。

针对霍乱等传染病疫情频发，城市健康面临威胁，不少民众、媒体和机构公开呼吁变革城市的卫生制度。早在 1852 年，担任纽约医学院公共卫生委员会主席的格里斯科姆发表一份长篇报告，呼吁重组城市卫生部门。③ 不少报纸媒体也纷纷发声，要求改革城市公共卫生。1856 年 6 月 25 日，《每日时报》(Daily Times) 发表了一篇名为《当局正在谋杀我们的后代》的社论，强烈谴责了城市污水、垃圾，以及被丢弃的动物尸体散发的恶臭，并把高人口死亡率归咎于卫生官员的失职。④ 1857 年 11 月，纽约医学院任命的一个委员会，向市议会提交一份健康议案。作为该委员会主席的格里斯科姆撰写了一本 18 页的小册子，以争取民众支持。他在小册子中明确表示，自 1845 年以来，城市督察办公室日趋僵化，有必要建立一套高效的卫生制度，并呼吁州医学协会施以援手，协助制定相关法律。然而，这份卫生议案未得到重视。

19 世纪 50 年代，纽约的卫生改革呼吁少有实际成效，但较为清楚地表达了纽约民众的诉求，一度吸引了市政府的目光。1858 年 4 月 3 日，州参议院任命一个特别委员会，负责调查纽约市卫生部门或卫生法律的缺陷，并提出适用的卫生法律，以改进卫生部门的效率。基于参议院的要求，特别委员会对不少本地民众展开问卷调查，要求他们回答三个问题：第一，纽约市的人口死亡率是否高于美国和欧洲其他大城市。换言之，纽约市的健康状况是否不及美国和欧洲其他大城市。第二，若纽约市的人口死亡率确实高于美国和欧洲其他大城市，原因何在。第三，纽约人口死亡率过高的解决办法。根据 28 份反馈意见，特别委员会的结论

---

① Charles F. Bolduan, "Public Health in New York City: A Retrospect," pp. 424 – 425.

② Stephen Smith, The City That Was, p. 20.

③ John Duffy, A History of Public Health in New York City 1625 – 1866, p. 542.

④ Daily Times, June 25, 1856.

是，纽约的死亡率确实高于美国和欧洲其他大城市，主要原因在于三个方面：第一，住房拥挤，结构失当，光线不足，通风不良。第二，城市卫生环境恶劣。具体而言，排水设施不足，致使污水横流，且饮食质量不合格。第三，现行法令执行乏力，缺乏一个具有组织性的、高效的卫生警察制度。鉴于上述结论，该委员会坦言，城市督察办公室未能有效执行地方卫生法规，州政府应迅速改革卫生部门，另立一个独立的卫生部门。[①] 随后，它向参议院提交了一份卫生法案，尽管该法案在参议院以21 票对4 票的绝对优势获得通过，但州众议院未取得多数，卫生法案再次流产。

尽管卫生立法遭遇挫折，卫生改革的必要性已经根植于不少民众的脑海之中。这也清楚地反映在1860 年纽约改善穷人状况协会的年报当中。这份年报写道："慈善人士致力于提高贫困者道德品质时，没有充分认识到卫生改革的重要性。……卫生改革是其他大多数改革的基石，若不想慈善事业遭遇失败，就不能忽视卫生改革。"[②] 既然卫生改革的重要性已为人所熟知，纽约卫生改革的开展便是或早或晚之事。

美国内战的爆发虽在预料之中，但转移了民众的注意力，使得纽约的卫生改革运动陷入低潮。当然，格里斯科姆等人仍在继续发声。1861年11 月14 日，纽约卫生协会举行了一场民众集会，格里斯科姆在会上指出纽约卫生改革面临的困难。在格里斯科姆看来，民众漠视和政治贿赂是妨碍卫生立法的重要原因。[③] 他甚至还指控城市督察办公室曾筹集3 万美元，专门用于阻止1860 年州议会通过卫生法案。[④]

当然，内战期间也孕育着有助于纽约卫生改革的因素：一是1863 年4 月3 日通过《城市宪章》修正案。它将市长任期由4 年缩短到2 年，且州长有权免去市长职位，这无疑削弱了市长权力，很大程度上也减轻了

---

① *Report of the Select Committee Appointed to Investigate the Health Department of the City of New York*, pp. 3, 8.

② New York Association for Improving the Condition of the Poor, *The Seventeenth Annual Report of the New York Association for Improving the Condition of the Poor For the Year 1860*, New York: John F. Trow, 1860, pp. 64 – 65.

③ John Griscom, *Sanitary Legislation*, *Past and Future*, New York: Edmund Jones, 1861, pp. 3 – 4.

④ John Griscom, *Sanitary Legislation*, *Past and Future*, p. 6.

市政府对卫生改革的阻力。二是同年 7 月的"征兵暴动"促使不少人认识到，相较于社会革命，社会福利的成本和代价要小得多。① 不过，纽约公共卫生改革若要取得真正进展，还须等到内战结束。

二 1866 年霍乱疫情与纽约大都市卫生局的创设

19 世纪 60 年代，作为一股新兴的力量，纽约市民协会开始积极投身本地的公共卫生改革运动。纽约市民协会成立于 1863 年底，成员有 100 多人。当时，纽约市政控制在政客威廉·特威德（William Tweed）之手，而市民协会的目标正是改革市政部门，推动相关立法，消除政治恩惠和腐败盛行的局面，打破政治机器对市政的控制。卫生机构改革便是市民协会关注的重点问题之一。市民协会秘书纳坦尼尔·桑兹（Nathaniel Sands）曾是纽约卫生协会成员，对卫生立法一再流产深感失望。根据他的建议，市民协会成立卫生委员会和法律委员会，负责关注城市卫生事务。前者由约瑟夫·史密斯领导，成员包括瓦伦丁·莫特（Valentine Mott）、詹姆斯·伍德（James Wood）、约翰·德雷柏（John Draper）、威拉德·帕克（Willard Parker）、艾萨克·泰勒（Isaac Taylor）等医生。后者由多鲁南·伊顿（Dorunan B. Eaton）负责，成员有威廉·埃弗茨（William Everts）、查尔斯·特雷西（Charles Tracy）等人。

1864 年初，市民协会向纽约州议会提交一份卫生法案，不过该法案再一次因城市督察办公室的极力阻挠而未得通过，在法案听证会上，城市督察及属下官员矢口否认市民协会代表对纽约卫生环境的指控。5 月，市民协会挑选了一批能力出众的医生，彻底检查城市卫生，目的在于搜集充分可靠的证据，为下次立法准备。为了更好地完成卫生检查工作，市民协会还专门成立了一个以史密斯为主席的组织。

市民协会把城市分为 31 个区域，每个区域由一人挨家挨户地检查。住宅内部卫生是检查重点，检查员还务必关注以下问题：一是住宅容纳的人数；二是室内的供水和排水；三是厕所的方位和卫生状况；四是室内垃圾处理；五是内外通风；六是地下室卫生状况。另外，记录传染病是卫生检查的另一个重点事务。若检查员发现天花、麻疹、猩红热等疾

---

① 详见 John Duffy, *A History of Public Health in New York City 1625 – 1866*, pp. 551 – 553。

病，须第一时间汇报。这份报告需呈现以下内容：第一，追踪和记录病人的病史；第二，查明接触病人的家属和其他人，并记录病因；第三，报告病人住处的卫生状况；第四，汇报该住处其他居民的情况；第五，阐明邻近区域及其民众的卫生状况；第六，绘制病人住处、街区或地区的地图。① 从上述内容来看，这无疑是一次彻底全面的卫生检查。

卫生检查始于 1864 年夏，年底结束。31 名检查员的报告汇成 17 卷，后经市民协会秘书哈里斯的编辑，最终以 500 多页篇幅呈现。这份报告主要从三个方面揭示纽约卫生的问题。首先，不少街道堆积各类垃圾；其次，贫困人口的住房环境恶劣，他们要么住在地下室，要么住在廉价公寓，这些住宅空间狭小，光线昏暗，通风不良；最后，多数厕所位于出租房旁，且很少与下水道相连，经常溢出。

其实，1864 年市民协会的卫生检查报告不仅展示了纽约进行卫生立法的必要性，而且成为 1865 年卫生立法听证会上被援引的重要证据。1865 年 2 月，市民协会向州议会提交了一份全新的卫生法案。在听证会上，史密斯和伊顿相继发言。史密斯引述市民协会卫生检查报告的内容，提出纽约卫生环境恶劣的证据，并展示了相关照片，进而阐述了通过新卫生法案的必要性。同时，他还简要陈述了这项卫生法案的四点内容：第一，城市卫生机构应该不受政治因素的影响，尤其摆脱党派控制；第二，城市卫生机构应具备执行力和医学背景，成员由经验丰富的行政人员和技艺高超的医生组成；第三，具有医学背景的人员充当卫生机构的检查员，散布城中各处，探查疾病，调查病因、疾病传播途径，以及预防措施；第四，卫生机构应与警察紧密协作，警察可迅速和有效地执行卫生机构的命令。②

不同于史密斯，伊顿通过强调现有卫生机构的弊病，阐释了设立新卫生机构的意义。他指出，纽约本可成为世界上最健康的城市，实际却远比不上伦敦、费城或波士顿。追根溯源，这主要源于两点原因：一是具备卫生行政权力的城市机构身兼多职，更多地将精力放在其他事务上。同时，人事也多出自政治恩惠，成员通常难以胜任卫生事务。二是卫生

① Stephen Smith, *The City That Was*, pp. 53 – 55.

② Stephen Smith, *The City That Was*, p. 151.

行政权力分散，增加了执行卫生法令的难度。① 针对上述情况，他认为，州议会有必要通过新卫生法案，建立新的卫生机构，以便有效执行城市卫生条例，进而解决纽约的卫生弊病。史密斯和伊顿的看法有理有节，即使城市督察办公室的代表也不得不承认，纽约确实存在严重的卫生问题，他们反对卫生立法的理由由此不攻自破。不过，这些代表为拖延时间，要求再举行一场听证会，讨论市民协会提出的卫生检查报告。随后，他们又一次运用城市督察办公室掌握的政治资源和巨额经费挫败了这项法案。

尽管 1865 年卫生立法未能通过，市民协会的卫生检查报告却在纽约社会产生了不小的反响，纽约卫生机构改革也成为越来越多本地民众的共同主张。正如不少学者所言，流行病是卫生改革最有力的推动者。1865 年底，欧洲的霍乱疫情为 1866 年纽约卫生法案的通过提供了天赐良机。面对霍乱威胁，现有卫生机构无力应对的危险局面，以安德鲁·怀特（Andrew White）为代表的参议员致力于设立一个富有效率的常设卫生机构。在他们的共同努力下，1866 年 2 月 26 日，纽约州议会通过《为保护生命健康、预防疾病传播，而建立大都市卫生区和卫生局的法案》（以下简称《1866 年纽约大都市卫生法案》）。② 根据法案成立的纽约大都市卫生局具有以下两个突出特点：

第一，大都市卫生局在一定程度上摆脱了纽约市政的控制，成为常设的卫生机构。19 世纪中期以前，市政府有权任免卫生官员。50 年代前后，坦慕尼协会领袖特威德把持市政，卫生部门遂受党派控制，沦为政治附庸，成为腐败的重灾区。《1866 年纽约大都市卫生法案》很大程度上缓解了这种局面。它决定把纽约市、布鲁克林等地区合并为大都市卫生区，与大都市治安区重合，并将主管大都市卫生区相关事务的纽约大都市卫生局纳入州的管辖之下。至于大都市卫生局成员的任免，法案规定经参议院提名，卫生局成员由州长任命，州长也可根据官员任免法律，

---

① D. B. Eaton, *Metropolitan Health Bill: Remarks at a Joint Meeting of the Committees of the Senate and Assembly*, *Albany*, *February 2d*, *1865*, New York: George F. Nesbitt and Company, 1865, pp. 6 - 7.

② New York State Legislature, *Laws of the State of New York Passed at the Eighty-Ninth Session of the Legislature*, Vol. 1, Albany: Lewis and Goodwin, 1866, pp. 114 - 144.

可随时把卫生局成员免职。另外，按照法案规定，大都市卫生局还必须向州长述职。每年12月的第一个星期一，它有义务向州长做书面汇报，报告内容包括本地卫生状况和卫生前景、过去一年出生、死亡及婚姻的统计数字、关于立法措施或预防措施的建议、卫生局制定的卫生条例和规章，以及财务状况。新的卫生分区、新的任免方式，以及新的述职方式可以有效地规避纽约市政府对大都市卫生局的干扰和影响。

第二，纽约大都市卫生局获得了较为强大的卫生行政权力。首先，它成为处理大都市卫生区公共卫生事务最主要的部门。《1866年纽约大都市卫生法案》废除了城市督察办公室和其他管理公共卫生的部门，将其卫生职权转交大都市卫生局。另外还把曾授予纽约或布鲁克林等地卫生局、纽约市长、市议会委员会主席、住院医生、卫生委员的卫生职权也交给大都市卫生局。其次，它获得了制定和执行卫生条例的权力。根据法案规定，大都市卫生局可颁布与本法令协调，且不与州宪法或法令冲突的条例和规章。同时，大都市卫生局可根据实际情况，利用本部门人员执行其发布的卫生命令。最后，警察局不仅是大都市卫生局的协作者，也成为执行其命令的重要力量。按照法案的规定，一方面，大都市卫生局若认为本地的任何建筑、车辆、商船、下水道、地面等有害健康，可下令对它们展开清洗、消毒；若认为大街小巷或水源处的物质威胁民众健康，可下令将其迅速移走，警察有责任执行卫生局的命令。另一方面，大都市警察局有责任就威胁民众健康的事宜向大都市卫生局提出建议，定期向大都市卫生局报告违反卫生法的行为。强大的卫生行政权力是大都市卫生局有效执行公共卫生措施的重要保证。

总体而言，《1866年纽约大都市卫生法案》具有十分重要的意义和影响。著名公共卫生学者罗森指出："《1866年纽约大都市卫生法案》的通过是纽约和整个美国公共卫生史上的重大胜利和转折点。……事实上，它提供了一个稳定的行政基础，使得新科学知识更加顺利地运用于公共卫生实践。正是纽约率先在美国奠定基石，为其他城市树立了榜样。"[①]美国学者格特·布里格（Gert H. Briege）则从更广阔的视野考察这项法案。他把法案的影响归纳为三点：一是作为重要的立法改革，它是反腐

---

① George Rosen, *A History of Public Health*, p. 247.

的重要举措；二是作为美国第一个综合性的卫生立法，成为许多地方和州卫生立法的样板；三是这项法案创立了一个真正由医疗人员负责的卫生机构，提升了医生和整个医学界的地位，改善了医生的形象。[①] 尽管两位学者从不同角度考察《1866 年纽约大都市卫生法案》的影响，他们都清楚地认识到它对于后来其他地区公共卫生改革的意义，这是毋庸置疑的。

黄热病和霍乱对州、地方卫生制度革新产生了很大的触动作用。实际上，它们对卫生制度的推动不仅仅局限于州和地方层面，甚至对联邦卫生制度也产生了不小的影响，这主要体现在早期联邦的检疫立法上。

第三节　黄热病、霍乱与联邦检疫立法

美国建国初期，按照联邦二元体制，包括检疫在内的卫生事务多属于州和地方政府的职责，联邦政府无权涉足。不过随着黄热病和霍乱频繁流行于各地，造成严重的负面影响，而州和地方政府往往各行其是，未能有效应对它们的挑战，凸显出联邦政府在协调防疫行动中的意义。在这种背景下，联邦政府先后多次展开检疫立法，不断强化自身的检疫权力，最终成为检疫事务的重要执行者。

一　美国早期的联邦检疫立法

殖民地时期，北美大陆已经出现了检疫法令。1647 年，马萨诸塞湾殖民地制定了北美殖民地的第一份检疫法律，对来自巴巴多斯的商船实施检疫，以防止鼠疫的输入。1700 年，宾夕法尼亚殖民地颁布《预防携带传染性疾病的商船进入辖区》（An Act to Prevent Sickly Vessels Coming into the Government）的法律。1712 年 6 月 7 日，卡罗来纳殖民地的查尔斯顿市通过了一项名为《更有效地预防传染病传播，任命卫生官员》（An Act for the More Effectual Preventing of the Spread of Contagious Distempers, and the Appointment of a Health Officer）的法律，要求任命一名卫生

---

① Gert H. Brieger, "Sanitary Reform in New York City: Stephen Smith and the Passage of the Metropolitan Health Bill," pp. 428 – 429.

官员，负责把船上病人送往传染病院，并扣押出现特定疾病的商船，处罚违反规定的行为。1754 年，纽约市实行了一项特殊的检疫措施，对抵达纽约港的乘客和水手征税，利用这笔税收建立检疫医院，以应对频繁爆发的黄热病疫情。[1] 从上述法令的立法主体来看，殖民地和城市均有权制定和执行检疫法令。

　　美国立国初期，黄热病频繁流行于纽约、费城等重要城市，严重威胁民众生命，同时也暴露出州检疫法令的不少缺陷。针对这种情况，联邦政府陆续制定了几项检疫法令。1794 年，国会同意马里兰州在 1793 年 12 月 28 日通过的一项法律，内容是在巴尔的摩港口任命一名卫生官员。[2] 1796 年的黄热病疫情令民众开始意识到联邦政府介入检疫事务的必要性。同年，一项议案提交国会，要求授予总统制定和执行检疫的权力。[3] 对于这项议案，国会出现分歧，争论的焦点在于检疫权究竟属于联邦还是各州。当时，联邦党人主张建立强有力的中央政府，支持检疫由联邦负责；民主共和党人坚定地倡导州权，支持州政府肩负检疫职责。1796 年，众议院由 56 名民主共和党人和 49 名联邦党人组成，前者输掉了这场争论，最终在 5 月 27 日通过了《关于检疫的法令》。它规定，美国总统有权命令海关官员、要塞官员和缉私船官员协助实施检疫，并以其认为必要的方式执行各州的卫生法令。[4] 这项法令很大程度上划定了联邦检疫权的适用范围，即联邦政府不过是州执行检疫的协助者。此外，这项法令也没有为联邦协助执行检疫提供必要经费。随后，美国最高法院确认了 1796 年法令将检疫权力授予各州的做法。1824 年，最高法院首席大法官约翰·马歇尔（John Marshall）就吉本斯诉奥格登案（Gibbons v. Ogden）做出判决。判决指出，检疫法等各类卫生立法不是宪法赋予联邦的权力，应属于各州，同时制定检疫法令的法理并非来自规范贸易的权力，后者是宪法明确赋予联邦的权力，若州的检疫法令与联邦政府管理贸易的法律冲突，国会可限制前者。不过，这项判决也留有余地，强调联邦政府

[1]　Ralph Chester Williams, *The United States Public Health Service, 1798 – 1950*, pp. 65 – 67.

[2]　Ralph Chester Williams, *The United States Public Health Service, 1798 – 1950*, p. 68.

[3]　Edwin Maxey, "Federal Quarantine Laws," p. 618.

[4]　"An Act Relative to Quarantine," in Richard Peters, *The Public Statutes at Large of the United States of America*, Vol. 1, Boston: Charles C. Little and James Brown, 1850, p. 474.

若要获得检疫立法权，必须是出于国家利益的考量。①

　　1798 年制定的《救济生病和残疾水手的法令》不关涉当时频繁出现的黄热病疫情，但与此后的联邦检疫立法关系密切。② 按照这项法令，不论从事海外贸易，抑或沿海贸易的美国商船，船长必须向海关官员上报雇佣的水手数量，同时如实按照水手数量，按人头每月向海关官员缴纳20 美分，收缴的款项用于在港口建立医院，为生病和残疾水手提供医疗照顾和生活救济。为了更好地管理各港口经费、各港口医院，向生病和残疾水手提供住宿，该法令还要求成立海洋医院服务局。显然，这项法令的意图是通过向水手征税，以筹得为美国水手提供医疗照顾的资金。从传染病预防的角度而言，该法令还有另外两项重要意义：一是它授权成立了海洋医院服务局。这一机构的权力日趋扩大，逐渐承担起执行检疫法令和预防传染病输入的职能。二是向生病水手提供医疗照顾，自然也覆盖到被传染病感染的水手，这在某种程度上有助于预防传染病的输入。

　　18 世纪末，联邦政府的最后一项重要检疫立法是 1799 年 2 月 25 日通过的《关于检疫和卫生法的法令》。③ 这项法令主要涵盖五大内容：第一，美国的海关官员、缉私船船员、海岸要塞的军官必须遵守州检疫法令。同时，根据财政部部长的指令，上述官员还有协助执行州检疫法令的义务。第二，未经国会同意，任何州不得征收吨位税或进口税。这一规定旨在避免各州以执行检疫、保护公共卫生为名，行贸易保护主义之实。第三，财政部部长有权改变或废除关于船舶、货物的入港及报关的其他规定。第四，根据美国总统的指令，设立码头，建造仓库，用以接收被检疫商船卸载的货物。第五，面对传染病疫情，海关官员、罪犯、政府公职人员、法院均可迁往安全之地。上述法令内容表明，联邦确实在想方设法协助各州执行检疫，同时又不甘仅充当检疫协助者的角色，

---

　　① Carleton B. Chapman and John M. Talmadge, "Historical and Political Background of Federal Health Care Legislation," *Law and Contemporary Problems*, Vol. 35, No. 2, 1970, p. 336.

　　② "An Act for the Relief of Sick and Disabled Seamen," in Richard Peters, *The Public Statutes at Large of the United States of America*, Vol. 1, p. 605.

　　③ "An Act Respecting Quarantines and Health Laws," in Richard Peters, *The Public Statutes at Large of the United States of America*, Vol. 1, p. 619.

试图在州检疫法令的基础上，提出补充规定。

19 世纪期间，美国多次出现霍乱疫情，联邦政府没有袖手旁观。1832 年 7 月 13 日，美国国会通过的《实施检疫规定的法令》规定："若财政部部长认为，缉私船、巡逻船或海关官员不足以协助执行检疫与卫生法律，可在其认为必要的情况下，雇用额外的巡逻船和海关官员。巡逻船的规格由财政部部长决定。"① 1866 年 3 月 24 日，美国国会通过一项联合决议，授权战争部长和海军部长在美国港口部署船只，供检疫人员使用。② 如果说上述法令反映出联邦协助各州实施检疫的力度不断加大，那么 1866 年 5 月 26 日法令则真正预示着联邦检疫权力的强化。③ 这项法令不仅授权财政部部长在不违背州检疫法令的前提下，制定检疫条例，而且以经费拨款的做法，保证联邦执行检疫的效率，两者无疑增强了联邦的检疫权。

二 19 世纪 70 年代的联邦检疫立法

19 世纪中期，黄热病的流行在美国南部呈现愈演愈烈之势。当时，南部各州在检疫的时长、程序，以及松紧程度等方面差别很大。不少人逐渐认识到，倘若缺乏统一的全国检疫制度，只要一地没有及时有效地实施检疫措施，其他地区的检疫价值也会受到严重影响，甚至会令阻止黄热病等疾病传播的努力几无成效。1870 年 6 月，国会派遣军队医疗官员走访大西洋和海湾各州的主要城市，考察联邦究竟实行何种检疫制度既可以阻止黄热病传播，又不会引起各州反对。哈维·布朗（Harvey Brown）受命展开调查。通过实地调查，他指出，若要有效阻止疾病输入，有必要建立一个适用于全国的检疫制度，取代五花八门的地方检疫

① "Act to Enforce Quarantine Regulations," in Richard Peters, *The Public Statutes at Large of the United States of America*, Vol. 4, pp. 577 – 578.

② "Joint Resolution Authorizing the Secretaries of War and Navy to Place Hulks and Vessels at the Disposal of the Commissioners of Quarantine, or Other Proper Authorities, at Ports of the United States, for One Year," in George P. Sanger, *The Statutes at Large, Treaties, and Proclamations of the United States of America*, Vol. 14, Boston: Little, Brown, and Company, 1868, Vol. 14, p. 351.

③ "Joint Resolution Respecting Quarantine and Health Laws," in George p. Sanger, *The Statutes at Large, Treaties, and Proclamations of the United States of America*, Vol. 14, Boston: Little, Brown, and Company, 1868, p. 357.

法令。① 基于哈维的观点，1872 年 12 月，考克斯（Cox）向国会提交了一份议案，率先提出设立一个由内政部领导的国家卫生署，机构首脑被称为署长（Commissioner）。主要负责收集所有与卫生科学有关的资料，并有权任命工作人员。然而，公共卫生专家认为它不合时宜，可能导致任人唯亲，与预期目的背道而驰。由于它未得到多数议员支持，又遭到美国公共卫生协会的强烈反对，最终被束之高阁。尽管考克斯的主张暂未实现，但毕竟拉开了寻求设立联邦卫生机构的序幕，此后在黄热病疫情的触动下，推动建立联邦卫生机构的努力从未停止。

1873 年南部的黄热病疫情再次唤起了不少有识之士对全国检疫制度的拥护。当年，阿拉巴马州议员布隆伯格（Blumberg）提出了一项国家检疫法案。该法案规定，陆军军医局局长、海军军医局局长和海洋医院服务局主管组成一个委员会，有权制定和执行检疫条例。不过，这项法案很快遭到冷遇。瑟曼（Thurman）是反对议案者的典型代表，他的观点也反映出多数反对者的看法。他指出："沿海各州，以及临大湖各州均有警察条例和检疫法令，以保护民众远离危险，阻止载有传染病感染者的商船驶入港口；最高法院早已将制定卫生法令的权力判归各州。……如果各州有权制定这些法令，联邦亦然，那么州与联邦之间容易出现关于管辖权的冲突。"② 可见，州权与联邦权力的矛盾是妨碍法案通过的重要原因。值得注意的是，这对矛盾不仅是长期以来限制联邦检疫权力扩张的主要因素，同时还将继续影响后来的联邦检疫立法。

1877 年夏，美国南部的不少地区出现黄热病流行，令联邦的检疫立法取得了初步进展。1878 年 4 月 29 日，美国国会通过了《预防接触传染病或传染病输入美国的法案》。③ 这项法案主要从三个方面强化了联邦的检疫权力。第一，海洋医院服务局被授权专门负责联邦检疫工作，成为汇总外国港口和抵港商船卫生状况的信息中心。第二款规定，不论何时，

---

① Edwin Maxey, "Federal Quarantine Laws," pp. 622 – 623.

② John S. Billings, *The National Board of Health and the National Quarantine*, Philadelphia: Collins Printers, 1880, pp. 6 – 7.

③ "An Act to Prevent the Introduction of Contagious or Infectious Diseases into the United States," in United States Department of State, *The Statutes at Large of the United States of America*, Vol. 20, Washington, D. C.: U. S. Government Printing Office, 1879, pp. 37 – 38.

凡传染病和接触传染病在某国或某国港口出现，抑或前往美国的商船，来自疫区港口或者承运来自的货物或乘客，当地港口及其所在地区的美国领事或代表应立即将有关情况通知海洋医院服务局主管，详细交代商船的名称、离港日期和目的港，同时应向目的港的卫生官员发出提醒。美国领事官员应每周向海洋医院服务局报告所在地区及其港口的卫生状况。第四款规定，一旦得知任何商船、货物或乘客从疫区前往美国港口，海洋医院服务局主管应立即通知相关州、市和联邦官员，或目的港的官员；主管应准备并向海洋医院服务局卫生官员、海关官员、州和市卫生官员下发领事卫生周报摘要。这样，海洋医院服务局也成为向各州提供卫生信息、协调各州检疫工作的重要机构。第二，海洋医院服务局的检疫职能。第二款规定，在财政部部长的指令下，海洋医院服务局主管有权执行本法令，并为此制定必要的条例。不过，所有条例须经总统批准，且不得与州或地方的卫生检疫法令冲突。第三款规定，海洋医院服务局卫生官员和海关官员务必协助执行上述国家检疫法令。根据上述两款的规定，海洋医院服务局不仅可制定检疫条例，而且与海关官员一道，成为国家检疫法令的执行者。第三，利用州和地方的卫生官员执行联邦检疫法令。第五款强调，在州和地方所辖港口，州或地方的检疫官员可被授权作为国家检疫官员，拥有后者的检疫权力，但不得从联邦获得工资或报酬。在其他港口，若财政部部长认为有必要实行检疫，海洋医院服务局的卫生官员应当执行检疫法令。这种做法间接地把联邦检疫法令运用于各州的港口。总体而言，1878 年联邦检疫法在上述三个方面继续强化了联邦的检疫权力。

1878 年夏，密西西比河流域暴发的黄热病疫情，进一步促使联邦展开卫生机构的改革。与以往黄热病流行不同，这次疫情不再局限于南部沿海城市，而是蔓延到密西西比河流域的数百城镇。在这场疫情的刺激下，全国范围内加强联邦检疫权力的呼声此起彼伏。总统海斯在 1878 年的年度咨文里也坦言：

> 对瘟疫的恐惧唤起了民众对国家卫生管理机构的支持。这个机构不仅负责检疫工作，还有权在瘟疫流行期间对国内贸易展开卫生检查，同时它还是州和地方卫生部门的顾问，有权处理威胁公共卫

生或州和地方当局无法管理的事务。1878 年 4 月 29 日通过的《国家检疫法》是朝着这个方向迈出的一步，但通过时间太晚，以至上季度未能付诸实施。有必要采取诸如检疫等有效措施，以保护海港和本国免受黄热病和其他流行病的侵扰，建议国会尽早认真考虑这个问题。①

可见，受 1878 年黄热病疫情的影响，连美国总统也认为提升联邦卫生管理机构的权力刻不容缓。

为了回应总统的呼吁和民众诉求，参议院和众议院分别成立流行病委员会，专门调查研究如何预防流行病。12 月 18 日，上述两个委员会举行联合会议，决定任命一个专家委员会，负责具体调查工作，并向后者拨出 5 万美元的调查经费。专家委员会由 11 人组成，海洋医院服务局主管任主席，其他成员包括比米斯（Bemiss）、科克伦（Cochran）、哈迪（Hardee）等。这项调查工作主要关注以下方面：一是黄热病的起源、病因及病症。具体而言，它究竟是美国的本土病还是从外国输入？二是黄热病传播的高发季节及满足其传播的空气状况。三是阻止黄热病从外国输入的办法；四是一旦输入美国，防止进一步扩散的办法。五是本年度黄热病病亡者总数及由此产生的经济损失。② 经过为期一个多月的调查，1879 年 1 月 30 日，专家委员会将调查报告上报参众两院的流行病委员会。报告指出，从 1693 年到 1878 年，美国有 88 个年份曾出现黄热病疫情，确凿证据显示 77 个年份里流行的黄热病为外部输入。同时，没有任何证据表明，这种疾病源自美国本土。③ 这份报告还提出了一个可以有效防止传染病输入的检疫之法。一方面，向外国港口派驻卫生官员；另一方面，联邦政府有权管理国内检疫站和州际贸易中的人员物资流动。另外，为最大程度地实现检疫效果，设立一个专门负责的联邦卫生部门必

---

① James Daniel Richardson, *A Compilation of the Messages and Papers of the Presidents*, Vol. 10, pp. 4444 – 4445.

② The Board of Experts, *Proceedings of the Board of Experts Authorized by Congress to Investigate the Yellow Fever Epidemic of 1878*, 1878, p. 5.

③ The Board of Experts, *Conclusions of the Board of Experts Authorized by Congress to Investigate the Yellow Fever Epidemic of 1878*, Washington, D. C. : Judd and Detweiler, 1879, pp. 13 – 14.

不可少。①

其实，专家委员会呈报调查结果前，几份关于成立国家检疫机构的议案已经提交国会。1878 年 12 月 10 日，密西西比州参议员拉马尔（Lamar）提出一项议案，主张成立国家卫生署，承担海洋医院服务局的职能，监管全国检疫和卫生事务，收集公共卫生方面的信息，机构首脑为卫生主管（Director General of Health），他须是内阁成员，由总统任命。②显而易见，这项议案旨在把检疫权力收归联邦。因此，这项议案一经提交，州权捍卫者的反对声随之而来。其中，美国公共卫生协会反对呼声最为强烈。在它看来，检疫事务最好由州或地方自行处理。1879 年 1 月初，公共卫生协会立法常务委员会向国会提交了一份备忘录，认为拉马尔提出的议案绝不可行。它指出："在我们看来，目前美国公共卫生和卫生科学的真正利益面临巨大危险，不管是作为个人，还是学术团体成员，专业人士和科学家在阻止当前立法的问题上责无旁贷，它尚不成熟，且隐匿危险。我们相信，若立法者洞悉这一问题，绝大多数会表示反对。"③ 随后，公共卫生协会立法常务委员会起草了一份弱化国家卫生机构的议案。1879 年 1 月 21 日，公共卫生协会的议案被提交参议院。不过，不管是拉马尔的议案还是公共卫生协会的议案，均未在国会获得通过。

2 月 7 日，哈里斯代表流行病委员会向参议院汇报了专家委员会的调查结果。次日，他提出了一项名为《阻止传染病输入美国，建立公共卫生署》的议案。2 月 17 日，哈里斯议案被提交众议院。这份议案的主要内容如下：第一，对来自疫区港口、前往美国港口的商船、货物、乘客及船员实施卫生检查，必要时扣留，并展开消毒；第二，建立卫生署，下设由 7 名成员组成的卫生局，成员包括陆军军医局局长和海军军医局局长；第三，撤销海洋医院服务局，由卫生署承担它的职能，并负责获取外国港口的卫生信息。同时，卫生署有权制定统一的检疫法

---

① The Board of Experts, *Conclusions of the Board of Experts Authorized by Congress to Investigate the Yellow Fever Epidemic of 1878*, p. 5.

② John H. Ellis, *Yellow Fever and Public Health in the New South*, p. 75.

③ 转引自 John H. Ellis, *Yellow Fever and Public Health in the New South*, p. 76。

令和条例。① 可见，哈里斯议案与拉马尔议案的目标基本一致，都主张加强联邦在检疫方面的权力。最终，国会没有接受哈里斯议案，而是在1879年3月3日通过了以乔纳斯·麦高文（Jonas Mcgowan）议案为原本的《预防传染病输入美国，建立国家卫生局的法令》。② 根据这项法令，美国成立了一个权力有限的国家卫生局。随后又分别在6月2日和7月1日又通过了两项法令，其中6月2日法令对国家卫生局的职能和联邦检疫做了补充规定。③

该法令主要包括以下内容：一是国家卫生局的职权。首先，国家卫生局被授权收集卫生信息。按照法令规定，国家卫生局有责任收集外国港口及其他地区的卫生信息，相应地，美国驻外领事应按照国家卫生局的要求，每周向后者提交所在地区的卫生报告。同时，国家卫生局应通过一切渠道，包括美国各州和市卫生局，获取关于境内各港口和地方卫生状况的周报，并将周报摘要下发海洋医院服务局的卫生官员、海关官员、州和市卫生官员。按照1878年4月29日检疫法令的规定，海洋医院服务局的责任仅限于收集外国及其港口的卫生信息，而上述法令把国家卫生局收集卫生信息的范围从国外延伸到美国境内。其次，国家卫生局具有制定和执行检疫条例的权力。第三款规定，对于美国境内未颁布检疫法令的港口或者所属州具有检疫法令，但国家卫生局认为不足以防止疾病输入美国或跨州传播，它可向总统汇报，若总统认为必要，可命令国家卫生局制定补充条例。同时，国家卫生局可制定适用于从疫区抵港商船的条例，促使商船、货物、乘客及船员保持卫生状况。此前，联邦卫生检疫多关注海上检疫，这一规定无疑拓展了联邦在州际检疫方面的权力。二是革新检疫程序。具体而言，在出发前，所有商船务必从启程港口的美国领事、副领事或卫生官员处获得一份健康证书，证实船舱、

---

① United States Congress, *Congressional Record*, Vol. 8, Washington, D. C.: U. S. Government Printing Office, 1879, p. 2260.

② "An Act to Prevent the Introduction of Contagious or Infectious Diseases into the United States, and to Establish a National Board of Health," in United States Department of State, *The Statutes at Large of the United States of America*, Vol. 20, pp. 484–485.

③ "An Act to Prevent the Introduction of Contagious or Infectious Diseases into the United States," in United States Department of State, *The Statutes at Large of the United States of America*, Vol. 21, pp. 5–7.

货物、乘客及船员等均符合卫生要求。若商船在未获得健康证书的情况下抵达美国港口，处以 500 美元罚款。在抵港后，除非得到检疫站卫生官员出具的健康证书，证实商船、货物、乘客及船员遵守上述各项规定，否则商船进入港口卸货或人员登陆均属非法。简言之，对于来自外国港口、前往美国港口的商船，不论是出发前，还是入港后，它们都必须得到卫生官员出具的健康证书，否则无法在美国港口登陆。这种做法一方面可以降低传染病输入美国港口的概率；另一方面方便对船舶展开针对性的卫生检查，提高检疫效率。四是向国家卫生局拨款 20 万美元，同时把本法令的有效期设定为 4 年。总体而言，1879 年联邦检疫法没有独特之处，与此前法令相比，最大变化是革新了检疫程序，并开始关注跨州检疫。

1883 年 3 月 2 日，1879 年联邦检疫法令到期失效，国家卫生局失去检疫权力。学者们讨论了国家卫生局衰落的原因，主要归结为三点：一是联邦权力与州权之间的冲突。国家卫生局行使检疫权力，防止传染病输入的工作侵犯到各州的卫生行政权力，遭到维护州权者的强烈反对。二是国家卫生局的成员缺乏凝聚力和影响力。他们居住在美国各地，联系不便。同时，这些公共卫生专家不愿与政治人物打交道，缺乏政治影响力。三是来自海洋医院服务局的敌意。海洋医院服务局将检疫视为自身职责，自然千方百计地削弱国家卫生局的权力和地位。[1] 1879 年联邦检疫法失效后，海洋医院服务局重新负责全国检疫和卫生工作。

三 19 世纪 80 年代以后的联邦检疫立法

19 世纪 80 年代末，美国又数次出现黄热病疫情。面对这种情况，国会在 1890 年 3 月 27 日通过了一项名为《防止传染病从一州传播到另一州，惩罚特定犯罪行为的法案》。[2] 这项法案授权海洋医院服务局执行检疫法令，预防霍乱、黄热病、天花，以及鼠疫在美国跨州传播。另外，

---

[1] David A. Loving, The Development of American Public Health, 1850 – 1925, p. 157.

[2] "An Act to Prevent the Introduction of Contagious Diseases from One State to Another and for the Punishment of Certain Offenses," in United States Department of State, *The Statutes at Large of the United States of America*, Vol. 26, pp. 31 – 32.

它对违反检疫规定者做出处罚。从检疫官员的角度而言，若检疫站的官员或工作人员有意违反美国的检疫法令，或财政部部长发布的条例，抑或上级官员的命令，处以 300 美元以下罚款或一年以内监禁，或两者兼而有之。从船主的角度而言，任何承运人及其受雇者若有意违反美国的检疫法令，或财政部部长发布的条例，处 500 美元以下罚款，或两年以内监禁，抑或两者兼而有之。上述两款规定主要针对检疫官员和船主，进一步完善了联邦检疫法令。

面对大量移民涌入美国，1891 年 3 月 3 日，国会颁布一项移民法令，授权海洋医院服务局对移民进行医学检查，傻子、精神病等可能成为社会负担的移民及感染传染病的移民不得入境。① 这样，联邦政府利用移民管辖权，获得了对移民的卫生检查权。

1892 年，东欧和俄罗斯暴发霍乱疫情，在美国引发了霍乱恐慌，很大程度上推动了 1893 年 2 月 15 日检疫法的通过。② 这一法律涉及以下内容：第一，关于检疫程序和卫生信息收集。第二款规定，所有前往美国港口的商船务必从启程港口的美国领事、副领事或卫生官员处获得一份健康证书，按照财政部部长的要求，详述商船卫生状况，证实船舱、货物、乘客，以及船员等处于卫生状态。对于抵达美国港口，却未获得健康证书的商船，要处以 5000 美元以下罚款。可见，与 1879 年 6 月 2 日法令相比，这两款规定加大了对违反检疫程序行为的处罚力度。第四款规定，在财政部部长的领导下，海洋医院服务局主管收集外国港口及其他地区的卫生信息；美国驻外领事每周向服务局提交所在地区的卫生周报。服务局也可通过州和市卫生局，获取美国境内港口和地方卫生状况的周报，并向海关官员、州和市卫生官员及其他卫生专家传阅周报摘要。整体而言，上述规定基本沿袭了 1879 年 6 月 2 日法令关于检疫程序和卫生信息收集的规定，只是把权力又交还海洋医院服务局。第二，关于制定

---

① "An Act in Amendment to the Various Acts Relative to Immigration and the Importation of Aliens under Contract or Agreement to Perform Labor," in United States Department of State, *The Statutes at Large of the United States of America*, Vol. 26, p. 1084.

② "An Act Granting Additional Quarantine Powers and Imposing Additional Duties upon the Marine-Hospital Service," in United States Department of State, *The Statutes at Large of the United States of America*, Vol. 27, pp. 449 – 452.

和执行检疫法令。该法规定，境内未颁布检疫法令的港口，或具有检疫法令，却不足以防止疾病输入，财政部部长可制定补充性的检疫条例，遏制疾病从外部输入或跨州传播。州和市卫生局须执行上述检疫条例，若它们难以或拒不执行，总统可任命卫生官员执行。同时，财政部部长可制定适用于疫区抵港商船的条例，令商船、货物、乘客，以及船员保持卫生状况。如果说上述规定仍是对 1879 年 6 月 2 日法令的继承，不过是将制定检疫条例的权力从国家卫生局转移到财政部部长之手，那么以下规定显然赋予了美国总统极大的检疫权力。若面对霍乱等传染病的威胁，总统有权在特定时间内完全或部分禁止与某些国家或地区的往来。第三，关于检疫站的使用。第八款规定，若州将检疫站的建筑和消毒设施转交联邦使用，可得到后者提供的使用费。这一规定是以经费为诱饵，促使州将其部分检疫权力转交联邦。正是由于上述规定，佛罗里达州、北卡罗来纳州、新泽西州、佐治亚州和俄勒冈州随后相继把检疫站交由联邦政府使用，甚至某些州废止了部分检疫职责，要求联邦负责它们的检疫事务。由此可见，1893 年检疫法是对过去联邦检疫法律的继承和完善，令联邦的检疫权力进一步扩大，同时又成为此后联邦检疫立法的重要基石。

1905 年，南部暴发了美国历史上最后一次大规模的黄热病疫情。在这次疫情的刺激下，要求加强国家检疫权力的呼声再次高涨。1905 年 11 月 9 日至 10 日，南方各州州长和其他代表在田纳西州查塔努加举行会议。会议通过的决议指出，埃及伊蚊是引发黄热病流行的元凶首恶，为防止黄热病输入，阻止其跨州传播，全国统一的检疫制度不可或缺。鉴于此，请求国会制定法律，把海上检疫、边境检疫，以及跨州检疫交由联邦控制，后者可与州卫生局合作。另外，中美洲、南美洲和西印度群岛国家是埃及伊蚊繁殖生息之地，决议还请求国会拨款，并与上述国家磋商，尽可能消灭携带黄热病毒素的蚊子。①

决议表明，就检疫权力而言，州权观念已不再那么根深蒂固，不少南部官员已经认识到，若联邦能够妥善处理检疫事务，即便赋予其强大

---

① Edwin Maxey, "Federal Quarantine Laws," pp. 633 – 634.

的检疫权力也未尝不可，前提是权力转移不违反宪法。[1] 在这种背景下，1906 年 6 月 19 日，国会通过了《进一步保护公共卫生、制定更加有效的国家检疫的法案》。法案主要包括以下五款内容：第一，在美国海岸线或美国边境选择合适之地建立检疫站、检疫区和检疫锚地，预防黄热病输入，它们由财政部部长控制和管理。在上述地区扣押出现感染者的抵港商船，展开商船和货物消毒。如有必要，商船病人也要入院治疗，消除来自商船、货物、乘客或船员的传染风险。第二，用于建设检疫站、检疫区和检疫锚地的土地和水域，若其所有权归联邦，财政部部长可要求联邦把这些土地和水域，交由公共卫生和海洋医院服务局使用。若所有权归个人，财政部部长须以适当价格购买，供公共卫生和海洋医院服务局使用。第三，财政部部长应在其认为合适的报纸上发布检疫站和检疫锚地的选址，并通知携带黄热病感染者的抵港商船到指定的检疫站和检疫锚地办理检疫手续，这项通知应每周发布一次，连续发布四周。另外，财政部部长应该在检疫站和检疫锚地建设必要设施，消毒商船和货物。必要时，建设医院，接治病人，同时把病人与健康者隔开安置。第四，若未得到检疫区、检疫锚地的卫生官员允许，擅自前往或离开检疫区或检疫锚地，一律视为犯罪，处以 300 美元以下罚款或一年以内监禁，抑或兼有两者。若商船船长违反本法条款，或违反 1893 年 2 月 15 日检疫法律及其衍生条例，一律视为犯罪，处以 300 美元以下罚款或一年以内监禁，抑或兼有两者。第五，财政部部长在选择和指定检疫站、检疫区和检疫锚地前，应考察州或地方已有的检疫站，争取把它们转移到联邦之手。如果州或地方愿意转交，财政部部长可获得检疫站的所有权和使用权。不过，财政部部长需支付合理的补偿金。[2]

上述法律中提及的公共卫生和海洋医院服务局，这里有必要简要说明。1902 年，国会通过《珀金斯－赫本法案》，重组了海洋医院服务局，授予其更多职能，并将其更名为美国公共卫生和海洋医院服务局。从上

---

[1] Edwin Maxey, "Federal Quarantine Laws," p. 634.

[2] "An Act to Further Protect the Public Health and Make More Effective the National Quarantine," in United States Department of State, *The Statutes at Large of the United States of America*, Vol. 34, pp. 299 – 301.

述法律内容来看，1906 年法令是对 1893 年法令的补充和升级，通过获取各州检疫站和兴建检疫站的方式，继续拓展和分享原本由州独占的检疫权力。基于这项法律，截至 1921 年，联邦政府控制了美国境内所有的检疫站。

综上所述，美国立国以降，作为烈性传染病，黄热病和霍乱便不时肆虐美国，不仅威胁民众生命，也常引发社会恐慌。面对这两种传染病疫情，州和地方的检疫法令显露出诸多弊病。简言之，不同地区的检疫政策差别很大，实施检疫的时间各异，力度不同，甚至有些地区拒绝展开检疫工作。由此带来的问题是，只要一地不愿执行检疫，其他地区的检疫效果便会大打折扣。鉴于此，联邦不断试图制定全国统一的检疫制度，以有效预防黄热病、霍乱等传染病输入或在境内传播，这就必然要涉足原本属于州和地方的检疫权力。在这一过程中，联邦权力与州权的冲突成为联邦政府加强检疫权力的严重阻碍。具体而言，在各州看来，检疫权不属于宪法授予联邦的权力，而是归于各州。因此，联邦最终能分享州和地方独占的检疫权力殊为不易，中间历时百年，先后经历以下阶段：1796 年联邦检疫立法确立检疫权隶属各州；19 世纪 80 年代以前，联邦是州和地方执行检疫的协助者；1878 年以后，联邦的检疫权力不断扩张，权力范围从海上检疫延伸到跨州检疫，从检疫的协助者变成重要执行者。

小　结

在美国早期历史上，个人自由和公共利益之间的矛盾使得美国公共卫生的发展步履维艰。政府的卫生法令不可避免地侵犯个人权利，这就使得美国民众对这些法令疑虑重重，制定严格的卫生法令自然颇为不易，若要有效实行更是难上加难。19 世纪，黄热病、霍乱反复袭扰美国，不仅威胁民众生命，往往还引发社会恐慌和社会动荡。面对它们的威胁，民众逐渐认识到政府干预的必要性。在这种局面下，州和市政当局不断强化卫生行政权力，并设立专门的卫生机构，路易斯安那州卫生局和纽约大都市卫生局就是其中的典型。由此可见，黄热病和霍乱疫情促使公共卫生领域内个人自由和公共利益之间的矛盾有所消解，为美国公共卫生的进步提供了契机。

19 世纪，美国检疫制度存在诸多问题，不同地区的检疫政策差别很大，实施时间不统一，执行力度各异，甚至不少地区不愿实施检疫。出现这种状况的根源在于，检疫权不属于宪法明确授予联邦政府的权力，而要归于各州，联邦政府若要提高检疫效率，制定全国统一的检疫制度，就必须介入原本由州和地方当局独占的检疫权，而这就必然招致州权派的强烈反对。换言之，正是由于联邦权力和州权之间的矛盾使得美国长期难以形成统一的检疫制度。然而，黄热病和霍乱疫情为联邦强化自身检疫权力提供了理由和重要动力。联邦检疫权力的扩张主要体现从州和地方政府手中获得海上检疫权和跨州检疫权。不过需要指出的是，联邦卫生行政权力的扩张也是有限度的，作为治安权的一部分，处理州内检疫事务及城市内部卫生事务的权力仍牢牢掌握在州和地方政府手中。

结　　语

　　传染病是人类需要永远面对，且无法回避的灾难。这不仅是源于它本身蕴含着改变人类历史进程的力量，更是由于它切实地关系到一条条鲜活的生命。当然，这样说并不意味着人总是传染病的蒙难者，人在某些情况下也可以是传染病的间接诱发者。当人、环境与病原体形成一个相对平衡的生态系统时，传染病流行的频次和烈度便会大大降低，但若是人类活动导致环境剧变，破坏了原生态系统的平衡，传染病反复流行便是大自然对人类的"报复"了。美国立国后，黄热病和霍乱的频繁暴发便与人赖以生存之环境的改变有着密切的关系。特别是 19 世纪以降，美国的社会环境开始发生剧变，随着城市化和工业化的展开，美国人口不断增长，且迅速向城市集中，城市人口密度骤然上升，令当时滞后的城市行政和卫生基础设施不堪重负，直接后果是城市水源趋于恶化，排水压力剧增，住房日趋拥挤。人口集中本已为潜在的病原体提供了充足的食物来源，水源、排水，以及住房等问题的不断恶化更是成为黄热病和霍乱流行的重要助力。此外，美国的"交通革命"和区域之间愈发频繁的贸易往来使得人际交流的频率上升，人们活动的范围大大延伸，进而令黄热病和霍乱的传播速率加快，传播范围得以扩展，乃至酿成令人"谈疫色变"的巨大灾难。

　　古今中外，人类与传染病展开斗争的案例比比皆是，不胜枚举。不同国家或地区在迎接传染病疫情挑战时，它们同时期的应对措施可能具有某种相似性，但必然会表现出不同的抗疫风格，这主要是制度、民情不同所致。面对黄热病和霍乱疫情，随着医学知识的更新，美国采取的卫生措施发生了明显变化。就黄热病防治而言，19 世纪，美国主要基于

"瘴气论"和"接触传染"的医学观点，一方面重视改善城市卫生和个人卫生，着力保证街道清洁，城市排水通畅；另一方面阻止黄热病感染者和"污染物"从疫区流入非疫区。20世纪初，"蚊子说"得到医学界的普遍认可，成为解释黄热病传播规律的科学认知，美国的应对策略得以调整。在城市卫生方面，抗疫重点转向防蚊灭蚊，阻断黄热病的传播途径；在检疫方面，检疫对象不再是所谓的"污染物"，而是黄热病的传播媒介埃及伊蚊，黄热病感染者仍是重点检疫对象，但所基于的医学理论已截然不同。至于霍乱，美国早期的应对之法与黄热病几无区别，但随着微生物理论的问世，霍乱弧菌致病的提出，美国的应对措施也改头换面，重在隔绝和消灭这种病菌。然而，不论美国防治黄热病和霍乱的举措如何变化，美国逐渐形成了稳定的传染病防治模式和风格。具体而言，面对疫情，联邦很少涉足各州或地方的内部卫生事务，而各州和地方是疫情防治的主要力量。同时，美国社会很大程度上成为疫情期间救助活动的重要参与者。这反映出美国长期存在的联邦权力与州权之间的对立，"小政府、大社会"的体制及地方自治的传统。

值得注意的是，美国的霍乱等传染病防治有时还关涉移民等政治议题，甚至出现政治凌驾于抗疫的现象。19世纪，外来移民在美国屡屡成为霍乱等传染病疫情的替罪羊。面对疫情，不少美国民众到处散布外来移民的闲言碎语，甚至把后者"污名化"，他们借助于向外来移民施加的语言暴力，以克服对传染病的集体恐惧。在这一过程中，作为"他者"的外来移民往往被描绘成肮脏卑劣之徒，与之形成鲜明对比的是，美国人多为卫生高雅之辈，也就是说，美国民众在把外来移民描绘成疫情的替罪羊时，也正在从卫生领域打造美国的国家身份认同。更有甚者，1892年霍乱疫情期间，美国社会针对外来移民的态度已由语言暴力转化为政治行动。19世纪后半期，外来移民涌入城市的负面影响不断凸显，美国主流社会对于他们的态度急转直下，从主张广泛吸纳走向严格限制，排外主义者不断制造限制外来移民的理论依据，并丑化外来移民的形象，以争取更多美国民众和政策制定者的支持。在这种大背景下，突发性公共卫生事件为排外主义者提供了冠冕堂皇的借口。面对1892年的纽约霍乱疫情，排外主义者鼓动媒体夸大和渲染霍乱疫情对美国社会造成的危害，刻意制造外来移民的污名，为后者塑造出霍乱传播者的形象，以达到制定限制外来移民政策的目的，19 世纪末美国社会日益高涨的排外思潮和极端的民族主义情绪由此体现得淋漓尽致。实际上，公共卫生事件成为排外借口的情况在此后也时有发生。1900 年旧金山暴发的鼠疫引发了美国的排华浪潮，旧金山卫生当局专门颁布了一系列针对唐人街华人的歧视性措施，趁机驱逐华人。最新的典型案例是，面对 2019 年新型冠状病毒疫情全球大流行，时任美国总统特朗普于 2020 年 4 月 22 日签署了有效期为 60 天的新移民禁令。他在推特上表示："鉴于无形敌人的攻击，以及为了保护我们伟大的美国公民的就业，我将签署一项行政命令，暂时叫停向美国移民。"[①] 这些案例表明，黄热病、霍乱等传染病提供了一面观察美国社会的透镜，通过这面透镜可以对这个国家有更为深入的理解。

就美国而言，医学的进步固然为黄热病和霍乱的防治带来了福音，但医学的突破性发展通常却大大滞后于传染病的出现。在此之前，阻止黄热病、霍乱等传染病的暴发早已是迫在眉睫之事。正是在它们的刺激下，美国民众和公共卫生专家才真正把目光投向公共卫生议题，美国的公共卫生由此得到跨越式的发展。正如公共卫生史专家乔治·罗斯所言："灾难通常早于社会改革，并阐明后者的必要性。……频繁流行的黄热病、霍乱、天花、伤寒和斑疹伤寒等传染病便是这种灾难。当人们重新发现，极端贫困、住房短缺和恶劣的环境卫生令疾病横生，生命消逝，问题便愈发棘手。每次传染病爆发都会令公众深刻地意识到，有效的公共卫生管理刻不容缓。"[②] 学者霍华德·克雷默提出了与罗斯类似的观点。他指出："从某个角度而言，流行病也可以被视为生命拯救者，而不是毁灭者。流行病最能激起民众对卫生的关注，并促使他们迅速行动。地方病每年造成民众大量死亡。基于地方病的负面影响，提出的支持卫生改革的观点很少能深入人心，打动公众。普通疾病乃是司空见惯的事物，公众不大关心它们的危害或预防。"[③] 这两位学者的观点恰好契合了美国

---

① https：//www. nytimes. com/2020/04/20/us/politics/trump－immigration. Html，2020 年 5 月 11 日。

② George Rosen, *A History of Public Health*, p. 239.

③ Howard D. Kramer, "Agitation for Public Health Reform in the 1870's," *Journal of the History of Medicine and Allied Sciences*, Vol. 3, No. 4, 1949, p. 75.

早期公共卫生的发展，疫情成为美国公共卫生运动展开的推动力。

在黄热病和霍乱疫情的触动下，美国的早期公共卫生朝着两个方向快速发展。一是城市卫生设施的建设；二是各级政府卫生行政权力的增长。就后者而言，一方面，州和地方政府的卫生行政权力在不断强化，霍乱、黄热病等传染病的防治从临时事务逐渐变为卫生机构的常规责任。另一方面，联邦的检疫权也在不断扩张。根据美国宪法，包括检疫在内的卫生行政权力属于各州，但在黄热病和霍乱流行的背景下，联邦不断拓展自身的检疫权力，从州检疫的协助者变身为检疫工作的重要执行者，逐步分享由州和地方政府独占的检疫权。从根本上讲，联邦检疫权的重新分配实际反映的是，美国社会环境的变化。具体而言，19 世纪以降，美国交通的进步和贸易的发展可谓是日新月异，各地之间的联系愈发紧密，人口流动日益频繁，经贸往来逐渐密切，这种局面固然有助于区域之间的经贸发展和社会文化交流，一旦出现黄热病、霍乱等传染病疫情，各州各行其是的检疫政策就显得不合时宜，更加凸显出联邦居中协调各州检疫的重要性和意义，倒逼着美国进行检疫制度改革。但不容忽视的是，联邦检疫权的扩张始终受到州权的制约，它只是逐步分享由州和地方独享的海上检疫和跨州检疫权，州内检疫事务仍牢牢控制在州和地方政府手中，联邦不敢越雷池半步。从本质上讲，美国早期的公共卫生运动和公共卫生改革是人类面对疫病威胁，有意识地通过自我约束和社会控制的方式，试图恢复生态系统平衡的一种积极尝试。在缺乏疫苗和特效药物的背景下，这种尝试在很大程度上起到了预防疫病流行，降低死亡率的作用。

参考文献

一 原始文献

（一）官方文件

Board of Assistant Aldermen, *Document No. 59*, *Communication from the City Inspector*, *with the Annual Report of Interments for 1842*, 1843.

Board of Public Works, *Fourth Annual Report of the Board of Public Works to the Common Council of the City of Chicago*, Chicago: George H. Fergus, 1865.

Board of Public Works, *Second Annual Report of the Board of Public Works to the Common Council of the City of Chicago*, Chicago: Tribune Book and Job Printing Office, 1863.

Board of Sewerage Commissioners, *Report and Plan of Sewerage for the City of Chicago*, Chicago: The Office of Charles Scott, 1855.

Debow, J. D. B., *The Seventh Census of the United States*: *1850*, Washington: Robert Armstrong, 1853.

Florida State Board of Health, *Seventeenth Annual Report of the State Board of Health of Florida*, Jacksonville: The Drew Press, 1906.

Georgia State Board of Health, *Second Annual Report of the Georgia State Board of Health of the Commonwealth of Georgia*, Atlanta: The Franklin Printing and Publishing Company, 1906.

Louisiana State Board of Health, *Annual Report of the Board of Health of the State of Louisiana to the General Assembly for the Year 1878*, New Orleans:

J. S. Rivers Stationer and Printers, 1879.

Louisiana State Board of Health, *Annual Report of the Board of Health of the State of Louisiana to the General Assembly for the Year 1877*, New Orleans: The Office of the Democrat, 1878.

Louisiana State Legislature, *Acts Passed at the First Session of the Fifth Legislature of the State of Louisiana*, New Orleans: J. C. De St. Romes, 1820.

Louisiana State Legislature, *Acts Passed at the First Session of the Second Legislature of the State of Louisiana*, New Orleans: The Office of the Louisiana Courier, 1848.

Louisiana State Legislature, *Acts Passed at the Second Session of the Third Legislature of the State of Louisiana*, New Orleans: J. C. De St. Romes, 1818.

Minutes of the Proceedings of the Committee, Appointed on the 14th September, 1793, Philadelphia: Printed by Order of the Select and Common Councils of the City of Philadelphia, 1848.

National Board of Health, *Annual Report of the National Board of Health*, Washington, D. C. : U. S. Government Printing Office, 1879.

New York Board of Health, *Annual Report of the Board of Health of the Health Department of the City of New York for the Year Ending December 31, 1892*, New York: Martin B. Brown, 1894.

New York Board of Health, *Questions of the Board of Health, in Relation to Malignant Cholera*, New York: Peter Van Pelt, 1832.

New York Board of Health, *Report of the Commissioners Employed to Investigate the Origin and Nature of the Epidemic Cholera of Canada*, New York: Peter Van Pelt, 1832.

New York Common Council, *Minutes of the Common Council of the City of New York: 1784 - 1831*, Vol. 3, New York: Published by the City of New York, 1917.

New York Common Council, *Proceedings of the Board of Assistants, from May 8, 1832, To May 14, 1833*, Vol. 2, New York: Craighead and Allen, 1837.

New York State *Commissioners of Quarantine, Annual Report of the Commission-*

ers of Quarantine for the Year 1892, Albany: James B. Lyon State Printer, 1893.

New York State Legislature, *Documents of the Assembly of the State of New York*, *Seventy-Ninth Session*, Vol. 5, Albany: C. Van Benthuysen, 1856.

New York State Legislature, *Laws of the State of New York Passed at the Eighty-Ninth Session of the Legislature*, Vol. 1, Albany: Lewis and Goodwin, 1866.

Owen, Robert Latham, eds. , *Yellow Fever: A Compilation of Various Publications*, Washington, D. C. : U. S. Government Printing Office, 1911.

Peters, Richard, *The Public Statutes at Large of the United States of America*, 8vols, Boston: Charles C. Little and James Brown, 1845 – 1867.

Public Health and Marine-Hospital Service, *Annual Report of the Surgeon-General of the Public Health and Marine-Hospital Service of the United States for the Fiscal Year 1906*, Washington, D. C. : U. S. Government Printing Office, 1907.

Richardson, James Daniel, *A Compilation of the Messages and Papers of the Presidents*, 11vols, New York: Bureau of National Literature, 1897 – 1904.

Schulteis, Herman J. , *Report on European Immigration to the United States of America*, Washington, D. C. : U. S. Government Printing Office, 1893.

Souchon, Edmond, *Biennial Report of the Louisiana State Board of Health to the General Assembly of the State of Louisiana*, *1904 – 1905*, Baton Rouge: The Times, 1906.

Syrett, Harold C. , eds. , *The Papers of Alexander Hamilton*, Vol. 15, New York: Columbia University Press, 1969.

Tennessee State Board of Health, *First Report of the State Board of Health*, Nashville: Tavel and Howell, 1880.

The Board of Experts, *Conclusions of the Board of Experts Authorized by Congress to Investigate the Yellow Fever Epidemic of 1878*, Washington, D. C. : Judd and Detweiler, 1879.

The Board of Experts, *Proceedings of the Board of Experts Authorized by Con-*

gress to Investigate the Yellow Fever Epidemic of 1878, New Orleans: L. Graham, 1878.

The Chief Engineer of the Board of Sewerage Commissioners, *Report of the Results of Examinations Made in Relation to Sewerage*, Chicago: The Board, 1858.

United States Census Office, *The Ninth Census of the United States*, Washington, D. C. : U. S. Government Printing Office, 1872.

United States Congress, *Congressional Record*, 162vols, Washington, D. C. : U. S. Government Printing Office, 1873 – 2016.

United States Department of State, *The Statutes at Large of the United States of America*, 32vols, Washington, D. C. : U. S. Government Printing Office, 1875 – 1936.

U. S. Bureau of the Census, *Historical Statistics of the United States*, *Colonial Times to 1970*, Part Ⅰ, Washington, D. C. : U. S. Department of Commerce, Bureau of the Census, 1975.

U. S. Bureau of the Ceasus, *Urban Population in the United States from the First Census to the Fifteenth Census*, Washington, D. C. , 1939.

(二) 私人或机构出版物

A Chapter in the History of the Epidemic of 1878 from Private Memoranda, Holly Springs: Press of the Mccomb City Weekly Intelligencer, 1879.

An Earnest Call: Occasioned by the Alarming Pestilential Contagion. Addressed to the Inhabitants of Philadelphia, Philadelphia: Jones, Hoff & Derrick, 1793.

Appleton, *Appleton's Annual Cyclopaedia and Register of Important Events of the Year 1878*, Vol. 3, New York: D. Appleton and Company, 1882.

Association for Improving the Condition of the Poor, *First Report of a Committee on the Sanitary Condition of the Laboring Classes in the City of New York*, New York: John F. Trow, 1853.

Atkins, Dudley, *Reports of Hospital Physicians*, *and Other Documents in Relation to the Epidemic Cholera of 1832*, New York: G. and C. and H. Carvill, 1832.

Augustin, George ed. , *History of Yellow Fever*, New Orleans: Searcy and Pfaff, 1909.

Barrett, Samuel, *A Sermon, Preached in the Twelfth Congregational Church, Boston, Thursday, August 9, 1832*, Boston: Hilliard, Gray and Company, 1832.

Barton, Edward, *The Cause and Prevention of Yellow Fever, Contained in the Report of the Sanitary Commission of New Orleans*, Philadelphia: Lindsay and Blakiston, 1855.

Bell, John, and Condie, D. Francis, *All the Material Facts in the History of Epidemic Cholera*, Philadelphia: Clark & Raser, 1832.

Billings, John S. , *The National Board of Health and the National Quarantine*, Philadelphia: Collins Printers, 1880.

Boyce, Rubert, *Yellow Fever Prophylaxis in New Orleans*, London: Williams and Norgate, 1906.

Carey, M. , *A Brief Account of the Malignant Fever Which Prevailed in Philadelphia in the Year 1793*, Philadelphia: Clark and Raser, 1830.

Citizens' Association of New York, *The Report of the Council of Hygiene and Public Health of the Citizens' Association of New York upon the Sanitary Condition of the City*, New York: D. Appleton and Company, 1865.

College of Physicians of Philadelphia, *Proceedings of the College of Physicians of Philadelphia, Relative to the Prevention of the Introduction and Spreading of Contagious Diseases*, Philadelphia: Thomas Dobson, 1798.

Community of St. Mary, *The Sisters of St. Mary at Memphis: With the Acts and Sufferings of the Priests and Others Who Were There with Them During the Yellow Fever Season of 1878*, New York, 1879.

Currie, William, *A Description of the Malignant, Infectious Fever Prevailing at Present in Philadelphia*, Philadelphia: T. Dobson, 1793.

Defoe, Daniel, *An Account of the Rise, Progress, and Termination, of the Malignant Fever*, Philadelphia: Benjamin Johnson, 1793.

Devwze, Jean, *An Enquiry into and Observations upon the Causes and Effects of the Epidemic Disease Which Raged in Philadelphia*, Philadelphia: Parent,

1794.

Dewey, Orville, *A Sermon on the Moral Uses of the Pestilence*, *Denominated A-siatic Cholera. Delivered on Fast-Day*, *August 9*, *1832*, New Bedford: Benjamin T. Congdon, 1832.

Dromgoole, J. P. , *Yellow Fever Heroes*, *Henors*, *and Horrors of 1878*, Louisville: John P. Morton and Company, 1879.

Dunn, Thomas, *Equality of Rich and Poor: A Sermon*, *Preached in the Prison of Philadelphia*, *on* Thursday, December 12th, 1793, Philadelphia: Thomas Dobson, 1793.

Fenner, Erasmus, *History of the Epidemic Yellow Fever*, *at New Orleans*, *La.* , *in 1853*, New York: Hall, Clayton and Co. , Printers, 1854.

Ford, W. Hutson, *Reports to the St. Louis Medical Society on Yellow Fever*, St. Louis: Rumbold, 1879.

Friends of the Bill, *Metropolitan Health Bill: Remarks at a Joint Meeting of the Committees of the Senate and Assembly*, *Albany*, *February 2d*, *1865*, New York: George F. Nesbitt and Company, 1865.

Greene, Colton, *Report on a Public Water Supply for the City of Memphis*, Memphis: S. C. Toof, 1886.

Greenwood, F. W. P. , *Prayer for the Sick: A Sermon Preached at King's Chapel*, *Boston*, *on Thursday*, *August 9*, *1832*, Boston: Leonard C. Bowles, 1832.

Griscom, John H. , *Sanitary Legislation*, *Past and Future*, New York: Edmund Jones, 1861.

Griscom, John H. , *The Sanitary Condition of the Laboring Population of New York*, New York: Harper and Brothers, 1845.

Hartley, Robert Milham, *An Historical*, *Scientific and Practical Essay on Milk as an Article of Human Sustenance*, New York: Jonathan Leavitt, 1842.

Hedges, Charles, *Speeches of Benjamin Harrison*, New York: United States Book Company, 1892.

Helmuth, Henry C. , *A Short Account of the Yellow Fever in Philadelphia*, *for the Reflecting Christian*, Philadelphia: Jones, Hoff & Derrick, 1794.

Hermany, Chas, *Report of the Chief Engineer to the Water Works and Sewerage*

Commissioners Upon a Public Water Supply and a System of Drainage for the City of Memphis, Memphis: S. C. Toof, 1885.

Heustis, Jabez, *Physical Observations, and Medical Tracts and Researches, on the Topography and Diseases of Louisiana*, New York: T. And J. Swords, 1817.

Jones, Absalom and Allen, Richard, *A Narrative of the Proceedings of the Black People during the Late Awful Calamity in Philadelphia*, Philadelphia: William W. Woodard, 1794.

Jones, Joseph, *Acts of the Legislature of Louisiana Establishing and Regulating Quarantine*, New Orleans: J. S. Rivers, 1880.

Keating, J. M. , *A History of the Yellow Fever: The Yellow Fever Epidemic of 1878 in Memphis, Tenn.* , Memphis: Printed for the Howard Association, 1879.

Keating, J. M. , *History of the City of Memphis and Shelby County*, Vol. 1, Syracuse: D. Mason and Company, 1888.

Knights of Labor, *Proceedings of the General Assembly of the Knights of Labor*, Minneapolis: General Assembly, 1892.

Koehler, G. , *Annals of Health and Sanitation in Chicago*, Chicago: Published by Board of Education of the City of Chicago, 1901.

McCready, Benjamin William, *On the Influence of Trades, Professions, and Occupations in the United States, in the Production of Diseases*, Baltimore: The Johns Hopkins Press, 1943.

Milledoler, Philip, *Report of the Committee on Medical Subjects, on so Much of the Governor's Message as Relates to the Asiatic Cholera*, 1832.

Minor, Thomas C. , *Report on Yellow Fever in Ohio as It Appeared during the Summer of 1878*, Cincinnati: The Cincinnati Lancet Press, 1878.

Minutes of the Proceedings of the Quarantine Convention: Held at Philadelphia by Invitation of the Philadelphia Board of Health, May 13 – 15, 1857, Philadelphia: Crissy and Markley, 1857.

Minutes of the Proceedings of the Second Annual Meeting of the Quarantine and Sanitary Convention, Baltimore: John D. Toy, 1858.

Mitchell, J. K., *On the Cryptogamous Origin of Malarious and Epidemic Fevers*, Philadelphia: Lea and Blanchard, 1849.

Nassy, David, *Observations on the Cause, Nature, and Treatment of the Epidemic Disorder, Prevalent in Philadelphia*, Philadelphia: Parker & Co. for M. Carey, 1793.

Nevin, John W., *The Scourge of God: A Sermon Preached in the First Presbyterian Church, July 6, 1832*, Pittsburgh: Johnston and Stockton, 1832.

New Orleans Central Relief Committee, *Report of the Orleans Central Relief Committee to All Those Who Have So Generously Contributed to the Yellow Fever Sufferers of New Orleans*, New Orleans: Clark & Hofeline, 1879.

New Orleans Sanitary Commission, *Report of the Sanitary Commission of New Orleans on the Epidemic Yellow Fever of 1853*, New Orleans: Picayune Office, 1854.

New York Association for Improving the Condition of the Poor, *The Fourth Annual Report of The New York Association for Improving the Condition of the Poor, for the Year 1847*, New York: Leavitt, Trow and Company, 1847.

Palfrey, John Gorham, *A Discourse Delivered in the Church in Brattle Square, Boston, August 9, 1832*, Boston: Gray and Bowen, 1832.

Pittsburgh Relief Committee, *Report of the Pittsburgh Relief Committee*, Pittsburgh: Myers, Schoyer and Company, 1879.

Power, J. L., *The Epidemic of 1878, in Mississippi: Report of the Yellow Fever Relief Work*, Jackson: Clarion Steam Publishing House, 1879.

Proceedings and Debates of the Fourth National Quarantine and Sanitary Convention, Boston: Geo. C. Rand and Avery, 1860.

Proceedings and Debates of the Third National Quarantine and Sanitary Convention, New York: Edmund Jones, 1859.

Quinn, Denis Alphonsus, *Heroes and Heroines of Memphis*, Providence: E. L. Freemen & Son, 1887.

Reed, Walter, and Carroll, James, *The Etiology of Yellow Fever: A Preliminary Note*, Columbus: The Berlin Printing Company, 1901.

Report of the Joint Committee on Public Health, New Orleans: Emile La Sere,

1854.

Report of the Select Committee Appointed to Examine Into the Condition of Tenant
Houses in New York and Brooklyn, Albany: Charles Van Benthuysen, 1857.

Report of the Select Committee Appointed to Investigate the Health Department of
the City of New York, Albany: Charles Van Benthuysen, 1859.

Rush, Benjamin, An Account of the Bilious Remitting Fever, as It Appeared in
the City of Philadelphia in the Year 1793, Philadelphia: Thomas Dobson,
1794.

Rush, Benjamin, An Enquiry into the Origin of the Late Epidemic Fever in
Philadelphia, Philadelphia: The Press of Mathew Carey, 1793.

Shattuck, Lemuel, Report of the Sanitary Commission of Massachusetts 1850,
Cambridge: Harvard University Press, 1948.

Shattuck, Lemuel, Report to the Committee of the City Council Appointed to Ob-
tain the Census of Boston for the Year 1845, Boston: John H. Eastburn,
1846.

Smith, Stephen, The City That Was, New York: Frank Allaben, 1911.

Soper, George A. , Watson, John D. , and Martin, Arthur J. , A Report to
the Chicago Real Estate Board on the Disposal of the Sewage and Protection of
the Water Supply of Chicago, Chicago, 1915.

Spring, Gardiner, A Sermon Preached August 3, 1832: A Day Set Apart in the
City of New York for Public Fasting, Humiliation, and Prayer, on Account
of the Malignant Cholera, New-York: Jonathan Leavitt, 1832.

Stearns, Samuel, An Account of the Terrible Effects of the Pestilential Infection
in the City of Philadelphia, Providence: William Child, 1793.

The Howard Association of New Orleans, Report of the Howard Association of
New Orleans, New Orleans: A. W. Hyatt, 1878.

Wallis, The Tunnels and Water System of Chicago, Chicago: J. M. Wing,
1874.

Waring, George. E. , The Memphis System of Sewerage at Memphis and Else-
where, Concord: Republican Press Association, 1893.

Wight, Henry, A Sermon, Delivered, October 9, 1793, at Bristol, Warren:

Nathaniel Phillips, 1794.

Wilson, George, *Thirty-Fifth Annual Report of the Corporation of the Chamber of Commerce of the State of New York, for the Year 1892 – 1893*, New York: Press of the Chamber of Commerce, 1893.

Yellow Fever; Its Causes and Consequences: A Series of Articles Published in the New Orleans Bulletin, during the Epidemic of 1853, New Orleans: Picayune office, 1855.

Yellow Fever National Relief Commission, *Report of the Executive Committee of the Yellow Fever Notional Relief Commission*, Washington, D. C. : Printed by Order of the Committee, 1879.

二 英文专著

Ackerknecht, Erwin H. , *Malaria in the Upper Mississippi Valley, 1760 – 1900*, New York: Arno Press, 1977.

Adler, Richard, *Cholera in Detroit: A History*, Jefferson: McFarland, 2013.

Andreas, A. T. , *History of Chicago*, Vol. 1, New York: Arno Press, 1975.

Bell, Andrew McIlwaine, *Mosquito Soldiers: Malaria, Yellow Fever, and the Course of the American Civil War*, Baton Rouge: Louisiana State University Press, 2010.

Blake, John Ballard, *Public Health in the Town of Boston, 1630 – 1822*, Cambridge: Harvard University Press, 1959.

Blake, Nelson Manfred, *Water for the Cities: A History of the Urban Water Supply Problem in the United States*, Syracuse: Syracuse University Press, 1956.

Bloom, Khaled J. , *The Mississippi Valley's Great Yellow Fever Epidemic of 1878*, Baton Rouge: Louisiana State University Press, 1993.

Brandt, Allan M. , *No Magic Bullet: A Social History of Venereal Disease in the United States since 1880*, New York: Oxford University Press, 1985.

Brown, G. P. , *Drainage Channel and Waterway*, Chicago: R. R. Donnelley and Sons Company, 1894.

Burnham, John C. , *Health Care in America: A History*, Baltimore: Johns

Hopkins University Press, 2015.

Carrigan, Jo Ann, *The Saffron Scourge: A History of Yellow Fever in Louisiana, 1796 – 1905*, Lafayette: University of Southwestern Louisiana, 1994.

Cassedy, James H. , *Medicine in America: A Short History*, Baltimore: Johns Hopkins University Press, 1991.

Chambers, John Sharpe, *The Conquest of Cholera: America's Greatest Scourge*, New York: Macmillan Company, 1938.

Crosby, Molly Caldwell, *The American Plague*, New York: Berkley Books, 2014.

Duffy, John, *A History of Public Health in New York City 1625 – 1866*, New York: Russell Sage Foundation, 1968.

Duffy, John, *Sword of Pestilence: The New Orleans Yellow Fever Epidemic of 1853*, Baton Rouge: Louisiana State University Press, 1966.

Duffy, John, *The Healers: A History of American Medicine*, Urbana: University of Illinois Press, 1979.

Duffy, John, *The Sanitarians: A History of American Public Health*, Urbana: University of Illinois Press, 1990.

Ellis, John H. , *Yellow Fever and Public Health in the New South*, Lexington: The University Press of Kentucky, 1992.

Engerman, Stanley and Gallman, Robert, *The Cambridge Economic History of the United States*, Vol. 2, Cambridge: Cambridge University Press, 2008.

Estes, J. W. , *A Melancholy Scene of Devastation: The Public Response to the 1793 Philadelphia Yellow Fever Epidemic*, Canton: Science History Publications, 1997.

Galishoff, Stuart, *Newark: The Nation's Unhealthiest City, 1832 – 1895*, New Brunswick and London: Rutgers University Press, 1988.

Gessner, Ingrid, *Yellow Fever Years: An Epidemiology of Nineteenth-Century American Literature and Culture*, New York: Peter Lang, 2016.

Goodman, Joseph, *The Water Supply of the City of New York*, New York: Herald-Nathan Press, 1937.

Grob, Gerald N. , *The Deadly Truth: A History of Disease in America*, Cambridge: Harvard University Press, 2006.

Hall, Jennle, *The Story of Chicago*, Chicago: Rand Mcnally and Company, 1911.

Haller, John S. , *American Medicine in Transition: 1840 – 1910*, Urbana: University of Illinois Press, 1981.

Hamlin, Christopher, *Cholera: The Biography*, New York: Oxford University Press, 2009.

Haswell, Charles H. , *Reminescences of an Octogenarian of the City of New York (1816 – 1860)*, New York: Harper & Brothers, 1896.

Humphreys, Margaret, *Malaria: Poverty, Race, and Public Health in the United States*, Baltimore: Johns Hopkins University Press, 2001.

Humphreys, Margaret, *Marrow of Tragedy: The Health Crisis of the American Civil War*, Baltimore: Johns Hopkins University Press, 2013.

Humphreys, Margaret, *Yellow Fever and the South*, Baltimore: Johns Hopkins University Press, 1999.

Keith, Jeanette, *Fever Season: The Story of a Terrifying Epidemic and the People Who Saved a City*, New York: Bloomsbury Press, 2012.

Konold, Donald E. , *History of American Medical Ethics, 1847 – 1912*, Madison: Department of History, University of Wisconsin, 1962.

Ludmerer, Kenneth M. , *Time to Heal: American Medical Education from the Turn of the Century to the Era of Managed Care*, New York: Oxford University Press, 1999.

Markel, Howard, *Quarantine! East European Jewish Immigrants and the New York City Epidemics of 1892*, Baltimore: Johns Hopkins University Press, 1997.

McCarthy, Michael P. , *Typhoid and the Politics of Public Health in Nineteenth-Century Philadelphia*, Philadelphia: American Philosophical Society, 1987.

Melosi, Marin V. , *Garbage in the Cities: Refuse, Reform, and the Environment*, Pittsburgh: University of Pittsburgh Press, 2005.

Melosi, Martin V. , *The Sanitary City: Environmental Services in Urban America from Colonial Times to the Present*, Pittsburgh: University of Pittsburgh Press, 2008.

Moses, John, *History of Chicago*, Vol. 2, Chicago and New York: Munsell and Company, 1895.

Murphy, Jim, *An American Plague*, New York: Houghton Mifflin Company, 2003.

Numbers, Ronald L. and Savitt, Todd Lee, *Science and Medicine in the Old South*, Baton Rouge: Louisiana State University Press, 1989.

Nuwer, Deanne, *Plague among the Magnolias*: *The 1878 Yellow Fever Epidemic in Mississippi*, Alabama: The University Alabama Press, 2015.

Ott, Katherine, *Fevered Lives*: *Tuberculosis in American Culture Since 1870*, Cambridge, Cambridge: Harvard University Press, 1999.

Pierce, John R. and Writer, Jim, *Yellow Jack*: *How Yellow Fever Ravaged America and Walter Reed Discovered Its Deadly Secrets*, Hoboken: John Wiley, 2005.

Powell, J. H. , *Bring Out Your Dead*: *The Great Plague of Yellow Fever in Philadelphia in 1793*, Philadelphia: University of Pennsylvania Press, 1993.

Rightor, Henry, *Standard History of New Orleans*, *Louisiana*, Chicago: The Lewis Publishing Company, 1900.

Rosen, George, *A History of Public Health*, New York: MD Publications, 1958.

Rosenberg, Charles E. , *Explaining Epidemics and Other Studies in the History of Medicine*, Cambridge: Cambridge University Press, 1992.

Rosenberg, Charles E. , *The Care of Strangers*: *The Rise of America's Hospital System*, New York: Basic Books, 1987.

Rosenberg, Charles E. , *The Cholera Years*: *The United States in 1832*, *1849*, *and 1866*, Chicago: University of Chicago Press, 1987.

Rosenkrantz, Barbara Gutmann, *Public Health and the State*: *Changing Views in Massachusetts*, *1842 – 1936*, Cambridge: Harvard University Press, 1972.

Rothman, Sheila M. , *Living in the Shadow of Death: Tuberculosis and the Social Experience of Illness in American History*, Baltimore: Johns Hopkins University Press, 1995.

Schneider, David M. , *The History of Public Welfare in New York State*, Chicago: The University of Chicago Press, 1938.

Shryock, Richard Harrison, *Medicine and Society in America, 1680 – 1860*, New York: New York University Press, 1960.

Starr, Paul, *The Social Transformation of American Medicine: The Rise of a Sovereign Profession and the Making of a Vast Industry*, New York: Basic Books, 1982.

Steiner, Paul E. , *Disease in the Civil War: Natural Biological Warfare in 1861 – 1865*, Springfield: C. C. Thomas, 1968.

Strong, George T. , *The Diary of George Templeton Strong*, Vol. 3, New York: MacMillan Company, 1952.

Taylor, George, *The Transportation Revolution*, London and New York: Routledge Taylor and Francis Group, 2015.

Teller, Michael E. , *The Tuberculosis Movement: A Public Health Campaign in the Progressive Era*, New York: Greenwood Press, 1988.

Trask, Benjamin H. , *Fearful Ravages: Yellow Fever in New Orleans, 1796 – 1905*, Lafayette: University of Louisiana at Lafayette, 2005.

Veiller, Lawrence, *Tenement House Reform in New York, 1834 – 1900*, New York: The Evening Post Job Printing House, 1900.

Warner, John Harley, and Tighe, Janet Ann, *Major Problems in the History of American Medicine and Public Health: Documents and Essays*, Australia: Wadsworth Cengage Learning, 2001.

Warner, John Harley, *The Therapeutic Perspective: Medical Practice, Knowledge, and Identity in America, 1820 – 1885*, Cambridge: Harvard University Press, 1986.

Wegmann, Edward, *The Water-Supply of the City of New York, 1658 – 1895*, New York: J. Wiley & Sons, 1896.

Williams, Ralph C. , *The United States Public Health Service, 1798 – 1950*,

Washington, D. C. : Commissioned Officers Association of the United States Public Health Service, 1951.

Willoughby, Urmi Engineer, *Yellow Fever, Race, and Ecology in Nineteenth-Century New Orleans*, Baton Rouge: Louisiana State University Press, 2017.

Wing, J. M. , *The Tunnels and Water System of Chicago: Under the Lake and under the River*, Chicago: J. M. Wing and Company, 1874.

Winslow, Charles-Edward A. , *The Conquest of Epidemic Disease: A Chapter in the History of Ideas*, Princeton: Princeton University Press, 1944.

三　英文学位论文

Brooks, John R. , A History of Cholera Epidemics in New York City, 1849 and 1854, Master's Degree Thesis, University of Nebraska, 1973.

Carrigan, Jo Ann, The Saffron Scourge: A History of Yellow Fever in Louisiana, 1796 – 1905, Ph. D. dissertation, Louisiana State University, 1961.

DeClue, Anita Marie, Living in Fear of the Pale Faced Messenger: The Private and Public Responses to Yellow Fever in Philadelphia, 1793 – 1799, Master's Degree Thesis, Montana State University, 2001.

Engineer, Urmi, Hurricane of the Human Frame: Yellow Fever, Race, and Public Health in Nineteenth-Century New Orleans, Ph. D. dissertation, University of California, 2010.

Gillson, Gordon Earl, The Louisiana State Board of Health: The Formative Years, Ph. D. dissertation, Louisiana State University, 1960.

Gruenberg, James R. , and Winkler, Jonathan R. , The Yellow Fever Epidemic in Savannah, Georgia of 1876: A Case for Applied Historical Analysis, Master's Degree Thesis, Wright State University, 2012.

Loving, David A. , The Development of American Public Health, 1850 – 1925, Ph. D. dissertation, The University of Oklahoma, 2008.

Lubitz, Edward, The Tenement Problem in New York City and the Movement for Its Reform, 1856 – 1867, Ph. D. dissertation, New York University, 1970.

McCoy, Charles Allan, Epidemics, Public Health, and the State: A Comparative Study of Britain and the United States, Ph. D. dissertation, University of Virginia, 2013.

Melissinos, Adrian S. , From Houston to Memphis: The Kezia Payne Depelchin Letters and the Yellow Fever Epidemic of 1878, Ph. D. dissertation, Texas Woman's University, 2010.

Nuwer, Deanne Stephens, The 1878 Yellow Fever Epidemic in Mississippi, Ph. D. dissertation, University of Southern Mississippi, 1996.

Olivarius, Kathryn Meyer McAllister, Necropolis: Yellow Fever, Immunity, and Capitalism in the Deep South, 1800 – 1860, Ph. D. dissertation, University of Oxford, 2016.

Robinson, Arthur Thomas, The Third Horseman of the Apocalypse: A Multi-Disciplinary Social History of the 1793 Yellow Fever Epidemic in Philadelphia, Ph. D. dissertation, Washington State University, 1993.

Roth, Mitchel P. , The Western Cholera Trail: Studies in the Urban Response to Epidemic Disease in the Trans-Mississippi West, 1848 – 1850, Ph. D. dissertation, University of California, 2002.

Russell, Mary Jane Duke, Yellow Fever in the Felicianas: The Epidemic of 1878 and Its Effects Upon the Residents of These Rural Parishes, Master's Degree Thesis, Louisiana State University, 2005.

Sadler, Elizabeth A. , Yellow Plague: Yellow Fever in Natchez, Mississippi, 1853 – 1855, Master's Degree Thesis, California State University, 2013.

Taylor, P. Sean, We Live in the Midst of Death: Yellow Fever, Moral Economy, and Public Health in Philadelphia, 1793 – 1805, Ph. D. dissertation, Northern Illinois University, 2002.

Warner, Margaret Ellen, Public Health in the New South: Government, Medicine and Society in the Control of Yellow Fever, Ph. D. dissertation, Harvard University, 1983.

Wells, Jessica, The Suffering South: 1878 Yellow Fever Narratives and Post-Reconstruction Southern Identity, Ph. D. dissertation, University of South Florida, 2017.

Wilson, Rob, The Disease of Fear and the Fear of Disease: Cholera and

Yellow Fever in the Mississippi Valley, Ph. D. dissertation, Saint Louis University, 2007.

四 英文期刊论文

Armstrong, J. M. , "The Asiatic Cholera in St. Paul," *Minnesota History*, Vol. 14, No. 3, 1933.

Baker, T. H. , "Yellow Jack: The Yellow Fever Epidemic of 1878 in Memphis, Tennessee," *Bulletin of the History of Medicine*, Vol. 42, No. 3, 1968.

Blake, Hohn, "The Origins of Public Health in the United States," *American Journal of Public Health and the Nation's Health*, Vol. 38, No. 11, 1948.

Blake, J. B. , "Yellow Fever in Eighteenth Century America," *Bulletin of the New York Academy of Medicine*, Vol. 44, No. 6, 1968.

Blum, E. J. , "The Crucible of Disease: Trauma, Memory, and National Reconciliation during the Yellow Fever Epidemic of 1878," *The Journal of Southern History*, Vol. 69, No. 4, 2003.

Bolduan, Charles F. , "Public Health in New York City: A Retrospect," *Bulletin of the New York Academy of Medicine*, Vol. 19, No. 6, 1943.

Bremner, Robert H. , "The Big Flat: History of a New York Tenement House," *The American Historical Review*, Vol. 64, No. 1, 1958.

Brennan, Patrick, "Getting Out of the Crescent City: Irish Immigration and the Yellow Fever Epidemic of 1853," *Louisiana History: The Journal of the Louisiana Historical Association*, Vol. 52, No. 2, 2011.

Brewer, P. W. , "Voluntarism on Trial: St. Louis' Response to the Cholera Epidemic of 1849," *Bulletin of the History of Medicine*, Vol. 49, No. 1, 1975.

Brieger, G. H. "Sanitary Reform in New York City: Stephen Smith and the Passage of the Metropolitan Health Bill," *Bulletin of the History of Medicine*, Vol. 40, No. 5, 1966.

Briggs, Asa, "Cholera and Society in the Nineteenth Century," *Past and Present*, Vol. 19, No. 1, 1961.

Bruesch, S. R. , "The Disasters and Epidemics of a River Town: Memphis, Tennessee, 1819 - 1879," *Bulletin of the Medical Library Association*, Vol. 40, No. 3, 1952.

Bryan, L. S. , "Blood-Letting in American Medicine, 1830 - 1892," *Bulletin of the History of Medicine*, Vol. 38, No. 6, 1964.

Cain, Louis P. , "Raising and Watering a City: Ellis Sylvester Chesbrough and Chicago's First Sanitation System," *Technology and Culture*, Vol. 13, No. 3, 1972.

Capers, G. M. , "Yellow Fever in Memphis in the 1870's," *Mississippi Valley Historical Review*, Vol. 24, No. 4, 1938.

Carrigan, Jo Ann, "Impact of Epidemic Yellow Fever on Life in Louisiana," *Louisiana History: The Journal of the Louisiana Historical Association*, Vol. 4, No. 1, 1963.

Carrigan, Jo Ann, "Mass Communication and Public Health: The 1905 Campaign against Yellow Fever in New Orleans," *Louisiana History*, Vol. 29, No. 1, 1988.

Carrigan, Jo Ann, "Privilege, Prejudice and the Strangers Disease in Nineteenth Century New Orleans," *Journal of Southern History*, Vol. 36, No. 4, 1970.

Carrigan, Jo Ann, "Yellow Fever in New Orleans, 1853: Abstractions and Realities," *Journal of Southern History*, Vol. 25, No. 3, 1959.

Carter, Ruth C. , "Cincinnatians and Cholera: Attitudes Toward the Epidemics of 1832 and 1849," *Queen City Heritage*, Vol. 50, 1992.

Cassedy, James H. , "Edwin Miller Snow: An Important American Public Health Pioneer," *Bulletin of the History of Medicine*, Vol. 35, No. 2, 1961.

Cassedy, James H. , "The Roots of American Sanitary Reform 1843 - 47: Seven Letters from John H. Griscom to Lemuel Shattuck," *Journal of the History of Medicine and Allied Sciences*, Vol. 30, No. 2, 1975.

Cavins, H. M. , "The National Quarantine and Sanitary Conventions of 1857 to 1860 and the Beginnings of the American Public Health Association," *Bulle-*

tin of the History of Medicine, Vol. 13, No. 4, 1943.

Chapman, Carleton B., and Talmadge, John M., "Historical and Political Background of Federal Health Care Legislation," *Law and Contemporary Problems*, Vol. 35, No. 2, 1970.

Conner, E. H., "Anesthetics in the Treatment of Cholera," *Bulletin of the History of Medicine*, Vol. 40, No. 1, 1966.

Corn, J. K., "Community Responsibility for Public Health: The Impact of Epidemic Disease and Urban Growth on Pittsburgh," *Western Pennsylvania History*, Vol. 59, No. 3, 1976.

Crutcher, C., "Asiatic Cholera in Jonesboro, 1873," *Tennessee Historical Quarterly*, Vol. 31, No. 1, 1972.

Custer, Milo, and Marvel, J. E., "Asiatic Cholera in Central Illinois, 1834 – 1873," *Journal of the Illinois State Historical Society*, Vol. 23, No. 1, 1930.

Daly, W. J., "The Black Cholera Comes to the Central Valley of America in the 19th Century – 1832, 1849, and Later," *Transactions of the American Clinical and Climatological Association*, Vol. 119, 2008.

Dennis East, Ⅱ, "Health and Wealth: Goals of the New Orleans Public Health Movement, 1879 – 84," *Louisiana History: The Journal of the Louisiana Historical Association*, Vol. 9, No. 3, 1968.

Diaz, Henry F., and McCabe, Gregory J., "A Possible Connection between the 1878 Yellow Fever Epidemic in the Southern United States and the 1877 – 78 El Niño Episode," *Bulletin of the American Meteorological Society*, Vol. 80, No. 1, 1999.

Drews, Robert S., "A History of the Care of the Sick Poor of the City of Detroit (1703 – 1855)," *Bulletin of the History of Medicine*, Vol. 7, No. 7, 1939.

Duffy, John, "Medical Practice in the Ante Bellum South," *Journal of Southern History*, Vol. 15, No. 1, 1959.

Duffy, John, "Social Impact of Disease in the Late Nineteenth Century," *Bulletin of the New York Academy of Medicine*, Vol. 47, No. 7, 1971.

Duffy, John, "The History of Asiatic Cholera in the United States," *Bulletin of the New York Academy of Medicine*, Vol. 47, No. 10, 1971.

Duffy, John, "The Impact of Asiatic Cholera on Pittsburgh, Wheeling, and Charleston," *Western Pennsylvania History*, Vol. 47, No. 3, 1964.

Duffy, John, "Yellow Fever in Colonial Charleston," *South Carolina Historical & Genealogical Magazine*, Vol. 52, No. 4, 1951.

Duffy John, "Yellow Fever in the Continental United States during the Nineteenth Century," *Bulletin of the New York Academy of Medicine*, Vol. 44, No. 6, 1968.

Easterlin, Richard A., "Population Change and Farm Settlement in the Northern United States," *The Journal of Economic History*, Vol. 36, No. 1, 1976.

Ellis, John H., "Businessmen and Public Health in the Urban South during the Nineteenth Century: New Orleans, Memphis, and Atlanta," *Bulletin of the History of Medicine*, Vol. 44, No. 3, 1970.

Ellis, John H., "Memphis' Sanitary Revolution, 1880 – 1890," *Tennessee Historical Quarterly*, Vol. 23, No. 1, 1964.

Evans, Richard J., "Epidemics and Revolutions: Cholera in 19th – Century Europe," *Past and Present*, No. 120, 1988.

Finlay, Carlos, "The Mosquito Hypothetically Considered as an Agent in The Transmission of Yellow Fever Poison," *Yale Journal of Biology & Medicine*, Vol. 9, No. 6, 1937.

Freedman, B., "The Louisiana State Board of Health, Established 1855," *American Journal of Public Health and the Nations Health*, Vol. 41, No. 10, 1951.

Galishoff S., "Cholera in Newark, New Jersey," *Journal of the History of Medicine and Allied Sciences*, Vol. 25, No. 4, 1970.

Goldfield, D. R., "The Business of Health Planning: Disease Prevention in the Old South," *The Journal of Southern History*, Vol. 42, No. 4, 1976.

Goodyear, J. D., "The Sugar Connection: A New Perspective on the History of Yellow Fever," *Bulletin of the History of Medicine*, Vol. 52, No. 1,

1978.

Haggard, J. Villasana, "Epidemic Cholera in Texas, 1833 – 1834," *The Southwestern Historical Quarterly*, Vol. 40, No. 3, 1937.

Hall, R. L., "Southern Conservatism at Work: Women, Nurses, and the 1878 Yellow Fever Epidemic in Memphis," *Tennessee Historical Quarterly*, Vol. 56, No. 4, 1997.

Hardy, Anne, "Cholera, Quarantine and the English Preventive System, 1850 – 1895," *Medical History*, Vol. 37, No. 3, 1993.

Harstad, Peter T., "Disease and Sickness on the Wisconsin Frontier: Cholera," *The Wisconsin Magazine of History*, Vol. 43, No. 3, 1960.

Hildreth, P. B., "Early Red Cross: The Howard Association of New Orleans, 1837 – 1878," *Louisiana History*, Vol. 20, No. 1, 1979.

Honigsbaum, Mark, "Revisiting the 1957 and 1968 Influenza Pandemics," *The Lancet*, Vol. 395, No. 10240, 2020.

Howard, Jones N., "Cholera Therapy in the Nineteenth Century," *Journal of the History of Medicine and Allied Sciences*, Vol. 27, No. 4, 1972.

Humphreys, M., "No Safe Place: Disease and Panic in American History," *American Literary History*, Vol. 14, No. 4, 2002.

Iker, M., "Hard Times in the Big Easy: The Medical, Social, and Political Effects of the Yellow Fever Epidemic of 1853 in New Orleans," *Voces Novae Chapman University Historical Review*, Vol. 4, No. 1, 2012.

Jarcho, Saul, "Yellow Fever, Cholera, and the Beginnings of Medical Cartography," *Journal of the History of Medicine and Allied Sciences*, Vol. 25, No. 2, 1970.

Jortner, Adam, "Cholera, Christ, and Jackson: The Epidemic of 1832, and the Origins of Christian Politics in Antebellum America," *Journal of the Early Republic*, Vol. 27, No. 2, 2007.

Kahan, M. B., "The Risk of Cholera and the Reform of Urban Space: Philadelphia, 1893," *Geographical Review*, Vol. 103, No. 4, 2013.

Kiladis, George N., and Diaz, Henry F., "An Analysis of the 1877 – 78 ENSO Episode and Comparison with 1982 – 83," *Monthly Weather Review*,

Vol. 114, No. 6, 1986.

Kornfeld, E. , "Crisis in the Capital: The Cultural Significance of Philadelphia's Great Yellow Fever Epidemic," *Pennsylvania History*, Vol. 51, No. 3, 1984.

Kramer, Howard D. , "Agitation for Public Health Reform in the 1870's," *Journal of the History of Medicine & Allied Sciences*, Vol. 4, No. 1, 1949.

Kramer, Howard D. , "Early Municipal and State Boards of Health," *Bulletin of the History of Medicine*, Vol. 24, No. 6, 1950.

Kramer, Howard D. , "The Beginnings of the Public Health Movement in the United States," *Bulletin of the History of Medicine*, Vol. 21, No. 3, 1947.

Langtry, David A. , "The 1832 Epidemic of Asiatic Cholera in New Haven, Connecticut," *Journal of the History of Medicine and Allied Sciences*, Vol. 25, No. 4, 1970.

Maizlish, S. E. , "The Cholera Panic in Washington and the Compromise of 1850," *Washington History*, Vol. 29, No. 1, 2017.

Majewski, John, "Responding to Relative Decline: The Plank Road Boom of Antebellum New York," *The Journal of Economic History*, Vol. 53, No. 1, 1993.

Marshall, Joan E. , "Cholera in an Indiana Market Town: 'Boosters' and Public Health Policy in Lafayette, 1849," *Indiana Magazine of History*, Vol. 98, No. 3, 2002.

Maxey, Edwin, "Federal Quarantine Laws," *Political Science Quarterly*, Vol. 23, No. 4, 1908.

Mcginty, G. W. , "The Yellow Fever Epidemic of 1878," *Southwestern Social Science Quarterly*, Vol. 21, No. 3, 1940.

McGrew, R. E. , "The First Cholera Epidemic and Social History," *Bulletin of the History of Medicine*, Vol. 34, No. 1, 1960.

McKiven, H. M. , "The Political Construction of a Natural Disaster: The Yellow Fever Epidemic of 1853," *The Journal of American History*, Vol. 94, No. 3, 2007.

Mcneill, J. R. , "Yellow Jack and Geopolitics: Environment, Epidemics, and the Struggles for Empire in the American Tropics, 1650 – 1825," *OAH*

Magazine of History, Vol. 18, No. 3, 2004.

Miller, J. C., "The Wages of Blackness: African American Workers and the Meanings of Race during Philadelphia's 1793 Yellow Fever Epidemic," *Pennsylvania Magazine of History & Biography*, Vol. 129, No. 2, 2005.

Nelson, M. K., "The Landscape of Disease: Swamps and Medical Discourse in the American Southeast, 1800 – 1880," *The Mississippi Quarterly*, Vol. 55, No. 4, 2002.

Osborne, John B., "Preparing for the Pandemic: City Boards of Health and the Arrival of Cholera in Montreal, New York, and Philadelphia in 1832," *Urban History Review*, Vol. 36, No. 2, 2008.

Osborne, John B., "The Lancaster County Cholera Epidemic of 1854 and the Challenge to the Miasma Theory of Disease," *The Pennsylvania Magazine of History and Biography*, Vol. 133, No. 1, 2009.

Patterson, David K., "Yellow Fever Epidemics and Mortality in the United States, 1693 – 1905," *Social Science & Medicine*, Vol. 34, No. 8, 1992.

Pearce, George F., "Torment of Pestilence: Yellow Fever Epidemics in Pensacola," *The Florida Historical Quarterly*, Vol. 56, No. 4, 1978.

Pernick, M. S., "Politics, Parties, and Pestilence: Epidemic Yellow Fever in Philadelphia and the Rise of the First Party System," *William & Mary Quarterly*, Vol. 29, No. 4, 1972.

Polak, K., "Perspectives on Epidemic: The Yellow Fever in 1793 Philadelphia," *Constructing the Past*, Vol. 5, No. 1, 2004.

Powers, Ramon S., and Younger, Gene, "Cholera and the Army in the West: Treatment and Control in 1866 and 1867," *Military Affairs*, Vol. 39, No. 2, 1975.

Pritchett, J. B., and Tunali, I., "Strangers' Disease: Determinants of Yellow Fever Mortality during the New Orleans Epidemic of 1853," *Explorations in Economic History*, Vol. 32, No. 4, 1995.

"Lemuel Shattuck (1793 – 1859): Prophet of American Public Health," *American Journal of Public Health Nations Health*, Vol. 49, No. 5, 1959.

Pyle, G. F., "The Diffusion of Cholera in the United States in the Nineteenth

Century," *Geographical Analysis*, Vol. 1, No. 1, 2010.

Richmond, Allen P. , "American Attitudes Toward the Germ Theory of Disease (1860 – 1880)," *Journal of the History of Medicine and Allied Sciences*, Vol. 9, No. 4, 1954.

Rogers, William Warren, "'Death Has Been Busily at Work': Yellow Fever at Bainbridge in 1873," *The Georgia Historical Quarterly*, Vol. 84, No. 3, 2000.

Rosenberg, Charles E. , "Cholera in Nineteenth-Century Europe: A Tool for Social and Economic Analysis," *Comparative Studies in Society and History*, Vol. 8, No. 4, 1966.

Rosenberg, Charles E. , "The Cause of Cholera: Aspects of Etiological Thought in Nineteenth Century America," *Bulletin of the History of Medicine*, Vol. 34, No. 4, 1960.

Rosenberg, Charles E. , "The Cholera Epidemic of 1832 in New York City," *Bulletin of the History of Medicine*, Vol. 33, No. 1, 1959.

Rosenberg, Charles E. and Carroll, Charles, "Pietism and the Origins of the American Public Health Movement: A Note on John H. Griscom and Robert M. Hartley," *Journal of the History of Medicine and Allied Sciences*, Vol. 23, No. 1, 1968.

Roth, Mitchel, "Cholera, Community, and Public Health in Gold Rush Sacramento and San Francisco," *The Pacific Historical Review*, Vol. 66, No. 4, 1997.

Rousey, D. C. , "Yellow Fever and Black Policemen in Memphis: A Post-Reconstruction Anomaly," *The Journal of Southern History*, Vol. 51, No. 3, 1985.

Scanlon, J. , "The Yellow Fever Epidemic of 1878 in the Diocese of Natchez," *The Catholic Historical Review*, Vol. 40, No. 1, 1954.

Schwartz, James Z. , "'A Melancholy and Trying Season': Cholera and the Conflict over Cultural Boundaries in Early Michigan," *Journal of the Early Republic*, Vol. 26, No. 1, 2006.

Shryock, Richard H. , "The Early American Public Health Movement," *A-*

merican Journal of Public Health and the Nations Health, Vol. 27, No. 10, 1937.

Sigerist, H. E. , "The Cost of Illness to the City of New Orleans in 1850," *Bulletin of the History of Medicine*, Vol. 15, No. 5, 1944.

Smillie, W. G. , "The National Board of Health 1879 – 1883," *American Journal of Public Health and the Nations Health*, Vol. 33, No. 8, 1943.

Smith, M. A. , "Andrew Brown's 'Earnest Endeavor': The Federal Gazette's Role in Philadelphia's Yellow Fever Epidemic of 1793," *The Pennsylvania Magazine of History and Biography*, Vol. 120, No. 4, 1996.

Smith, M. D. , "The Specter of Cholera in Nineteenth-Century Cincinnati," *Ohio Valley History*, Vol. 16, No. 2, 2016.

Tighe, J. A. , "Negotiating the Health of the Public: Yellow Fever in 1793 Philadelphia," *OAH Magazine of History*, Vol. 19, No. 5, 2005.

Viboud, Cecile, Simonsen, Lone, "Global Mortality Impact of the 1957 – 1959 Influenza Pandemic," *The Journal of Infectious Diseases*, Vol. 213, No. 5, 2016.

Vogt, D. D. , "Trends in 19th Century American Cholera Therapy," *Pharmacy in History*, Vol. 16, No. 2, 1974.

Walls, E. , "Observations on the New Orleans Yellow-Fever Epidemic, 1878," *Louisiana History*, Vol. 23, No. 1, 1982.

Waring, J. I. , "Asiatic Cholera in South Carolina," *Bulletin of the History of Medicine*, Vol. 40, No. 5, 1966.

Watson, W. , "The Sisters of Charity, the 1832 Cholera Epidemic in Philadelphia and Duffy's Cut," *U. S. Catholic Historian*, Vol. 27, No. 4, 2009.

Weinstein, Israel, "Eighty Years of Public Health in New York City," *Journal of Urban Health*, Vol. 77, No. 1, 2000.

Willcox, Walter F. , "Lemuel Shattuck, Statist Founder of the American Statistical Association," *The American Statistician*, Vol. 1, No. 1, 1947.

Winkelstein, Warren, "Lemuel Shattuck: Architect of American Public Health," *Epidemiology*, Vol. 19, No. 4, 2008.

Woods, Margaret E. , and Chi, Peter S. K. , "Sanitary Reform in New York

City in 1866 and the Professionalization of Public Health Services: A Case Study of Social Reform," *Sociological Focus*, Vol. 19, No. 4, 1986.

Wrenn, Lynette B., "The Memphis Sewer Experiment," *Tennessee Historical Quarterly*, Vol. 44, No. 3, 1985.

五 中文专著

李洪河:《新中国的疫病流行与社会应对（1949—1959）》,中共党史出版社 2007 年版。

梁茂信:《美国移民政策史》,东北师范大学出版社 1996 年版。

梁其姿:《麻风:一种疾病的医疗社会史》,商务印书馆 2013 年版。

毛利霞:《从隔离病人到治理环境:19 世纪英国霍乱防治研究》,中国人民大学出版社 2018 年版。

王旭:《美国城市史》,中国社会科学出版社 2000 年版。

王旭东、孟庆龙:《世界瘟疫史:疫病流行、应对措施及其对人类社会的影响》,中国社会科学出版社 2005 年版。

武斌:《人类瘟疫的历史与文化》,吉林人民出版社 2003 年版。

杨大峥主编:《最新公共卫生手册》,天津科学技术出版社 1995 年版。

杨绍基、任红主编:《传染病学》（第 7 版）,人民卫生出版社 2008 年版。

余凤高:《瘟疫的文化史》,新星出版社 2005 年版。

余新忠:《清代江南地区的瘟疫与社会:一项医疗社会史的研究》,北京师范大学出版社 2014 年版。

张友伦主编:《美国通史》（第 2 卷）,人民出版社 2002 年版。

邹翔:《鼠疫与伦敦城市公共卫生（1518—1667）》,人民出版社 2015 年版。

［意］阿尔图罗·卡斯蒂廖尼:《医学史》,程之范等译,译林出版社 2014 年版。

［美］艾尔弗雷德·W. 克罗斯比:《哥伦布大交换:1492 年以后的生物影响和文化冲击》,郑明萱译,中信出版集团 2018 年版。

［美］布里特:《瘟疫与苦难:人类历史对流行性疾病的影响》,周娜等译,化学工业出版社 2008 年版。

［英］弗雷德里克·卡特赖特、迈克尔·比迪斯:《疾病改变历史》,陈仲

丹等译，山东画报出版社 2004 年版。

［美］霍华德·马凯尔：《瘟疫的故事：瘟疫改变人类命运和历史进程的悲惨史话》，罗尘译，上海社会科学院出版社 2003 年版。

［美］基普勒主编：《剑桥世界人类疾病史》，张大庆主译，上海科技教育出版社 2007 年版。

［美］加里·沃尔顿、休·罗考夫：《美国经济史》（第 10 版），王珏等译，中国人民大学出版社 2011 年版。

［美］贾雷德·戴蒙德：《枪炮、病菌与钢铁：人类社会的命运》，谢延光译，上海译文出版社 2016 年版。

［美］罗伊·波特编：《剑桥医学史》，张大庆等译，吉林人民出版社 2000 年版。

［美］洛伊斯·N. 玛格纳：《医学史》，刘学礼主译，上海人民出版社 2017 年版。

［美］威廉·麦克尼尔：《瘟疫与人》，余新忠等译，中信出版集团 2018 年版。

［美］乔纳森·休斯、路易斯·凯恩：《美国经济史》，邸晓燕等译，北京大学出版社 2011 年版。

［美］苏珊·桑塔格：《疾病的隐喻》，程巍译，上海译文出版社 2003 年版。

［英］威廉·F. 拜纳姆：《19 世纪医学科学史》，曹珍芬译，复旦大学出版社 2000 年版。

［英］约翰·巴里：《大流感：最致命瘟疫的史诗》，钟扬等译，上海科技教育出版社 2013 年版。

［美］约翰·伯纳姆：《什么是医学史》，颜宜葳译，北京大学出版社 2010 年版。

［美］约翰·杜菲：《从体液论到医学科学：美国医学的演进历程》，张大庆等译，青岛出版社 2000 年版。

六　中文论文

丁见民：《白人到来前北美印第安人社会的疾病生态及其意义》，《安徽史学》2017 年第 6 期。

丁见民：《北美早期印第安人社会对外来传染病的反应和调适》，《世界历史》2015 年第 4 期。

丁见民：《外来传染病与美国历史早期印第安人人口的削减》，《世界历史》2018 年第 1 期。

丁见民：《外来传染性疾病与北美早期族群关系的变动》，《贵州社会科学》2015 年第 11 期。

丁见民：《西班牙殖民活动与外来传染病入侵西属北美》，《南开学报》2017 年第 6 期。

董俊：《19 世纪中期芝加哥供排水系统的建设与城市发展》，硕士学位论文，福建师范大学，2014 年。

高欢、丁见民：《外来传染性疾病与美国早期土著民族社会文化的变动》，《历史教学（下半月刊）》2016 年第 9 期。

胡玉婉、付德明：《19 世纪美国霍乱流行与防治理念的转变》，《医学与哲学》2019 年第 18 期。

胡玉婉：《莱缪尔·沙特克与 19 世纪中期美国公共卫生改革研究》，硕士学位论文，山西医科大学，2019 年。

李晶：《城市化下的"卫生"困境与突破——论 19 世纪后半期美国城市公共卫生改革》，《安徽史学》2015 年第 3 期。

李晶：《进步运动时代美国城市公共卫生改革研究——从纽约市街道卫生治理的视角观察》，《求是学刊》2016 年第 1 期。

李晶：《"新史学"视域下的美国公共卫生史研究述评》，《史学月刊》2015 年第 1 期。

李强国：《1793 年费城黄热病大瘟疫研究》，硕士学位论文，陕西师范大学，2017 年。

李婷：《美国进步主义时期城市公共卫生改革中的女性——以城市环境卫生为视角》，《四川师范大学学报》2020 年第 2 期。

李颖：《1918 年大流感对美国的影响初探》，硕士学位论文，华东师范大学，2011 年。

廖涛、吴俊、叶冬青：《美国公共卫生的领路人：爱德华·贾维斯》，《中华疾病控制杂志》2019 年第 11 期。

王光伟：《1892 年纽约霍乱疫情与美国对外来移民的排斥》，《史学集刊》

2020 年第 4 期。

王旭：《19 世纪后期美国西部城市化道路初探》，《世界历史》1991 年第 1 期。

杨长云：《黄热病传播模式的发现及其防治》，《光明日报》2020 年 4 月 13 日。

张国琛：《1793 年费城黄热病与黑人循道派的兴起》，《全球史评论》2018 年第 1 辑。

后　记

　　这本书是以我的博士学位论文《黄热病、霍乱与美国公共卫生发展研究》为基础修改而来，后者曾获得福建省优秀博士学位论文。我尤其要感谢导师王晓德教授的指导和帮助。多年来，王老师对我撰写的每篇文章都逐字逐句地审阅，标注出每一处标点的误用，修正每一个遣词造句的不当。必须指出，每次把文章呈递王老师，他便会立刻放下手头事务，第一时间批阅，通常当日或次日便提出修改意见，这样的好导师恐怕不多见。王老师的用心指导是我能够做出这篇博士论文的前提。

　　我要感谢福建师范大学社会历史学院世界史专业和南开大学世界近现代史研究中心的孙建党、李巨轸、付成双、赵学功和丁见民等老师在学业上给予我的关怀和支持，他们一直激励着我在学术道路上不断前行。同时，我也要感谢我的父母和爱人。在攻读博士学位期间，爱人总是鼓励我不怕困难，迎难而上，她的陪伴是我完成博士论文的心理支撑。在博士后研究期间，儿子出生，父母和爱人在工作的同时，不辞劳苦地承担起所有家务和小孩的照料，这就为我腾出时间对博士学位论文进行修改。令我感到十分内疚和遗憾的是，儿子出生后，我长期在外地工作，没能花费更多的时间陪他成长，未能给他足够的爱护和教育。

　　最后，本书得以付梓，直接得益于中国社会科学出版社的编辑安芳。安编辑认真细致地审读了原稿，提出了许多专业的修改意见，使本书避免了不少错误。需要说明的是，笔者的博士论文毕业答辩是在2021 年，距今已过去 3 年。尽管笔者进行博士后研究时对论文进行了多次修改，但因框架早定，基本内容和观点自然也没有太大变化。笔者学力浅薄，文中必然存在许多不足和疏漏之处，欢迎读者提出批评意见。

王光伟

2024 年 3 月 10 日于天津